肥胖密码

少吃多动，为何还不瘦

[加]冯子新（Jason Fung）著　　　钱晓京 贾文军 译

THE OBESITY CODE
UNLOCKING THE SECRETS OF WEIGHT LOSS

人民邮电出版社

北　京

图书在版编目（CIP）数据

肥胖密码：少吃多动，为何还不瘦 / (加) 冯子新

著；钱晓京 贾文军译. -- 北京：人民邮电出版社，

2025. -- (科学新生活文丛). -- ISBN 978-7-115

-66980-3

　Ⅰ. R161

中国国家版本馆 CIP 数据核字第 2025L19T72 号

◆ 　著　　　　［加］冯子新（Jason Fung）

　　译　　　　钱晓京　贾文军

　　责任编辑　刘　朋

　　责任印制　陈　犇

◆ 人民邮电出版社出版发行　　北京市丰台区成寿寺路 11 号

　　邮编　100164　电子邮件　315@ptpress.com.cn

　　网址　https://www.ptpress.com.cn

　　涿州市京南印刷厂印刷

◆ 开本：720×960　1/16

　　印张：17.5　　　　　　　　　　2025 年 8 月第 1 版

　　字数：290 千字　　　　　　　　2025 年 11 月河北第 4 次印刷

　　　　　　　著作权合同登记号　图字：01-2018-7756 号

定价：58.00 元

读者服务热线：**(010)81055410** 印装质量热线：**(010)81055316**

反盗版热线：**(010)81055315**

内容提要

肥胖是现代社会的一大流行现象，许多人深受其困扰。然而令人困惑的是，无论你付出多大努力，减去的体重总会失而复得。那么，这是因为你的基因不够好，还是因为你的生活不够自律，或者你所采用的方法不够科学？

在本书中，毕业于加拿大多伦多大学医学院的冯子新博士结合最新的科研成果，通过大量的真实案例分析了导致肥胖的各种生理因素和社会因素，揭示了肥胖的根本原因在于胰岛素水平升高。同时，书中还详细阐述了碳水化合物、蛋白质和脂肪这三大营养物质的生理学机制及其对人体健康的影响，指出了当前人们认识的诸多误区，并提供了切实可行的建议。

本书可供希望减轻多余体重的读者阅读参考。

将这本书献给我美丽的妻子米娜，

谢谢你给予我的爱和力量。

没有你的话，我不可能写完这本书，

是你促成了这本书的诞生。

序

Preface

—

冯子新博士是加拿大多伦多市的一位执业医生，他专注于治疗肾脏疾病，主要研究领域是需要肾透析的终末期肾病患者的综合治疗。

他的工作背景看起来与写作这本书似乎没有什么关系，也不能解释他为什么在强化膳食管理项目的网页上发表与肥胖症和2型糖尿病相关的文章。要理解这件事的原委，我们需要了解作者本人，探究他如此与众不同的深层原因。

在治疗终末期肾病患者时，冯博士得到了两条重要的教训。第一，2型糖尿病是肾功能衰竭最常见的原因；第二，尽管肾透析技术已经很成熟，甚至可以延长患者的生命，但只能治疗疾病的最后症状，而这一疾病可能已经在患者体内潜伏了20年、30年、40年甚至50年。冯博士渐渐意识到，以前听闻的所谓现代医疗弊端正出现在他的身边：很多医生只缓解复杂疾病的症状，而不试图理解或找到其根本病因。

他意识到要给患者带来改变，首先可能要承认一个令人痛苦的现实：许多医生不再对寻找疾病发生的根本原因感兴趣。相反，他们浪费了大量时间，占用了大量资源，只是为了缓解患者的症状。

他决定努力了解疾病背后的真相，给患者（和他的职业）带来实质性的改变。

在2014年12月以前，我还没听说过冯博士，直到有一天我偶然在网上看到他的两个讲座"2型糖尿病的两大谎言"和"如何通过自然方式治疗2型糖尿病"。我对糖尿病特别感兴趣，因为我患有糖尿病，平时就关注这方面的内容。我想知道这个聪明的年轻人是谁，是什么让他这么确切地认为2型糖尿病可以"通过自然方式"治愈。为什么他这么勇敢地站出来，指责医生这个令人尊敬的职业呢？我想，他得拿出足够的证据来证明他的观点。

只需花几分钟，我就认识到冯博士的观点不仅合理，而且在任何医学研讨场合中都可以很好地支持我自己的观点。对于他提出的问题，其实我已经反复思考了至少3年时间，但一直没有明确的答案。我从来没有像冯博士那样对这个问题有如此清晰的认识，或者能用相当简单的语言做出解释。直到听完这两个讲座，我才认识到这个年轻人的观点是有道理的。最后，我理解了他的想法。

在这两个讲座中，冯博士彻底否定了目前普遍采用的2型糖尿病治疗方案，而这一方案是全世界所有的糖尿病医学会授权采用的。他还指出，更糟糕的是这个错误的治疗方案会不可避免地损害患者的健康。

冯博士说，2型糖尿病治疗方案中最大的谎言是声称这是一种慢性进展性疾病，会随着时间的推移而恶化，即使采用最好的现代医学治疗方案也是如此。冯博士认为这是完全错误的。在冯博士的强化膳食管理项目中，他对患者采用了限制碳水化合物摄入和禁食相结合的治疗方法，其中50%的患者可以在几个月后停止使用胰岛素。

我们为什么不能承认事实的真相呢？冯博士的回答很简单：医生在欺骗自己。如果2型糖尿病是一种可以治愈的疾病，而患者的病情在医生的治疗下继续恶化，那么我们就不是好医生。我们花费大量时间和金钱学习医术而不能成为一名好医生，这不可能是我们的错。我们相信已为患者做到最好，这是一种无法治愈的慢性进展性疾病，是患者的不幸。冯博士认为医生不是故意说谎，而是出现了认知失调：因为他们在情感上无法接受，出现强烈的抵触情绪，所以不能认清这个明显的事实。

冯博士说，另一个谎言是我们相信2型糖尿病是由血糖水平不正常引起的，以为唯一正确的治疗方法是逐渐增加胰岛素的剂量。他提出2型糖尿病与1型糖尿病不同，1型糖尿病确实是由胰岛素缺乏引起的，而2型糖尿病则是由胰岛素分泌过量导致胰岛素抵抗而引起的疾病。对两种不同的疾病都采用注射胰岛素的方法进行治疗是不对的。为什么胰岛素分泌过量时还要注射更多的胰岛素呢？这就像给一位酒精成瘾患者开处方，让他通过喝酒治疗酗酒一样。

冯博士的成功之处在于，他创造性地提出目前2型糖尿病的治疗只关注症状，即血液中的葡萄糖水平升高，却没有关注引起糖尿病的根本因素，即胰岛素抵抗。最初治疗胰岛素抵抗的方法是限制碳水化合物的摄入。理解了这个简单的生物学原理，就可以解释为什么在某些情况下糖尿病是可以治愈的。这也可以解释目前2型糖尿病的治疗方法不限制碳水化合物的摄入为什么会导致病情恶化。

那么，冯博士是如何得出这个极不寻常的结论的呢？什么因素促使他写作这本书呢？

上文提到冯博士发现2型糖尿病的病情发展是一个长期过程，他还发现2型糖尿病治疗存在忽视根本病因、只治疗症状的不合理现象。除此之外，21世纪初，他还偶然发现关于低碳水化合物节食法的相关文献越来越多，这有利于治疗肥胖症并缓解胰岛素抵抗的其他症状。他过去以为限制碳水化合物的高脂节食法对身体有害，但后来惊讶地发现情况正好相反，采用这一节食法的患者的一系列新陈代谢数据得到了极大的改善，对胰岛素抵抗状况严重的患者来说，效果尤其明显。

最关键的是大量隐性研究发现，与其他传统节食法相比，肥胖症患者（伴有胰岛素抵抗）采用高脂节食法减重至少同样有效，通常体重减轻得更多。

最终，他忍无可忍。如果所有人都知道（但不承认）限制热量的低脂节食法对控制体重和治疗肥胖症完全无效，那么该是说出真相的时候了。肥胖症是胰岛素抵抗或胰岛素分泌过量所导致的疾病，治疗和预防肥胖症的最好办法，同时也是治疗胰岛素抵抗的终极疾病——2型糖尿病的方法，是采用低碳水化合物高脂节食法。这本书因此诞生。

冯博士的这本书可能是到目前为止关于肥胖症的最重要的科普读物。这本书用无可辩驳的生物学原理和大量翔实的数据进行层层剖析。作者具有深厚的文字功底，用简明易懂的语言，通过一步步的系统论证，向人们呈现了肥胖症的生物学模型。这个模型以简单的逻辑阐述了肥胖症的完整概念，令人信服。这本书既有科学的理论可以说服持怀疑态度的学者，又不会过于枯燥，即使没有生物学背景的读者也能看懂。这一点尤为可贵，很少有科学家能够做到。

在这本书的最后，细心的读者能完全理解肥胖症流行的原因，即人们为防止肥胖症和糖尿病流行所做的努力为什么注定会失败。更重要的是，这本书为有体重问题的肥胖人士提供了逆转体重的简单方法。

冯博士提出的解决方案是："肥胖症是一种多因素疾病，我们需要的是一个框架，一个结构，一个能够理解所有这些因素如何共同作用的理论体系。我们现在的肥胖症模型常常认定肥胖症只受一种因素的影响，其他都是伪装的影响因素。接下来就是无休止的辩论……人们的观点都只是部分正确。"

冯博士的这个理论框架是在现有研究成果的基础上提出的，解释了肥胖症的真正病因。此外，他还提出了很多观点。

　　在现代社会中，肥胖症和糖尿病的发病率居高不下，冯博士提供了解决这一严重医疗问题的蓝图。他指出，只要人们真正理解了它们的生物学发病原理（而不是它们的症状），这一流行趋势就完全可以得到控制，而且有可能逆转。

　　他在这本书中传达的内容会在将来的某一天被认为是不言自明的事实。

　　对我们所有人来说，这一天越早到来越好。

蒂莫西·诺克斯

医学博士，哲学博士，美国运动医学会会员，

英国体育与运动医学部荣誉成员，

爱尔兰体育与医学部荣誉成员

于南非开普敦大学

前言
Foreword

——

医学真是一门奇特的艺术，偶尔有些治疗手段并没有真正发挥作用。纯粹因为习惯，这些治疗手段才被医生们代代相传，沿用了很长时间，但实际上它们缺乏真正的疗效。用水蛭（吸血）进行放血治疗和扁桃体摘除手术就是例子。

不幸的是，肥胖症的治疗也是如此。肥胖症的诊断依据是个体的体重指数（body mass index，BMI），它的计算公式是个体的体重（千克）除以其身高的二次方（米²）。根据世界卫生组织的标准，体重指数大于或等于30就是肥胖。30多年来，医生建议肥胖症患者采用低脂低热量节食法进行治疗，然而肥胖症患者的人数仍急剧增多。从1985年到2011年，加拿大肥胖症患者的比例从6%增加到18%，[1]增加了2倍。这种情况不仅出现在北美大陆，世界上多数国家也出现了类似的现象。

几乎所有采用低热量节食法减肥的人都失败了。说真的，谁没试过这种方法呢？用各种客观的标准进行衡量，这些节食法都完全无效，然而它们至今还作为肥胖症治疗手段被营养学家们推荐使用。

我是一名肾脏专科医生，专业是肾病治疗。肾病最常见的病因是2型糖尿病和相关的肥胖症。我经常目睹那些患者用胰岛素治疗糖尿病，后来很多人的体重增加了。他们问我："你总是让我们减肥，但是你给我们开的胰岛素让体重增加得太多。这种治疗能有效吗？"患者们的关注点是正确的，在很长的一段时间里，我不知道该怎么回答这个问题。

患者的唠叨让我越来越不安。像许多其他医生一样，我原来以为体重增加是由于热量摄入与热量消耗不平衡，即吃得太多，而运动太少。但如果是这样的话，为什么我给他们开的胰岛素令体重不断增加呢？

每一个人（包括医务人员和患者）都认为引起2型糖尿病的根本因素是体重超标。

曾有几个罕见的案例，那些糖尿病患者积极减肥，体重明显降低，同时他们的病情也好转了。从逻辑上讲，体重超标是导致糖尿病的根本因素，人们应该对体重给予足够的重视。然而，医学界对控制体重似乎没有什么兴趣。我觉得患者们说得对，尽管当了20多年医生，我发现自己最多只掌握了一点基础的营养学知识。

肥胖症是一种可怕的疾病，只有一些著名的减肥公司以及小商小贩、江湖郎中才会有兴趣兜售最新的减肥"秘籍"。医生们对营养学完全不感兴趣，他们痴迷于寻找新药或者给患者使用新药。

- 你有2型糖尿病吗？来，我给你开一种药。
- 你有高血压吗？来，我给你开一种药。
- 你有高脂血症吗？来，我给你开一种药。
- 你有肾病吗？来，我给你开一种药。

一直以来，肥胖症需要医疗干预。我们试图治疗由肥胖症引起的疾病，而不是肥胖症本身。为了理解肥胖症的真正病因，我在加拿大多伦多市开办了一家强化膳食管理诊所。

传统观点认为肥胖症是由热量摄入与消耗不平衡造成的，这是站不住脚的。50年来，医生们所开的肥胖症处方（即减少热量摄入）被证明是完全无效的。

读营养学方面的书籍也是没有用的，这就像那个"他说，她说"的游戏一样，书中只引述了许多"权威"医生的观点。例如，迪恩·奥尼什博士说食物中的脂肪对健康不利，而碳水化合物有益于健康。他是一位受人尊敬的医生，所以我们应该听他的。但罗伯特·阿特金斯博士说食物中的脂肪有益于健康，而碳水化合物对健康不利。他也是一位受人尊敬的医生，所以我们应该听他的。到底谁的说法正确，谁的说法错误呢？在营养学界中，几乎所有观点都没有统一的认识。

- 食物中的脂肪对健康不利。不，食物中的脂肪有益于健康，脂肪有好坏之分。

- 碳水化合物对健康不利。不，碳水化合物有益于健康，碳水化合物也有好坏之分。

- 你应该一日多餐。不，你应该一天少吃两餐。

- 计算每天共摄入多少热量。不，你不用计算。

- 牛奶对健康有益。不，牛奶对健康不利。

- 肉类对健康有益。不，肉类对健康不利。

为了找到答案，我们要求助于循证医学，而不是听从一些模糊的建议。确实，市面上有数以千计的介绍节食和减肥的书，这些书的作者包括医生、营养学家、私人教练以及其他"健康专家"。然而，除了少数几本书之外，大部分书没有对肥胖症的根本病因进行分析，哪怕是最粗略的分析。是什么导致体重增加？为什么体内会出现脂肪？主要的问题在于没有建立一个关于肥胖症的科学理论体系。现在的理论简单得可笑，通常只考虑其中的一个因素。

- 热量摄入过多导致肥胖症。

- 碳水化合物摄入过多导致肥胖症。

- 吃过多的肉食导致肥胖症。

- 脂肪摄入过多导致肥胖症。

- 运动过少导致肥胖症。

所有的慢性病都是由多种因素共同作用导致的，这些因素都在不同程度上妨碍了机体的正常生命活动，诱发疾病。例如，心脏病的致病因素包括家族史、性别、吸烟史、糖尿病、高脂血症、高血压、缺乏运动等。列出的这部分致病因素人们都普遍认可，但在肥胖症研究中，情况并非如此简单。

阻碍肥胖症研究进展的另一个因素是人们过于注重短期研究。肥胖症的整个发展过程要经过几十年时间，然而我们一般引用的文献只是基于持续几周的试验结果。如果我们研究铁锈的生成，需要观察几周甚至几个月时间，观察几小时时间肯定是不够的。同样，肥胖症的形成是一个长期的过程，短期研究无法收集到有价值的信息。

尽管我理解做研究不一定能得出确定的结论，但20多年来我一直在帮助2型糖尿病患者长期减肥，并使其病情得到有效控制。我希望通过本书将这些经验传达给读者，为他们提供一套基本的减肥思路。

循证医学并不是将低质量的研究报告简单地拼凑在一起。我经常读到诸如"试验证实低脂饮食可治愈心脏病"之类的文章，但实际上其结论只源于5只大鼠的试验结果。这几乎不能作为科学依据。我只引用人类试验的研究成果，而且大多数是那些在高质量期刊上发表、由同行审议过的文献。本书不会引用动物试验结果，其原因可以用下面这个"奶牛的比喻"来说明。

两头奶牛在讨论有关狮子营养学的最新进展。一头奶牛对另一头奶牛说："你听说过去200年我们的观点都是错的吗？最新研究表明，吃草对健康不利，吃肉才对健康有益。"因此，两头奶牛开始吃肉，没多久它们就病死了。一年后，两只狮子讨论关于奶牛营养学的最新进展。一只狮子对另一只狮子说："最新研究表明，吃肉等于自杀，吃草对身体有益。"因此，两只狮子开始吃草，最后它们也死了。

这个故事的寓意何在？我们既不是小鼠也不是大鼠，既不是黑猩猩也不是蜘蛛猴。我们是人类，因此我们只能参照人类的试验结果。我对人类的肥胖症感兴趣，而不是对小鼠的肥胖症感兴趣。我关注的是因果关系，而不是关联研究。将两个关联因素假定为一个因和一个果，这种思路是危险的。我们看到绝经后的妇女接受的激素替代疗法带来的灾难了吗？激素替代疗法与较低的心脏病发病率有关联，但这并不意味着激素替代疗法导致心脏病发病率下降。然而，在营养学研究中不可能完全避免关联研究，因为它们往往是最有效的科学依据。

本书第1部分"肥胖症的流行"探讨了肥胖症发病率不断攀升的过程，还阐述了家族史对肥胖症的影响，揭示了二者如何共同作用导致肥胖症流行。

本书第2部分"热量摄入理论的欺骗性"对当今的热量摄入理论进行了深度分析，列举了包括运动和饮食过量在内的相关研究成果，同时还着重指出当今肥胖症理论的一些认识误区。

本书第3部分"肥胖症的新模型"介绍了肥胖症的激素理论，这个理论有力地证明了治疗肥胖症属于医学范畴；同时还阐述了胰岛素在调节体重时发挥的关键作用，指出胰岛素抵抗会对机体产生重要的负面影响。

本书第4部分"肥胖症的社会现象"阐述了激素理论中肥胖关联疾病的发病机制，还讨论了贫穷与肥胖症的关系以及儿童肥胖症的应对措施等问题。

本书第5部分"饮食习惯问题"讲述了脂肪、蛋白质和碳水化合物这三大营养物质在体重增加时所起的作用，还提到了导致人们超重的罪魁祸首——果糖和甜味剂的作用。

本书第6部分"解决方案"提供了肥胖症的长期治疗方案，其关键是解决高胰岛素血症的激素不平衡问题。书中还给出了降低胰岛素水平的饮食建议，如减少含糖食品和精制谷物的摄入量，适度摄入蛋白质，选择富含健康脂肪和膳食纤维的食物。间歇性禁食是治疗胰岛素抵抗的有效手段，它能减轻低热量饮食带来的负面影响。压力管理和改善睡眠可降低皮质醇水平，同时控制胰岛素水平。

本书建立了一套关于人类肥胖症的理论体系，2型糖尿病与肥胖症在许多方面既有共性也有不同，不过本书主要讨论的是肥胖的形成和肥胖症的话题。

尽管反对营养学的陈旧教条可能会引起争议，带来烦恼，但我们不能因此放弃对健康生活的追求。体重增加的真正原因是什么？我们又该如何应对？这是本书要讨论的主题。本书中关于人类肥胖症的全新理论体系和肥胖症治疗的新思路将为肥胖人群带来福音。

冯子新

医学博士

目录
Contents

——

第3部分　肥胖症的新模型

第4部分　肥胖症的社会现象

第6部分 解决方案

第1部分

肥胖症的流行

第 1 章
肥胖症流行的原因

CHAPTER 1 ————————————————————————

在危害人类健康的疾病中，我不知道也想象不到哪一种比肥胖症更让人痛苦不堪。

——威廉·班廷（1796—1878）

医生怎么也会肥胖？这个问题总是困扰着我。作为医学专家，医生应该对肥胖的原因了如指掌，并擅长治疗肥胖症。大多数医生不但勤奋，而且自律。人人都不想变胖，尤其是医生。他们既懂行又勤奋，在保持身体健康的同时还应该有好身材。那么，为什么还有肥胖的医生呢？

肥胖症的标准治疗方案是"少吃多动"。这听起来非常合理，但为什么不起作用呢？可能是需要减肥的人没有严格遵守这一约束。"虽然有心，但肉体是软弱的。"想一想，在美国要成为一名专科医生，必须严格自我约束、付出大量努力才行。他们至少要获得学士学位，完成医学院的专业学习，还要经历实习医生、住院医生以及进修医生培训这些漫长而艰难的过程。我们很难想象这些医生超重仅仅是由于他们缺乏意志力，不听从医疗建议。

也许传统的建议错了。如果是这样，那么整个肥胖症理论就有缺陷。考虑到目前肥胖症的发病率居高不下的形势，我认为这一假设很可能是对的。所以，我们需要从头开始，对人类肥胖症理论进行更深入的探讨。

我们必须从一个最重要的问题开始，那就是肥胖症产生的原因是什么。人们没有花时间仔细考虑这个问题，因为大家认为答案简单明确——与热量摄入和消耗不平衡有关。

热量（译者注：营养学中常用卡路里为单位，而热量的法定计量单位为焦耳，1卡路里≈4.18焦耳）用来衡量机体日常活动需要消耗的能量，如呼吸、生成新的骨骼肌、血液循环或其他新陈代谢活动。从食物中摄取的能量有些被转化为脂肪。热量摄入是指我们从食物中摄入的能量，而热量消耗是指个体进行各种新陈代谢活动所消耗的能量。

一般认为，当摄入的热量超过消耗的热量时，体重增加；吃得太多而运动太少会导致体重增加；过多热量导致体重增加。这些"真理"似乎是不证自明的，我们不需要怀疑它们的正确性，然而真是这样吗？

直接原因与根本原因

热量摄入过多固然可能是体重增加的直接原因，但不是根本原因。

直接原因与根本原因的区别是什么？直接原因是直接导致事物发生变化的因素，根本原因是导致事物发生变化的根源。

以酗酒为例。酗酒的原因是什么？直接原因是饮酒过量。这是不可否认的事实，但显然无助于解决问题。直接原因和造成的后果听起来就是一回事——酗酒意味着"饮酒过量"。但是，根据直接原因制定的治疗方案就是少饮酒，这个方案起不到什么作用。

让人真正感兴趣的关键问题是酗酒的根本原因是什么，它包括以下方面。

- 酒精成瘾。

- 酗酒家族史。

- 来自家庭的压力。

- 容易成瘾的个性。

我们有病看医生时，医生应该从根本原因而不是直接原因入手开具药方。理解根本原因才能进行有效治疗，如对酗酒者进行康复治疗，寻求社会各界的帮助。

再举一个例子。飞机为什么会坠毁？直接原因是"飞机上升的动力不够，无法对抗重力"。这句话绝对是正确的，但没什么用。以下可能是飞机坠毁的根本原因。

- 人为操作失误。

- 机械故障。

- 恶劣天气。

理解根本原因才能有效解决问题，如提高飞行员的训练水平，制定更严格的维修制度。"增大飞机动力，对抗重力"（如扩展机翼，增大发动机功率）这样的建议对降低飞机事故率起不到任何作用。

这一思维方式可以扩展到所有情况。例如，为什么这个房间这么热？

直接原因：传入房间的热量大于房间散失的热量。

解决方案：打开风扇通风，加速房间向室外散热。

根本原因：空调温度设置得过高。

解决方案：关掉空调（制热模式）。

为什么船只下沉？

直接原因：船只所受的重力大于浮力。

解决方案：减轻船体重量，使之所受的重力减小。

根本原因：船体上有一个大洞。

解决方案：修补船体上的大洞。

在上述情况中，针对直接原因制定的解决方案既没有意义也不能解决问题。相比之下，针对根本原因制定的方案更合理，可行性更强。

这种推理也同样适用于分析肥胖症。体重增加的原因是什么？

直接原因：摄入的热量比消耗的热量多。

如果摄入的热量比消耗的热量多是直接原因，那么不用说，肥胖的根本原因就是"个人问题"。选择吃薯片而不吃花椰菜是个人问题，选择看电视而不运动也是个人问题。照这样推理下去，肥胖症就不是一个值得研究和探讨的医学问题，而是个人问题，是性格缺陷。我们现在先不探讨肥胖症产生的根本原因，而是将问题转化为吃得太多（暴饮暴食）和/或运动太少（懒惰）。

暴饮暴食和懒惰是七宗罪中的两宗。因此，一般认为肥胖症是由"个人因素"造成的，是"自我放任"的结果。这给我们造成一种错觉，让我们认为这就是肥胖症产生的根本原因。在2012年举办的一次网上投票[1]中，61%的美国成年人认为"肥胖症流行的原因是饮食习惯不良和缺乏运动"。因此，肥胖症患者受到歧视，我们对他们既同情又反感。

然而，只需简单分析就能发现这个论断并不成立。在青春期之前，男孩和女孩的体脂率基本相同。进入青春期后，女性的平均体脂率比男性的高近50%。但事实上，男性摄入的热量比女性多，那么青春期为什么会出现这种转变呢？

肥胖症产生的根本原因是什么？这不是个体的问题，也不是性格缺陷。女性并不比男性吃得多或者懒。因性别不同，男女的激素水平也不相同。不同水平的激素组合很可能促使女性将更多的热量转化为脂肪，而不是将其消耗掉。

怀孕也可使体重明显增加，这一现象发生的根本原因是什么呢？显然，这又与激素水平相关。怀孕，而非个体因素导致激素水平发生变化，从而使体重增加。

由于没有正确理解直接原因和根本原因，我们以为解决肥胖问题的方法是摄入更少的热量。"权威专家"都同意这一观点，美国农业部2010年发布的《美国膳食指南》强烈建议："控制热量摄入，保持健康体重。"美国疾病控制中心建议肥胖症患者控制饮食，加强运动。[2]美国国家卫生研究院印发的小册子则指出，"为了保持健康体重"，人们要控制每天摄入的食物和饮料所含的热量，增加运动量。[3]

所有这些建议都指向那条著名的减肥建议——"少吃多动"。这也是"肥胖症专家"爱用的语句。但奇怪的是，如果我们真的理解肥胖症产生的原因和治疗方法，而且花费数百万美元进行宣传和治疗，为什么人们还是越来越胖？

肥胖症流行现象分析

我们并不总受热量的迷惑。在整个人类历史中，肥胖症患者并不多见。过去人们用传统方式烹饪，即使在食物充足的年代，这种饮食也不容易让人长胖。然而随着文明的发展，肥胖者的数量越来越多。许多人推测肥胖的原因是摄入糖和淀粉（译者注：从广义上说，淀粉也属于糖类，作者在后文中会介绍二者的关系）中的精制碳水化合物。低碳水化合物饮食法的创立者是让·安泰尔姆·布里亚-萨瓦兰（1755—1826）。他在1825年写过一本颇有影响力的教科书《味觉生理学》。他在书中写道："肥胖的第二个主要原因是摄入面粉和淀粉类物质，它们是人们日常营养的主要来源。正如我们曾经提到的，不管你是否愿意，以淀粉类物质为主要食物的所有动物都长脂肪。这是一条普遍规律，人类也不例外。"[4]

食物所包含的营养物质主要分成三大类：脂肪、蛋白质和碳水化合物。事实上，我们吃的大部分食物的主要成分是这三类营养物质，而微量营养物质在食物中所占的比例很小，它们包括维生素A、维生素B、维生素C、维生素D、维生素E和维生素K，还包括铁、钙等矿物质。淀粉类食物和糖都是碳水化合物。

几十年以后，一位从事殡葬业的英国商人威廉·班廷再次发现精制碳水化合物能令人肥胖的特性。1863年，他写了一本小册子《论肥胖的公开信》。这本小册子被普遍认为是世界上第一本膳食指南。他的经历确实与众不同。威廉小时候并不胖，也没有肥胖家族史。然而在30多岁时，他的体重开始增加。一开始体重增加得并不明显，一年增加1~2千克。但在62岁时，身高1.65米的威廉的体重已达到92千克。以现在的标准看，这个体重还不算什么，但在当时看来他已经是个大腹便便的胖子了。因为不满意自己的体形，他向医生寻求减肥之道。

开始时，他尽量少吃一点，但结果只是感觉更饿，更糟的是体重并没有减轻。后来他加大了运动量，在自家附近的泰晤士河上划船。当体能改善后，"他的胃口大开，开始暴饮暴食"。[5]他的体重还是没有减轻。

最后，他的医生建议他换一种减肥方法。由于含糖和淀粉的食物会让人增肥，面包、牛奶、啤酒、甜品和土豆这些以前他经常吃的食物都不能再吃了。(今天我们将这种饮食方法称为低精制碳水化合物节食法。)威廉·班廷的体重下降后没有反弹，而且减肥后他感觉非常好。应大家的要求，他写下了那本著名的小册子。他认为体重增加是因为摄入过多"能致人肥胖的碳水化合物"。

在20世纪的大部分时间里，低精制碳水化合物节食法成为肥胖症的标准治疗方案。一直到20世纪50年代，这都是常规的减肥建议。如果你问祖父母肥胖症产生的原因，他们不会和你讨论热量摄入的多少，而是会告诉你少吃甜食和其他淀粉类食物。常识和科学实验都能证明这个结论的正确性。那时候的人们不需要所谓的营养学专家和政府发布的膳食指南。

20世纪早期，罗伯特·休·罗斯出版了一本著作《用你的方式吃出健康》。这本书被视为提出了"科学的体重控制体系"。这时，人们开始计算每天摄入的热量。美国人露露·亨特·彼得斯博士于1918年撰写了畅销书《饮食和健康：热量的重要性》。彼得斯是一位医生，同时也是一位专栏作家。赫伯特·胡佛是美国当时的食品药品监督管理局局长，他是热量计算的拥护者。彼得斯博士建议肥胖者从禁食开始，一到两天时间不吃任何食物，然后严格保证每天摄入热量不超过5000千焦的食物。禁食建议很快就被大家忘记，计算食物热量的做法却延续了下来。

20世纪50年代，公众开始注意到"心脏病的发病率越来越高"。看似健康的美国人心脏病发作的案例逐年增多。事后来看，其实心脏病的发病率并没有那么高。

疫苗和抗生素的发明以及公共卫生事业的发展，使美国的医疗卫生状况发生了巨大的变化。许多以前足以致命的疾病（如肺炎、肺结核和胃肠道感染）都有了治愈的方法，而心脏病和癌症的死亡风险在增加，这引起公众的一些误解（见图1.1[6]）。

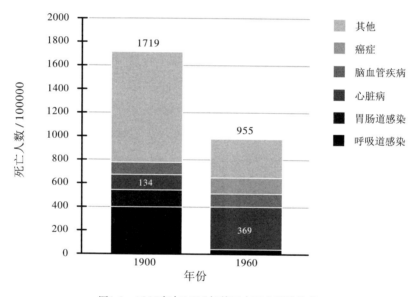

图1.1　1900年与1960年美国人死亡风险比较

从1900年到1950年，预期寿命的延长让人们对冠状动脉疾病有了更深入的了解。对白人男性来说，1900年的预期寿命是50岁，1950年达到66岁，1970年接近68岁。[7]

如果人们没有死于结核病，那么随着寿命延长，心脏病发作的概率就会增大。目前，人们第一次心脏病发作的平均年龄为66岁。[8]50岁男性心脏病发作的可能性远比68岁男性低。因此，预期寿命延长是冠心病高发的必然结果。

所有精彩故事中都有个大反派，食物中的脂肪就充当了这个角色。人们认为食物中的脂肪提高了血液中的胆固醇水平，血液中的脂肪类物质被认为可能引起心脏病。医生们很快就开始推广低脂饮食。在人们的巨大热情的影响下，虽然这一说法没有经过严谨的科学论证，但是膳食脂肪渐渐被妖魔化。

这里有一个问题，当时人们还没有意识到。三大营养物质为脂肪、蛋白质和碳水化合物，减少食物中脂肪的摄入量意味着要用蛋白质和碳水化合物代替脂肪。许多高蛋白食物（如肉和牛奶）也富含脂肪，很难在减少脂肪摄入量的同时增加蛋白质的摄入量。

因此，如果减少食物中的脂肪摄入量，那么碳水化合物的摄入量一定会增加，反之亦然。在发达国家，人们摄入的大多是精制碳水化合物。

低脂饮食=高碳水化合物饮食

在这种情况下，有一个重大的认知误区。精制碳水化合物不可能在有益（因为它的脂肪含量低）的同时又有害（因为它会让人变胖）。大多数营养学家不再认为碳水化合物会让人变胖，而认为热量摄入过多才使人发胖。在没有证据和先例的情况下，人们武断地认为摄入过多热量会引起体重增加，而肥胖不是由某些食物引起的。脂肪被描绘成食物中的大反派，被视为造成肥胖的罪魁祸首。热量摄入/消耗理论逐渐代替了"碳水化合物致人肥胖"的说法。

并非所有人都接受这一理论，最著名的反对者是英国营养学家约翰·尤德金（1910—1995）。尤德金的研究方向是饮食和心脏病，他发现饮食中的脂肪和心脏病没有关联，认为导致肥胖和心脏病的主要因素是糖的摄入。[9, 10]1972年，他出版了一本著作《甜蜜的，致命的：糖如何毁掉我们，以及我们如何摆脱它》，成功地预见了糖的致命危险。关于到底是膳食中的糖还是脂肪对健康不利，科学界曾爆发过激烈的争论。

膳食指南

1977年，这场争论终于有了定论，但这并非由于科学界达成了共识或者有了新的研究发现，而是因为政府颁布了一项法令。美国参议院营养与人类需求专门委员会前主任乔治·麦戈文召集有关人士开展了一场审议，经过几天讨论后，他们认定饮食中的脂肪对身体有害。他们不仅认定饮食中的脂肪会引起心脏病，还认为它会导致肥胖，因为脂肪属于高热量食物。

审议结束后，该委员会发布了小册子《美国膳食目标》。全美国乃至全世界的人很快就听从了这位政客提出的营养学建议，它颠覆了传统的营养学观点，政府机构第一次进入普通民众的厨房。以前都是妈妈告诉我们该吃什么和不该吃什么，但从那时起，美国政府成为了营养学导师。这位政客还曾说："少吃脂肪，多吃碳水化合物。"

那本小册子还提出了一些特定饮食目标。

- 增加碳水化合物摄入量，使其在每日摄入的总热量中的占比达到55%~60%。
- 将脂肪提供的热量占每日摄入的总热量的比例从40%降到30%，而且饱和脂肪的摄入量占总脂肪摄入量的比例不超过1/3。

尽管没有科学依据，但之前被认为会"导致肥胖"的碳水化合物华丽地变身为与肥胖无关的食物。这本小册子将糖和精制淀粉描绘成对人体完全无害，却忽略了它们可能带来的问题。此后，这两种食物被洗白，获得了与全谷物类食物一样的健康地位。

这种说法有科学依据吗？这没那么重要。它已成为营养学的正统观念，而其他观点就是离经叛道，持不同观点的人会被取笑。发行量巨大的1980年版《美国膳食指南》就采用了麦戈文的观点，营养学界的主流观点自此永远改变。

《美国膳食指南》现在每5年更新一次。在上述理论的指导下，该指南阐述了食物金字塔的概念，但这是没有科学依据的。该指南中提到金字塔底部的食物是面食和土豆，"我们应该每天食用"，但在此之前人们认为减肥时应该避免吃这些食物。1995年美国心脏协会发行了一本小册子《美国心脏协会推荐饮食：健康美国人饮食方案》，其中提到我们应该进食6~7份"面包、谷物或低脂低胆固醇的淀粉类蔬菜"，饮用"混合型果汁、碳酸饮料"。啊！白面包，再配一杯软饮料，这真是一顿完美的晚餐！真要感谢美国心脏协会！

当医生建议人们戒烟时，美国的吸烟率从1979年的33%降为1994年的25%。当医生建议人们控制血压和血脂时，高血压患者的人数减少了40%，高脂血症患者的人数减少了28%。当美国心脏协会建议人们多吃面包多喝果汁时，人们也会照办。进入这个勇敢的新世纪，美国人按照营养学界的权威说法，自觉少吃脂肪、红肉、鸡蛋和碳水化合物。

糖的销量必然呈上升趋势，1820年至1920年加勒比地区和美国南部开辟了大批新的甘蔗种植园，糖的产量增加。1920年至1977年，糖的产量进入平台期。尽管1977年出版的《美国膳食指南》明确指出要"控制糖的摄入量"，但到2000年为止，糖的销量仍在持续增加。我们一直在谈论脂肪，现在将视线移开，人们会注意食物是否带有"低脂""低胆固醇"标志，但没有人注意其中的含糖量。食品制造商敏锐地捕捉到这一点，为了改善食品的味道，加工食品时往往会加大糖的用量。精制谷物消费量增加了近45%。由于北美地区销售的大多是精制碳水化合物，人们食用了越来越多的低脂面包和其他面食，而不是花椰菜和羽衣甘蓝。[11]

成效显著！1976年至1996年，美国人每日摄入的脂肪中所含的热量占摄入的总热量的比例从45%降到35%。黄油的摄入量减少了38%，动物脂肪的摄入量减少了31%，鸡蛋的摄入量减少了18%，而谷物和糖的摄入量则相应增加。

到此为止，低脂饮食还很流行，但完全没有得到科学验证。人们不知道低脂饮食会对健康产生什么影响，但人类自认为比"大自然母亲"更聪明。因此，我们远离自然界提供的脂肪，选择低脂精制碳水化合物（如面包等）。具有讽刺意味的是，直到2000年，美国心脏协会还认为低碳水化合物饮食对身体有害，无视历史上从1863年开始就有人采用这种饮食方法。

结果如何？心脏病的发病率肯定不会如预期的那样降低，但可以肯定的是，主动改变饮食习惯无意间造成了另一个现象，即肥胖症的发病率升高。肥胖症患者（体重指数大于或等于30）的数量几乎正好是从1977年开始显著上升的，如图1.2所示。[12]

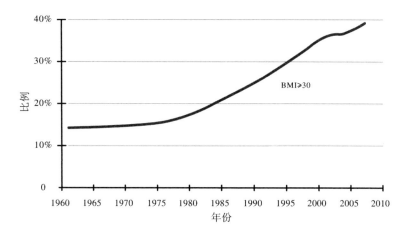

图1.2 美国成年人（20~74岁）中肥胖症患者的比例

图1.2中肥胖症患者的比例突然显著上升的时间几乎正好与美国官方认可低脂高碳水化合物饮食的时间吻合。这只是一种巧合吗？也许是我们的基因有问题。

第 2 章

肥胖症的遗传

　　肥胖症很明显具有家族性。[1]患有肥胖症的儿童的兄弟姐妹往往也患有肥胖症。肥胖症儿童长大后也会肥胖，[2]肥胖症患者的子女也会肥胖。肥胖症儿童长大后肥胖的概率比普通人高200% ~ 400%。这是不可否认的事实。这一现象究竟是受遗传因素的影响还是受环境因素的影响，即是受先天的影响还是受后天的影响，人们一直对此争论不休。

　　家族成员都有一些共同的遗传特征，这可能是患上肥胖症的原因。然而，从20世纪70年代开始，肥胖症患者的人数才开始明显增多。我们的基因不可能在这么短的时间里发生变化。遗传因素可以解释不同人群的肥胖症发病率的差异，但不能解释所有人群肥胖症发病率上升的原因。

　　不过，家族成员的生活环境相同，他们在相似的时间进食相似的食物。家族成员经常共用汽车，生活在同样的空间，接触相同的可能引起肥胖的化学物质（即所谓的环境致肥物）。基于以上原因，许多人认为目前的环境是导致肥胖的因素。

　　传统的"热量"理论将肥胖归咎于"有害"的环境，在这样的环境下人们饮食过量，运动量减少。从20世纪70年代开始，人们的饮食习惯和生活方式发生了以下改变。

- 采用低脂高碳水化合物饮食法。

- 每天进食次数增加。

- 外出吃饭次数增加。

- 快餐厅数量增加。

- 乘坐汽车或其他交通工具的时间增加。

- 视频游戏越来越受欢迎。

- 计算机的使用频率增加。

- 饮食中糖的含量增加。

- 高果糖玉米糖浆的用量增加。

- 单份食物的量增大。

以上部分或全部因素都可能形成致肥环境。因此，最新的肥胖症理论忽视遗传因素的重要性，反而认为摄入过多热量导致肥胖。饮食和运动是个体行为，毕竟它们与遗传因素的关系不大。那么，遗传因素到底在人类肥胖症的形成过程中起多大作用呢？

先天与后天

确定一个现象是受遗传因素的影响还是受环境因素的影响时，经典的方法是研究收养家庭，这样可以排除遗传因素的影响。通过被收养者与亲生父母和养父母的比对，可以排除环境因素的影响。艾伯特·J.斯顿卡德博士曾做过一些经典的肥胖症遗传学试验。[3]研究人员一般很难获得被收养者的亲生父母的信息，现有的资料往往都是不完整的保密资料。幸运的是，丹麦有一套相对完整的收养记录，其中包括了养父母和亲生父母的相关信息。

斯顿卡德博士收集了丹麦的540位在幼年时被收养的成年人的资料，将他们与养父母和亲生父母进行比对。如果环境因素最重要，那么被收养者应该更像他们的养父母。如果遗传因素最重要，那么被收养者应该更像他们的亲生父母。

研究发现，养父母的体重与被收养者没有任何关系。养父母或瘦或胖都与被收养的孩子成年后的体重没有关系。养父母提供的生活环境在很大程度上与被收养的孩子的体重无关。

这是一个惊人的发现。标准的热量理论认为环境因素和个体行为与肥胖有关。环境因素，如饮食习惯、快餐食品、垃圾食品、糖的摄入量、运动缺乏、家庭汽车拥有量等，与肥胖的形成有着紧密的联系，但这些因素几乎没有发挥作用。事实上，最肥胖的被收养者的养父母是最瘦的。

将被收养者与他们的亲生父母进行比对，出现了完全不同的结果。他们的体重呈现明显的相关性。即使亲生父母几乎很少或完全不参与养育孩子，也不给他们灌输营养和运动方面的观点，但被收养者长大后是否肥胖与亲生父母的关系很大，就像丑小鸭最后还是长成了天鹅。从肥胖的父母身边带走一个孩子，由一对瘦削的养父母将他抚养成人，这个孩子仍然会肥胖。为什么会这样？

让同卵双胞胎在不同环境下生活是区分环境因素和遗传因素的另一种典型方法。同卵双胞胎拥有相同的遗传基因，而异卵双胞胎只有25%的遗传基因是相同的。1991年斯顿卡德博士研究了多对同卵和异卵双胞胎，他们有些被分开抚养，有些在一起长大。[4]通过比较他们的体重，可以确定不同环境的影响力，结果让研究肥胖症的学者感到震惊，大约70%与肥胖相关的生理变化与家族因素有关。

你是否会变胖有七成概率是由亲生父母决定的。肥胖症在很大程度上是由遗传因素决定的。

不过，肥胖症流行的原因不可能仅由遗传因素决定。肥胖症发病率在数十年以前都相对稳定，肥胖症流行现象只发生在最近这几代人的身上。人类基因在这个时间跨度内几乎没有发生变化。那么，该如何解释这一看似存在矛盾的现象呢？

有关"节俭基因"的假设

关于肥胖症的遗传因素的一种假设是存在一种"节俭基因"，这种说法在20世纪70年代开始传播。这种假设认为人类在演化过程中可能将体重增加作为一种生存机制。

这种观点大概是这个意思：在旧石器时代，食物少且不容易获得，饥饿感是最强烈也是基本的人类直觉，"节俭基因"的存在让我们尽可能多吃一点，这种遗传特性使我们的体重增加并获得生存优势。增加体内的能量储备（脂肪）使人们在遇到饥荒时能生存更长的时间，那些不能储存脂肪而将热量消耗掉的人会因不适应环境而被淘汰。在现代社会中，物质极大丰富，"节俭基因"因不适应这种生活方式而导致体重增加或肥胖。我们只是因遗传特性而变得肥胖。

这个假设正如一个腐烂的西瓜，从表面上看完全没问题，但如果我们用刀切得深一点，就会发现腐烂的瓜瓤。这个假设早已不被学术界认可。不过人们还能从媒体上看到这一说法，从中发现一些端倪。它最明显的问题在于，人类的野外生存能力取决于体重是否过轻或过重。与精瘦的同类相比，一只肥胖的动物的行动比较迟缓，不灵活。食肉动物会优先吃掉肥胖的猎物，而不愿意去吃精瘦的猎物。肥胖的食肉动物会发现自己很难捕捉动作灵活的精瘦猎物。体内脂肪并不总是能增加生存机会，反而可能成为明显的劣势。你在国家地理频道上见过几只胖斑马或胖瞪羚？又见过几只胖狮子或胖老虎呢？

人类的基因有过度进食的倾向这种假设是不正确的。正如饥饿会使身体发出相关的激素信号，当我们过度进食时，身体也会分泌多种激素告诉我们已经饱了，应停止进食。想象一下进入一家自助餐厅。我们不可能吃个不停，因为我们会感觉到"饱"。一直吃下去可能让我们不舒服，甚至呕吐。我们没有过度进食的遗传倾向。相反，我们有强大的自我保护机制以防止过度进食。

"节俭基因"假设认为人类有过度进食的遗传倾向，这是不正确的。在许多古老的部落中，食物是充足的。例如，托克劳是南太平洋中的一个偏远部落，那里的人们以椰子、鱼和面包为生，这些食物全年都可以找到。但是，在工业化进程开始、引入西式饮食方式前，他们从来没有变胖过。在现在的北美社会，大萧条之后也很少见到大范围的饥荒。肥胖症患者的数量激增只是从20世纪70年代才开始出现的现象。

即使食物充足，野生动物也很少患有肥胖症，除了那些处于正常生命周期中的动物，如冬眠中的动物。充足的食物可以使动物（如大鼠、蟑螂等）的数量增加，但不会使它们的体重增加。当食物稀少时，大鼠数量减少；当食物充足时，大鼠数量激增。这时可以见到很多正常体重的大鼠，而不是很多肥胖的大鼠。

体内脂肪含量高并不具有生存优势。男性马拉松运动员的体脂率可能只有5%~11%。即使一个月不吃饭，这点体内脂肪也可以提供足够的能量保证他们生存。某些动物的身体会定期发胖。例如，熊的体重通常在冬眠前增加，但它们并不会得病。然而，人类不会冬眠。肥胖和肥胖症是有重大区别的。肥胖症表示肥胖的程度已经对健康产生不利影响。熊、鲸、海象和其他体形较大的动物是肥胖，而不是患有肥胖症，它们的体形不会对健康产生不利影响。实际上，遗传因素决定了它们的身体肥胖。人类的身体不是这样的。人类不是向胖体形演化，而是向瘦体形演化。

"节俭基因"假设无法解释肥胖症产生的原因，那么答案究竟是什么呢？我们将在第3部分"肥胖症的新模型"中谈到，肥胖症产生的根本原因是复杂的内分泌系统失调，主要特征是血液中的胰岛素水平升高。婴儿的激素水平与出生前母亲的身体状况有关，这决定了婴儿未来的胰岛素水平高低以及体形是否肥胖。由于饮食和运动是个体行为，认为肥胖症是热量摄入与消耗不平衡的说法根本不能解释遗传因素的影响。而认为肥胖症是由激素分泌失调引起的说法听起来更合理，它很好地解释了遗传因素的影响。

不过，我们观察到遗传因素对是否肥胖起到70%的决定作用，另外30%的决定作用则与个体行为有关。我们应该怎么做呢？控制饮食和增加运动量是否对减肥有效呢？

第 3 章
减少热量摄入是错误的

几个错误假设

传统观点认为，肥胖症是由热量摄入与消耗不平衡所导致的，也就是说个体体内增加的脂肪可以通过以下简单的公式估算出来。

$$摄入的热量-消耗的热量=体内增加的脂肪$$

我将这个重要的公式称为热量的欺骗性。确切地说，这个公式是危险的，因为它看起来如此简单和直观。你需要明白的是，这个公式建立在很多错误的假设之上。

假设1：热量摄入和消耗是独立的

这个假设是一个重大错误。正如我们将在本章后文中提到的，试验和经验都可以证明这一假设是错误的。热量的摄入和消耗是密切相关的一组数据，减少热量摄入会导致热量消耗减少。热量摄入减少30%将导致热量消耗减少30%，最终的结果是体重几乎不下降。

假设2：基础代谢是稳定的

我们过度关注热量的摄入，却很少想到热量的消耗，最多也就是考虑一下运动消耗的热量。计算摄入的热量很简单，但估算消耗的热量很复杂。因此，除运动外其他热量消耗是不变的这个假设看似简单，但实际上是完全错误的。总热量消耗包括基础代谢、食物生热作用、非运动性活动的生热作用、运动后的过量氧耗以及运动消耗。热量消耗的总量可能增加或减少50%，这取决于热量的摄入量和其他因素。

假设3：我们可以有意识地控制热量摄入

进食多少是个体行为，因此人们假设进食受意识的控制，饥饿感只发挥很小的作用。事实上，人体内有多种激素共同作用，对进食时间和进食量产生影响。我们有意识地做出进食决定，其实是身体在响应主要由激素发出的饥饿信号；我们有意识地做出停止进食的决定，是身体在响应主要由激素发出的饱腹感信号。

例如，油炸食物的味道让我们在午饭时间感到饥饿。然而，如果你美美地吃完一顿自助餐，同样的气味可能会让你有点反胃。同样的气味让你做出想进食或不想进食的决定，这主要是因为激素在起作用。

引导我们做出进食决定的是一个复杂的系统。与呼吸一样，体内的脂肪量是自动调节的。我们不需要有意识地提醒自己呼气和吸气，也不需要提醒自己的心脏持续跳动。实现这种调控的唯一途径就是平衡机制。因为激素既控制热量摄入，也控制热量消耗，所以肥胖症是由激素分泌失调造成的，而不是由于热量摄入与消耗不平衡而产生的。

假设4：脂肪存储在本质上是不受调控的

身体的每一个系统都是受控制的。身高增长受生长激素调控，血糖水平受胰岛素和胰高血糖素等激素调控，性成熟度受睾酮和雌激素调控，体温则受促甲状腺激素和游离甲状腺素调控。我们可以列一张很长的清单。

我们被误导认为：脂肪细胞本质上不受调控；饮食是简单的行为，不受任何激素的影响，最后导致脂肪增加；多余的热量被存入脂肪中，就像往麻袋里塞了一堆没用的门把手。

这一假设已被证明是错误的。科学家发现了调节脂肪生长的多条激素通道，其中人们最熟悉的调节脂肪生长的激素是瘦素，其他可能在调节脂肪生长方面发挥重要作用的物质包括脂连蛋白、激素敏感性脂肪酶、脂蛋白脂肪酶和甘油三酯脂肪酶等。如果激素调节脂肪生长，那么肥胖症是由激素分泌失调造成的，而不是由热量摄入与消耗不平衡造成的。

假设5：1焦耳就是1焦耳

这种说法最危险，虽然看起来真像那么回事。这就像说狗就是狗，或者桌子就是桌子。不过，狗有很多种，桌子也分很多类型。简单地说狗就是狗，这句话本身没有错，但问题在于是否所有的热量都会导致脂肪增加。

"1焦耳就是1焦耳"这句话暗示体重增加的唯一重要影响因素就是热量的总摄入量，因而制定食谱时应根据食物的热量进行增减。但是，含有1焦耳热量的橄榄油和含有1焦耳热量的糖会引起同样的代谢反应吗？答案显然是否定的，我们可以发现这两种食物有很多不同之处。糖会升高血糖水平，并促使胰腺分泌胰岛素。橄榄油被肠道吸收并运送到肝脏，不会使血糖水平显著升高，也不会促进胰岛素分泌。两种不同的食物引起不同的代谢反应，也会导致不同的激素水平变化。

以上5种假设，尤其是第5种假设已被证明是错误的。所有热量不可能都会导致体重增加，那些只关注每一份食物所含热量的减肥人士再努力50年也没有用。

因此，我们必须从头开始探究。那么，体重增加的原因到底是什么呢？

食物的消化与吸收

焦耳是什么？焦耳只是一个能量单位。科研人员在实验室中测量不同食物产生的热量。

我们吃的所有食物都包含热量。食物先进入胃，在此与胃液混合，然后被慢慢地传送到小肠。食物中的养分在经过小肠时被人体吸收，剩余的物质通过大便排出体外。

蛋白质被分解成基本的组成单元——氨基酸，它们用于构建和修复身体组织，多余的氨基酸将被储存起来。脂肪则直接被人体吸收。碳水化合物被分解成基本的组成单元——葡萄糖。蛋白质、脂肪和碳水化合物都为身体提供能量，但它们的新陈代谢过程完全不一样，因而它们对应的激素分泌情况也不同。

减少热量摄入不是体重减轻的主要原因

为什么人们会发胖？最常见的答案是摄入过多的热量而导致肥胖。美国肥胖症患者的人数从1971年至2010年不断攀升，与此相关的是人们每日通过食物摄入的热量比以前多840~1260千焦。[1]但请注意，相关性并不代表因果关系。

此外，研究人员最近发现体重增加与热量摄入存在相关性的假设是不对的。[2]美国健康和营养状况调查分析了1990年至2010年的数据后发现，热量摄入与体重增加没有相关性。美国肥胖症患者的数量每年增加0.37%，而热量摄入近年来基本上保持不变。女性摄入的热量有小幅增加，从每天7396千焦增至7480千焦，而男性摄入的热量略微减少，从每天10987千焦减至10546千焦。

英国肥胖症患者人数的增长趋势与美国的大致相同，但体重增加与热量摄入也同样没有相关性。[3]英国人摄入的热量和饮食中的脂肪含量几乎没有什么变化，而肥胖症患者人数增加了，我们可以据此推断二者不存在因果关系。事实上，英国人摄入的热量稍微减少，而肥胖症患者的比例在增加。其他因素（如这些食物的热量组成）与以前不同。

人们可以把自己想象成一种测量热量的仪器，长时间热量摄入和消耗不平衡就会导致脂肪增加。

随着时间的推移，如果热量消耗保持稳定的话，减少热量摄入将会导致体重减轻。热力学第一定律表明，在一个独立的系统内，能量既不能凭空产生也不会凭空消失。人们经常援引这一定律来阐述热量摄入和消耗理论。研究肥胖症的著名学者科拉塔博士2012年在《纽约时报》上发表的一篇文章[4]中提到：

> 有一条僵化的物理法则认为，如果脂肪量不变的话，摄入的热量就应完全等于身体消耗的热量。食物为身体提供热量，同时身体也会消耗热量。为了降低体内脂肪量，个体应减少热量摄入，或者增加热量消耗，或者二者兼而有之。不管从哪种食物（如南瓜、花生、鹅肝酱馅饼等）中获得热量，这一法则都成立。

热力学是物理学的一个分支，虽然它与人类生物学的关系不大，但由热力学可以推断人体不是一个独立的系统，能量不断地进进出出。事实上，我们最关心的进食就是将热量摄入体内的行为。食物的热量还以粪便的形式排出体外。我在大学期间研究过一整年的热力学，可以向你保证，其中一次也没有提到热量或者体重增加的问题。

如果我们今天多摄入840千焦热量，那么什么也不可能阻止身体消耗额外的热量，也不能阻止额外的热量以粪便的形式排出体外，还不能阻止肝脏利用这些热量。我们只关注摄入多少热量，其实消耗多少热量更重要。

是什么决定身体消耗多少热量呢？假设我们某天摄入4200千焦化学能量（即食物），那么这4200千焦化学能量的代谢过程会是怎样的呢？下面列出它们可能的代谢方式。

- 产生热量。
- 合成新的蛋白质。
- 生成新的骨骼。
- 生成新的肌肉。
- 认知（脑部）。
- 心跳加快。
- 增加每搏输出量（心脏）。
- 运动或活动。
- 解毒（肝脏）。
- 解毒（肾脏）。
- 消化（胰腺或胃肠道）。
- 呼吸（肺部）。
- 排泄（肠道）。
- 合成脂肪。

我们一定不会介意摄入的化学能量被转化成热量，或者用于合成新的蛋白质，但我们肯定会介意它们被储存为脂肪。身体有很多种方式利用这些过剩的能量而不是将其转化为脂肪。

在此前提到的热量模型中，我们假设脂肪增加或减少基本上不受调控，而体重的增加和减轻实际上是受意识控制的。身体中没有一个系统不受调控。激素严格调控身体中的每一个系统，交感神经、副交感神经、呼吸系统、循环系统、肝、肾、胃肠道等都受内分泌系统调控。脂肪也是如此。体重实际上由身体中的多个系统共同调控。

脂肪堆积问题其实是一个能量分配问题，即过多的能量是转化为脂肪还是增加身体的热量消耗。绝大部分能量消耗都是自动进行调控的，只有运动受个体意识的控制。例如，我们不能决定有多少能量转化为脂肪，多少能量用于生成新的骨骼。实际上由于这些代谢过程无法测量，我们假设它们保持相对稳定的状态，特别是消耗的热量不会因摄入热量的变化而变化。我们假设这是两个独立的变量。

我们来做个类比吧，想一想你一年中挣的钱（收入）和花掉的钱（支出）。假设你在正常情况下一年挣10万美元，又花掉了10万美元。如果年收入减少为2.5万美元，那么支出会有什么变化？你还会每年花10万美元吗？也许你没那么笨，因为这样做的话，你很快就会破产。相反，你会将支出缩减至每年2.5万美元以平衡收支。收入与支出不是独立的变量，因为其中第一个变量减小会直接导致第二个变量也减小。

将这个思路运用到肥胖症问题上。除非热量消耗保持不变，减少热量摄入才能起到减轻体重的作用。然而我们发现，热量摄入突然减少会导致热量消耗也相应减少，而体重没有减轻，因为身体要保持热量摄入与消耗的平衡。一些减少热量摄入的试验已经证明了这一点。

热量减少：极端的试验，意外的结果

人们通过试验很容易开展减少热量摄入的研究。选取一些受试者，让他们少吃一点，观察他们的体重减轻的情况，然后看着他们永远幸福地生活下去。搞定！试验结束。致电诺贝尔奖评审委员会：少吃多动可以治疗肥胖症，减少热量摄入确实是减肥的最好方法。

我们很幸运，已经有人做过这类试验。

1919年，美国华盛顿卡内基研究所开展了一项在减少热量摄入的情况下检测所有能量消耗的详细研究。[5]志愿者采取所谓的"半饥饿"节食法，即每天摄入5880~8820千焦热量，比他们过去通常摄入的热量减少了30%。（现在许多节食方法就是要求节食者的热量摄入达到这一水平。）问题是所有的能量支出（热量消耗）是否会因摄入的热量的减少而减少？实际情况如何呢？

志愿者的能量消耗下降30%，从最初的12600千焦减至8820千焦。即使在100年前，人们也清楚热量的消耗取决于热量的摄入。减少30%的热量摄入导致热量消耗也减少30%。能量摄入与消耗保持平衡，这符合热力学第一定律。

在1944年至1945年间，安塞尔·基斯博士开展了有史以来最完整的一项饥饿试验——"明尼苏达饥饿试验"。1950年，有关该试验详细内容的著作《人类饥饿生物学》分上下两册出版。[6]第二次世界大战后，数百万人濒临饿死的边缘。然而人们对饥饿的生理学效应几乎一无所知，从未有科学家进行过认真细致的研究。因此，"明尼苏达饥饿试验"试图了解减少热量摄入和从严重的饥饿状态恢复时的生理过程。如果对此了解得更多的话，将帮助欧洲更快地从战争带来的灾难中恢复过来。事实上，当时还出版了关于该试验的《现场观察手册》，书中详细地描述了饥饿的各种心理学影响。[7]

受试者为36位年轻健康的正常男性，他们的平均身高为1.78米，平均体重为69.3千克。前3个月，受试者每天的标准饮食含12600千焦热量。在接下来的6个月中，他们的半饥饿标准饮食只含有6300千焦热量。热量摄入量还在不断调整，最终他们的体重要减少24%（与最初的体重相比），平均每周要减少1.13千克。有些受试者最后每天摄入的热量还不到4200千焦。这些受试者食用的都是富含碳水化合物的食物，如土豆、面包和通心粉等，这与战乱中欧洲人的食物相似。几乎没有肉类和奶制品。另外，他们每周还要完成35千米的步行计划。减少热量摄入阶段结束后，他们进入为期3个月的恢复阶段，热量摄入逐渐增加。预期每天消耗的热量最终要达到12600千焦。[8]

即使安塞尔·基斯博士也没有想到试验的困难程度。受试者经受了身体和心理上的复杂变化，其中最普遍的现象是这些受试者经常感到冷。其中一位受试者说："我好冷。在阳光明媚的7月里，我在市中心走路时要穿一件衬衫和一件毛衣才觉得暖和。我的室友没有参加这项试验，到了晚上，他吃饱以后只需要盖一条薄床单，而我要盖两条毯子。"[9]

静息代谢率下降了40%。有趣的是，这一现象与此前的研究非常相似，此前的研究显示静息代谢率下降了30%。试验发现，受试者的力量减小了21%；心率明显降低，从原来平均每分钟55次下降至平均每分钟35次；心脏每搏输出量减少了20%；平均体温则降至35.4摄氏度；[10]耐力只有以前的一半；血压也下降了；受试者感到头晕乏力，并且很容易疲劳，还有脱发和指甲变脆的现象。

试验给受试者的心理也带来了破坏性影响。这些受试者除了对食物表现出强烈的痴迷外，对其他一切事物都失去了兴趣。有些人还囤积食谱和餐具。他们不间断地、无休止地被饥饿折磨。有些人无法集中注意力，有些人中断了大学学业，还有些人出现了神经质症状。

让我们思考一下试验中发生了什么。在参与研究之前，这些受试者每天摄入12600千焦热量，也消耗差不多相等的热量。突然，他们摄入的热量减少到只有原来的一半，即6300千焦。所有需要能量的身体机能都立即减少30%~40%的能量供给，使身体遭受严重伤害。这时可能会出现以下情况。

- 身体需要热量保持体温。摄入的热量减少时，体温就会降低，结果受试者经常感到冷。

- 心脏需要热量输送血液。摄入的热量减少时，泵血速度降低，结果心率降低，心脏每搏输出量减少。

- 心脏需要热量维持血压。摄入的热量减少时，血压下降。

- 脑部需要热量，它的新陈代谢非常活跃。摄入的热量减少时，认知能力衰退，结果受试者出现嗜睡症状，注意力无法集中。

- 身体活动需要热量。摄入的热量减少时，活动量减少，结果受试者活动时感到虚弱。

- 头发和指甲的生长需要热量。摄入的热量减少时，头发和指甲不再生长，结果他们开始脱发，指甲变脆。

摄入的热量减少时，身体的反应是减少能量消耗，因为身体很聪明，不想死亡。如果身体每天只摄入6300千焦热量而消耗12600千焦能量，则会发生什么呢？身体将很快开始分解储存的脂肪，然后开始消耗储存的蛋白质，最后走向死亡。明智的选择是身体立即将每天消耗的热量减少至6300千焦以恢复平衡。热量消耗甚至可以再降低一点（比如降至每天5880千焦），留出一定的安全余量。这正是身体所做的事情。

换句话说，身体会停工。为了生存，它全面降低热量消耗水平。特别重要的一点是，这样做的目的是让个体在承受极端压力时能够生存下来。是的，你可能觉得很糟糕，但至少你可以活着。减少消耗是身体做出的明智选择，消耗热量并不会很快死亡，但热量摄入与热量消耗必须平衡。

热量摄入与热量消耗是高度相关的两个变量。

思考一下，你应该很快就能发现热量消耗必须减少。假设我们每天摄入的热量减少2100千焦，每周脂肪减少0.45千克，这是不是意味着体重为90千克的个体的体重降为零需要200周呢？当然不是。在某一时刻，身体必须减少热量消耗以适应热量摄入的减少，只是这种适应过程恰好在热量摄入减少后发生，而且长期存在。一位参加"明尼苏达饥饿试验"的受试者应该减重35.5千克，但实际减重16.8千克，所减重量仅约是预期的一半。持续减重需要越来越多的严格措施来控制热量摄入与消耗。这听起来很耳熟吧？

在半饥饿阶段之后，这些受试者的体重有什么变化呢？

在半饥饿阶段，体内脂肪比体重减少得更快，因为脂肪储存的能量被身体优先使用。一旦受试者进入恢复阶段，他们的体重就会在12周内迅速增加。而恢复到原来的体重后，这一过程并没有停止，他们的体重一直增加，最后比试验前的体重还重。

身体对热量摄入减少迅速做出反应，降低新陈代谢（总能量消耗），但这一适应过程要持续多长时间呢？如果热量摄入减少的时间足够长的话，身体的能量消耗会不会恢复到原来的水平呢？简单的答案是不会。[11]在2008年的一项研究中，受试者最初减掉了体重的10%，他们的热量消耗也如预期的一样减少。这种情况持续了多久呢？在整个试验阶段——一年时间里，他们的热量消耗一直处于较低水平。即使一年后身体适应了新的较轻的体重，每天总能量消耗仍平均减少约2100千焦。为了应对热量摄入减少的状况，新陈代谢率会很快降低，而且低水平的新陈代谢将几乎无限期地持续下去。

这些研究表明了通过减少热量摄入减肥的局限性。假设在减肥前，一位女性每天摄入和消耗8400千焦热量。根据医生的要求，她控制饮食，采用比例平衡的低脂饮食法，将每天摄入的热量减少2100千焦。她每天的总能量消耗很快也会减少2100千焦甚至更多。她会感到恶心、疲倦、饥饿，变得怕冷、易怒，心情沮丧。但她坚持减肥，认为这种状况最终会得到改善。起初她的体重有所下降，但当身体的热量消耗减少且与热量摄入保持平衡后，她的体重进入稳定期。此后，即使热量摄入还与以前一样，她的体重仍会慢慢增加。这种感觉非常糟糕，她放弃了失败的节食计划，又回到每天摄入8400千焦热量的生活。由于她的新陈代谢已经降低到每天仅消耗6300千焦热量的水平，因此她的体重迅速反弹，体内脂肪也迅速增加。她身边的人会无声地谴责她缺乏意志力。这听起来很耳熟吧？但体重反弹并不是她的过错。相反，这种现象在意料之中。在过去的100年里，以上描述的所有状况都被记载于各类文献中。

一个错误的假设

让我们最后再用一次类比。假设我们管理一家燃煤发电厂，每天收到并燃烧8400吨煤来发电。另有一部分煤存放在仓库里，目的仅是防止出现发电量不够用的状况。

现在出现了突发状况，我们一天只能收到6300吨煤。我们是否应该每天继续燃烧8400吨煤呢？这样的话，仓库里的煤很快就会用尽，而发电厂将停产，整个城市会出现大规模停电。

实际上，我们应该用另一种方法处理问题。当我们意识到只能收到6300吨煤时，应该立即降低产能，只燃烧6300吨煤。实际上，我们可能只燃烧5900吨煤，以防运输过程出现延误而使库存减少。城市里的灯光会暗一些，但这不会造成大面积停电。

通过减少热量摄入减肥的关键假设是错误的，因为减少热量摄入不可避免地导致热量消耗减少。这一结果已经多次被试验证实。我们一直希望这种方法能以某种方式起作用，但它不会。面对现实吧，我们在心里已经知道这不是真的。减少摄入的热量、均衡饮食的方法只会让人感到疲倦和饥饿。最糟糕的是，你减下来的体重还会反弹。这件事你知道，我也知道。

我们忘了一个麻烦的事实：医生、营养师、政府部门、科学家和媒体几十年来都在向我们强调，减轻体重只与热量摄入和消耗有关。"主要是减少热量摄入""少吃多动"，我们的耳边充斥着这类论调，没有人质疑它们的正确性。

我们认为责任在自己，认为这是自己的失败。有些人无声地谴责我们没有坚持节食，其他一些人则在暗地里认为我们没有意志力，给我们讲些陈词滥调。

这听起来耳熟吧？

这不是我们的失败。采用减少摄入的热量、均衡饮食的方法减肥几乎肯定会失败。少吃并不能使体重长期减轻。

吃多吃少不受意识控制

20世纪90年代之前，"减肥之战"进展得并不顺利。肥胖症患者的数量逐渐增加，2型糖尿病患者的数量也随之攀升。"减肥之战"失败了，因为没有达到人们之前的预期。即使吃的是干巴巴的去皮鸡胸肉和饭团，我们还是越来越胖，感觉越来越不舒服。为了找到答案，美国国家卫生研究院招募了约5万名绝经后的妇女进行了一项史上最大规模的饮食研究试验，该试验耗资巨大，目标明确。2006年发表的试验报告显示，这项随机对照试验被称为"女性健康倡议膳食改良试验"。[12]该试验可以说是有史以来最重要的一项饮食研究试验。

大约1/3的受试女性在一年里学习了一整套教育课程，参与小组讨论，接收了一系列有针对性的宣传邮件，获得了个性化的反馈意见。这项饮食干预试验的目标是减少饮食中的脂肪，即将每天的热量摄入减少20%，同时将饮食中的蔬菜和水果的数量增加到每天5份，谷物的数量增加到每天6份。研究人员鼓励她们积极参加运动。这一组受试者还得到了《美国膳食指南》，而另一组受试者则没有获得这方面的帮助。试验的目的是确定低脂饮食对心血管健康有什么影响以及是否可以减轻体重。

试验之初，受试者的平均体重为76.8千克，平均体重指数是29.1，可以归为超重人群（体重指数为25~29.9），接近肥胖症指标（体重指数大于或等于30）。研究人员在随后7年半时间里继续跟踪这些受试者的情况，查看医生推荐的食谱是否可以如预期的那样减轻体重，降低心脏病和癌症的发病率。

试验开始后，得到饮食建议的受试者每天摄入的热量为6073~7158千焦，7年半时间里每天摄入的热量减少了约1436千焦，在摄入的总热量中脂肪所占的比例从38.8%下降到29.8%，而碳水化合物的占比则从44.5%上升到52.7%。她们每天的运动量增加了14%。对照组则继续沿用她们过去的高热量高脂饮食。

结果很有意思。"少吃多动"小组的减重效果在第一年很明显，体重平均下降了1.8千克。但到第二年，她们的体重开始反弹，到研究结束时，两组的体重没有明显差异。

试验组女性的脂肪是否被肌肉代替了？不幸的是，她们的腰围平均增加了约0.99厘米，腰臀比平均从0.82增加至0.83。坚持少吃多动的减肥方法7年以上，体重减轻量连1千克都不到。

这项研究只是近期开展的又一项失败的试验，以减少热量摄入作为主要手段的减肥方法又一次让人失望了。美国农业部在一些文献回顾[13]中强调了这一失败。当然，所有研究仅证实了我们已有的认知，减少热量摄入并不能保证体重持续减轻。亲身试验过的人都有体会。

很多人告诉我："我不理解，我吃得很少，运动量很大，但看起来体重一点都没有减轻。"我完全理解他们，因为这些方法已经被证明是行不通的。那么，减少热量摄入的节食法是否可行呢？答案是否定的。"女性健康倡议膳食改良试验"是采用"少吃多动"减肥方法以来风头最劲、效果最差、规模最大的试验。这有力地说明"少吃多动"方法是错误的。

为什么我们减少热量摄入后，体重没有减轻？部分原因是随着体重减轻，新陈代谢率降低，而这只是开始。

饥饿游戏

热量摄入与消耗平衡理论假设我们会有意识地控制饮食，但它忽略了体内激素极其强大的影响力。人体的本质特征是内环境稳定，或者说拥有自适应能力。身体不断适应变化的环境。身体通过响应环境变化，不断进行调节，尽量减小其影响，并恢复到原来的状态。当体重减轻时，身体也会出现相应的反应。

热量摄入减少时，身体会出现两种主要的适应性反应。正如我们之前所见，第一种是总能量消耗减少。第二种是激素发出信息，刺激饥饿感增强，身体请求我们多吃点，让体重回到原来的水平。

这种效果在2011年被一项简单的激素自适应试验证实。[14]受试者每天摄入2100千焦热量，平均体重下降了13.5千克。然后研究人员让他们采用低血糖指数低脂饮食以保持体重水平，而且鼓励他们每天运动半小时。尽管有着良好的意愿，几乎一半受试者的体重开始反弹。

研究人员分析了多种激素（包括生长激素，即让我们产生饥饿感的激素）水平。体重减轻会使受试者体内生长激素的水平相对于试验前显著升高，即使一年多以后还是如此。

这说明了什么呢？这说明受试者感到饥饿，即使在试验结束时饥饿感还继续存在。

该研究还检测了与饱腹感相关的其他激素，如多肽YY、胰岛淀粉素、胆囊收缩素等。这些激素都会对饮食中的蛋白质和脂肪做出响应，使我们产生饱腹感。这些响应产生与饥饿感相反的效果，防止我们饮食过量。在体重下降后一年多的时间里，这3种与饱腹感相关的激素水平相对于之前显著下降。

这说明什么？说明这些受试者不容易感觉到饱。

随着饥饿感增强，饱腹感减弱，食物的诱惑力增加。受试者的激素水平几乎立即发生变化，并且这种变化会无限期地持续下去。人们在吃饭时的饥饿感更强，这并非某种心理学巫术，也不是因为受试者丧失了意志力。饥饿感增强是正常的，是身体在应对体重减轻时所产生的激素水平变化。

安塞尔·基斯博士的"明尼苏达饥饿试验"第一次研究了"半饥饿神经症"的症状。想减肥的人们热爱食物，痴迷于食物。他们满脑子想的都是食物，而对其他事物失去了兴趣。实际上，这些都是由于激素水平的影响而产生的正常反应。身体通过调节饥饿感和饱腹感两种不同的信号迫使我们摄入更多的食物。

体重减轻会引发两个重要反应。第一，身体为了节省能量，将总能量消耗立即且无限期地减少。第二，为了获得更多的食物，内分泌系统发出的饥饿感信号立即且无限期地增强。体重减轻导致饥饿感增强，新陈代谢率降低。这个在演化过程中发展出来的生存策略的目的只有一个：让体重恢复到此前的水平。

功能性磁共振成像研究表明，脑部控制情绪和认知的区域在受到食物刺激时被点亮，而与自控力有关的前额皮质的活动性降低。换句话说，体重减轻的人更难抵制食物的诱惑。[15]

这与缺乏意志力没有关系，也不是什么品行问题。这只是体内激素分泌的正常现象。我们会有饥饿、寒冷、疲倦和沮丧的感觉。当摄入的热量减少时，这些都是真实可测的身体感受。新陈代谢率降低和饥饿感增强都不是导致肥胖症的因素，而是肥胖症导致的结果。体重减轻导致新陈代谢率降低，饥饿感增强，而不是相反的结果。多吃一点不是简单的个人选择。通过减少摄入的热量减轻体重的重要理论基础——"我们吃得太多"是不正确的。人们吃得多并不是个体的选择，也不是因为食物太美味，更不是因为食物中含有盐、糖或者脂肪。我们吃得多是因为脑部迫使我们这么做。

吃不饱的恶性循环

我们进入了吃不饱的恶性循环。减肥开始时，我们减少进食量，体重减轻，然后新陈代谢率降低，饥饿感增强，我们的体重开始反弹。我们更加努力地减少进食量，体重又减轻一点，但总能量消耗再一次减少，饥饿感又一次增强。我们的体重再次反弹。因此，我们要加倍努力，吃得更少。这一循环不断持续，直到我们无法忍受为止。我们因热量摄入过少而感到寒冷、疲倦、饥饿和沮丧。最糟糕的是，体重总是会反弹。

在某种程度上，我们又回到了原来的饮食方式上。因为新陈代谢率已经降低了很多，即使采用原来的饮食方式也会令我们的体重迅速增加，甚至超过原来的体重。我们的行为完全受激素的影响，但朋友、家人或者医生都会无声地谴责减肥者，认为那是"他们的错误"。减肥者也会自责，认为自己是失败者。

这听起来耳熟吧？

所有的减肥者都有类似的体重减轻后再反弹的经历，这几乎是肯定的。这个恶性循环已被科学界证实，数百万减肥者的眼泪也证实了这一点。然而，营养学家们还在不断地鼓吹通过减少热量摄入会进入体重永久减轻的美丽新世界。他们住在哪个星球上呢？

残酷的骗局

减少热量摄入是一种令人痛苦的失望经历，然而"专家"仍认为这是长期减轻体重的关键。当你的体重没有减轻时，他们会说："这是你的问题。你暴饮暴食，你懒惰，你不够努力。你的斗志不够高昂。"低脂低热量饮食方法已被证实是无效的——这不是一个不为人知的小秘密，只是没人愿意承认而已。少吃并不能导致体重长期减轻。这是行不通的！

通过少吃减肥，许多人相信这种说法，真让人痛心。我们"信任的健康专家"说这个理论是正确的，真让人痛心。当这种方法失败时，我们责备自己，这也让人痛心。让我用最直白的方式表述：通过少吃来减肥是行不通的。这就是事实，接受它吧！

通过药物减少热量摄入的事例只能表明这种方法相当失败。奥利司他（在美国销售时的商品名为Alli）的作用是阻止身体吸收食物中的油脂。服用奥利司他的效果类似于采用低脂低热量饮食方法。

这种药有多项副作用，其中最尴尬的是服用者会产生不自主的排泄反应，还会排出油点。没有被吸收的油脂排出体外，经常会沾到内裤上。在减肥论坛上，有人针对这种"橙色油便"提出建议：永远不要穿白色内裤！在美国的一个消费者团体"处方药获得权诉讼组织"于2007年举办的最差药品评选中，奥利司他获得"苦丸奖"。该药还有其他副作用，如引起肝损伤、维生素缺乏和胆石症。然而，奥利司他的硬伤是它无法达到减肥效果。[16]

在一项随机的双盲试验[17]中，受试者在4年时间里每天服用该药3次，结果体重只减轻了2.8千克，而且91%的受试者反映该药有副作用。这看起来有点得不偿失。该药在2001年的销售额曾达到6亿美元，但2013年它的销售额暴跌至1亿美元。

人造脂肪也是一种考虑不周的产物，人们研制它的初衷也是减少热量摄入。几年前人造脂肪上市宣传时，厂商用了大量溢美之词，但实际上它不能被人体吸收，而且对热量摄入不起任何作用，上市两年后销量开始下滑。[18]原因是什么？它不能使体重明显减轻。2010年它被《时代》周刊评为"五十大最差发明"之一，排名仅次于石棉。[19]

第 4 章
运动的神话

CHAPTER 4

彼得·阿蒂亚博士是美国"营养科学倡议"组织的创始人，这是一个旨在提高营养学和肥胖症研究水平的组织。数年前，阿蒂亚博士还是一名长距离游泳运动员，完成了从洛杉矶游到卡塔利娜岛的壮举，全世界只有十几个人曾游完这段路线。作为一名医生，他采用标准的高碳水化合物食谱，每天严格训练3~4小时。他估计自己超重约18千克，体重指数是29，体脂率为25%。

不是说增加运动量是减轻体重的关键吗？

增加热量摄入、减少热量消耗导致热量不平衡，被认为是人们患上肥胖症的原因。直到现在，我们还认为运动对减肥来说至关重要。通过增加运动量，我们可以消耗摄入的多余热量。

严酷的现实：运动的效果有限

当然，锻炼对健康非常有利。古希腊的希波克拉底被誉为医学之父，他说："如果每个人保证摄入足够的营养，并适度运动，既不要太多也不要太少，我们应该会发现这是保持健康最安全的方法。"20世纪50年代，随着人们对心脏病的关注度的提高，越来越多的人开始参加户外活动。1955年，当时的美国总统艾森豪威尔成立了青少年体质总统委员会。1966年，美国公共卫生服务机构宣称，增加活动量是减肥的最好手段之一。健身房如雨后春笋般涌现出来。

由吉姆·菲克斯所著的《跑步完全指南》是1977年的畅销书，但他在52岁时死于大面积心肌梗死，他的死亡只是一段小插曲。20世纪80年代，我还在读高中，肯尼思·库珀博士的大作《新有氧运动》是当时人们的必读书。越来越多的人在空闲时间参加户外运动或健身活动。

随着运动量的增加，肥胖症患者所占的比例按理应该下降，毕竟各国政府都在宣传运动的好处，帮助国民减肥，而且宣传效果显著。从1997年到2008年，英国经常锻炼的男性比例从32%升至39%，而女性则从21%升至29%。[1]

但这里有个问题，所有的运动对体重减轻来说没有任何作用。即使我们一边听着老歌一边挥汗如雨，肥胖症患者所占的比例仍在持续升高。让我们看看图4.1中的数据就清楚了。[2]

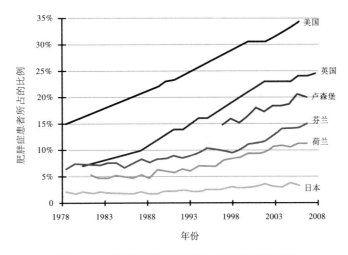

图4.1 一些国家肥胖症患者所占的比例持续升高

肥胖症流行现象是全球性的。最近一份针对8个国家的国民调查显示，美国人的运动时间最长，每年运动135天，而全球平均水平是每年112天。荷兰人的运动时间最短，每年只有93天。[3]这些国家的人们运动的主要动力都是减轻体重，但长期运动后肥胖症患者所占的比例真的下降了吗？

这个问题问得好。荷兰人和意大利人的平均运动时间较短，但与喜欢在健身房里举杠铃的美国人相比，这两个国家中肥胖症患者所占的比例低得多。

从美国健康和营养状况调查中也能发现同样的现象。2001年至2011年的数据显示，美国人的平均运动时间有所增加，[4]某些州（如肯塔基州、弗吉尼亚州、佛罗里达州、南卡罗来纳州和北卡罗来纳州）的人们的运动时间明显增加。但有个令人沮丧的现象：无论运动时间增加或减少，都与肥胖症患者所占比例的高低几乎没有任何关系。另一些州的人们的运动时间较短，但肥胖症患者增加的比例是相同的。

运动对降低青少年肥胖症发病率起作用吗？答案是不。2013年发表的一份研究报告[5]比较了3~5岁儿童的活动量（通过加速度计）与体重之间的关系，作者的结论是活动量与肥胖症之间不具有关联性。似乎有什么地方不对。

根据热量摄入和消耗平衡理论，活动量减少与肥胖症流行密切相关。这个理论认为，过去我们出门都是走路，现在我们开车出门。随着像汽车这样的交通工具增多，人们的活动量减少，从而导致肥胖。电子游戏的流行以及电视机和计算机的普及使人们更倾向于久坐不动。就像其他善意的谎言一样，这个理论乍听起来相当合理，但是还有个小问题——这不是真的。

赫尔曼·庞泽博士曾研究过现代社会中一个仍以狩猎和采集为生的原始部落——坦桑尼亚的哈扎部落。这里的人们为了采集食物每天要走24~32千米路，他们每天消耗的能量远多于办公室中的白领消耗的能量。庞泽博士在《纽约时报》上发表了令人震惊的研究成果："我们发现，无论体力活动消耗的热量有多少，哈扎部落的人们每天消耗的总热量与欧洲和美国的普通成年人消耗的总热量差不多。"[6]

即使与较近的年代（肥胖症患者的比例还没有大幅升高时，如20世纪80年代）相比，现在人们的活动量也没有明显减少。[7]研究人员统计了从20世纪80年代直到2005年左右北欧人的活动量，结果发现，要说有什么区别的话，那就是人们的活动量从20世纪80年代起开始增加。但研究人员并没有到此停止研究，他们计算了野生哺乳动物的热量消耗值，发现热量消耗主要由体脂率和环境温度决定。与看似强壮的野生动物（如美洲狮、狐狸和驯鹿等）相比，2015年肥胖人士消耗的热量并不少。

自20世纪80年代以来，人们的活动量并没有减少，但肥胖症患者的数量在大幅增加。首先，减少活动量可能不是引起肥胖症的首要因素。

如果缺少运动不是肥胖症高发的原因，那么运动也不太可能使体重减轻。

热量消耗

一天的热量消耗可以更准确地称为总能量消耗。总能量消耗包括基础代谢（其定义见下文）、食物的生热作用、非运动性活动的生热作用以及运动后的过量氧耗，当然还包括运动消耗的热量。

总能量消耗＝基础代谢＋食物的生热作用＋非运动性活动的生热作用

＋运动后的过量氧耗＋运动消耗的热量

这里的关键点是总能量消耗不等于运动消耗的热量，总能量消耗中的大部分不是由运动产生的。基础代谢是指人体为维持呼吸、心跳和体温，保证重要器官（如脑、肝、肾等）的功能的运作等而进行的基础活动。

举例来说，活动量为轻度的男性的基础代谢水平大约是一天10465千焦。中等距离的散步（以3.2千米/时的速度，每天走45分钟）大约消耗435千焦热量。换句话说，散步消耗的热量还不到基础代谢的5%，大部分的热量消耗用于基础代谢。

基础代谢与以下多种因素有关。

- 遗传因素。

- 性别（男性的基础代谢率一般较高）。

- 年龄（基础代谢率一般随年龄增长而降低）。

- 体重（基础代谢率一般随体重增加而升高）。

- 身高（基础代谢率一般随身高增加而升高）。

- 饮食（饮食过多或过少）。

- 体温。

- 环境温度（热或冷）。

- 维持功能。

非运动性活动的生热作用是指除睡眠、进食和运动之外的所有活动（如散步、煮饭、清洁、购物和打理花园等）中的热量消耗。食物的生热作用是指为了消化和吸收食物中的营养成分而消耗一定的热量。某些食物（如膳食脂肪）易于被身体吸收，而且在新陈代谢过程中只需要利用很少的热量。蛋白质的吸收不容易，需要利用更多的热量。食物的生热作用与进食量、进食频率和食物中三大营养物质的构成有关。运动后的过量氧耗（也称为后燃效应）是指运动后细胞修复、补充能量储备和进行其他修复活动需要消耗一定的热量。

由于测量基础代谢、非运动性活动的生热作用、食物的生热作用和运动后的过量氧耗的复杂性，我们做了一个错误的简单假设——这些变量在一段时间内都是恒定不变的。这一假设导致最后的结论有缺陷，即运动消耗的热量是所有热量消耗中的唯一变量。因此，增加热量消耗被认为等同于加大运动量。其中的一个重要问题在于，基础代谢并不是恒定不变的。减少热量摄入可使基础代谢率降低40%。我们应该看到，增加热量摄入可使基础代谢率提高50%。

运动和体重减轻

通常人们认为节食和运动是治疗肥胖症的手段，似乎二者具有相同的效果。但节食和运动并不像通心粉和奶酪那样是一半与另一半的组合。节食是蝙蝠侠，而运动是罗宾汉。节食可以起95%的作用，需要引起高度关注。因此，从逻辑上讲，多注意节食是明智的决定。虽然运动重要，而且对健康有益，但它与节食并不是同等重要的。运动有很多好处，但它不能减轻体重。运动好比刷牙，刷牙有好处，我们应该每天刷牙，但不能期望这有助于减轻体重。

考虑一下这个关于棒球的比喻。触击是一项重要的技术，但在一场比赛中发挥的作用只占到5%，另外95%包括击球、投球和防守。因此，用50%的时间练习触击是荒谬的。再比方说，有一场考试，其中95%的内容是数学，只有5%的内容是拼写，我们会用50%的时间去做拼写练习吗？

事实上，医学研究报告指出，运动导致的体重减轻往往达不到预期效果。一项为期25周以上的试验发现，通过运动减轻体重的真实效果仅达到预期的30%。[8, 9]在最近的一项对照研究中，受试者将训练次数增加到一周5次，每次消耗2500千焦热量。在10个多月的时间里，受试者平均减重4.5千克。[10]然而，他们预计减轻的体重是16千克。

其他许多长期的随机试验表明，运动对体重减轻的作用非常小，或完全没有作用。[11]2007年的一项随机试验发现，每周参加6次有氧训练的受试者持续训练一年后，女性的体重平均减轻约1.4千克，男性的体重平均减轻约2.3千克。[12]丹麦的一个研究团队让经常久坐不动的一组受试者跑马拉松，男性的体脂平均减少了2.3千克，女性体脂的平均减少量为零。[13]运动并不是减轻体重的有效手段。在以上试验中可以发现，体脂率并不是那么容易改变的。

"女性健康倡议膳食改良试验"是历史上最复杂、投入最多、目标最宏大的饮食试验，也曾涉及运动方面。[14]39768名女性按运动强度分成高、中、低3个组，从事高强度运动的受试者每天的运动时间超过1小时。在以后的7年半时间里，高强度运动组受试者体重减轻的数量与其他两组受试者的没有什么区别。研究报告称："也没有检测到受试者身体组成成分的变化。"这表示肌肉并没有取代脂肪。

补偿机制：躲在后面的罪魁祸首

为什么通过运动减轻体重的真实效果远比预期效果差呢？罪魁祸首是补偿机制，而补偿机制主要有两种。

首先，运动量增加导致热量摄入增加，剧烈运动后我们吃得更多。（研究人员并不把这称为"逐渐培养好胃口"。）哈佛大学陈曾熙公共卫生学院开展了一项针对538位学生的前瞻性队列研究，该研究发现"尽管身体活动被认为可以产生热量赤字，但我们没法证明这个假设是对的"。[15]运动1小时可以让学生多摄入1222千焦热量。热量摄入和消耗是紧密相关的，其中一个量的增大会引起另一个量的增大。身体试图保持一个稳定的状态，减少热量摄入时，热量消耗也会减少，而增加热量消耗时，热量摄入也会增加。

其次，补偿机制与非运动性活动的减少有关。如果你一天都在努力工作或学习，就不太可能在休息时再做运动。哈扎部落的人们全天都在走路，只要有机会，他们就会减少活动量。相比之下，那些坐了一整天的欧美人只要有机会就会增加他们的活动量。

这个理论也适用于儿童。有关试验将在学校里接受体育训练的七八岁儿童与没有接受训练的儿童进行了比较。[16]体育训练组每周在学校进行9.2小时的训练，而另一组则没有。

通过加速度计测量，结果研究人员发现一周内两组儿童的总身体活动量并没有差异。为什么呢？体育训练组儿童在家里的活动量比另一组儿童的小，后者在家里的活动量更大。最后两组儿童的总身体活动量的差异可以忽略不计。

此外，运动的好处还受身体的限制，不能通过增加运动量改变不良的饮食习惯，也不能以此来抵消不良节食法的负面作用。另外，多运动并不总是好事。适量运动有益于身体健康，但过量运动对身体有害。[17]

在肥胖症治疗中，运动不是那么有效，其影响力却是巨大的。为了促进学校体育的发展，全美发起了"让我们动起来"倡议，这一耗资巨大的倡议旨在与儿童肥胖症进行斗争，鼓励儿童多利用体育设施，并出资改善游乐场的设备。但是，这一倡议的前提建立在一个有缺陷的理念之上，即运动有助于减肥。

如果我们想降低肥胖症的发病率，则需要关注引起肥胖症的真正因素。如果将所有资源（金钱、时间和精力等）都投入运动中，与肥胖症进行斗争时就没有资源可用了。

假设我们要应付一门课程的期末考试，期末成绩中饮食占95%，运动只占5%，然而我们花费50%的时间和精力钻研运动，难怪我们目前的成绩很差。

彼得·阿蒂亚博士最后认识到他"不太瘦"，于是开展了细致的自我调查，想找到引起肥胖的因素。他摒弃了传统的营养学意见，完全改变自己的饮食习惯，减掉了一些一直折磨他的脂肪。这个经历使他受到了鼓舞，由此闯入肥胖症研究的"雷区"。

第 5 章
进食过量的悖论

CHAPTER 5 ————————————————————————————————————

　　萨姆·费尔瑟姆是一位称职的私人教练，在英国健康与健身行业工作了10多年。他不认同减少热量摄入理论。为了证明它是错误的，他遵循伟大的科学传统在自己的身上做试验。费尔瑟姆计划开展经典的饮食过量试验并实现逆转，他每天摄入24253千焦热量并记录体重增加的过程，但他并不是随便选择含24253千焦热量的食物。在21天内，他选择了天然的低碳水化合物高脂食物。费尔瑟姆相信，按照临床经验，那些精制碳水化合物而非热量总和才是导致体重增加的因素。在他的食物中，三大营养物质的比例是：碳水化合物占10%，脂肪占53%，蛋白质占37%。按照标准热量计算公式预测，他的体重应该增加7.3千克，然而实际上只增加了1.3千克。更有趣的是，他的腰围瘦了2.5厘米。他的体重增加了，但增加的是瘦体重。

　　费尔瑟姆吃得多，但体重没有增加多少。你可能认为这仅与遗传因素有关，是他的命好。因此，他继续做试验，放弃了低碳水化合物高脂饮食。在接下来的21天时间里，他按普通美国人的饮食习惯，每天摄入含24253千焦热量的食物。食物中三大营养物质的比例是：碳水化合物占64%，脂肪占22%，蛋白质占14%，与《美国膳食指南》推荐的饮食高度相似。这一次，他的体重增加的幅度几乎与标准热量计算公式预测的完全一样，增加了7.1千克。腰围则像吹了气的气球一样，增加了9.14厘米。仅仅3周，他就长出了腰间赘肉。

同一个人摄入相同的热量，却因选择的食物不同而产生截然不同的效果。很明显，比热量摄入更重要的因素在发挥作用，食物构成与此有很大的关联。进食过量的悖论在于多余的热量本身并不足以使体重增加，这与减少热量摄入理论相似。

进食过量试验：意想不到的结果

要验证进食过量导致肥胖症的假设很容易，只要找到一群志愿者，让他们进食过量并观察效果即可。如果这一假设是正确的，他们就应该患上肥胖症。

幸运的是，这类试验已经有人做过了，最出名的是20世纪60年代末在伊桑·西姆斯博士的主导下开展的试验。[1,2]他试图让小鼠增加体重。尽管食物充足，但是小鼠吃饱后就不会再吃了。此后即使引诱它们，它们也不吃，因此小鼠不可能变胖。强迫喂养法使小鼠的新陈代谢加快，但体重没有增加。然后，西姆斯问了一个相当好的问题：是否可以有意让人发胖？这个问题看似简单，但此前从来没有被试验证实过。我们以为我们知道答案。当然，进食过量可能会导致肥胖。

但是，这是必然的吗？西姆斯在附近的佛蒙特大学招收清瘦的大学生志愿者，鼓励他们想吃多少就吃多少。尽管他和学生们都期望增加体重，但这些学生还是没有变胖。这完全出乎意外，让人的体重增加居然不是那么容易。

这个结果听起来有点怪，想想上次你胡吃海喝的自助餐吧。你吃的食物已经堵到嗓子眼了吧。还能再塞下两块猪排吗？嗯，不那么容易了。另外，你有没有试过给一个完全不想吃饭的孩子喂食？他会尖叫。强制孩子进食是完全不可能的，说服人们过量进食不像看起来那么简单。

西姆斯博士改变了试验方向。他估计学生们可能增加了运动量，热量消耗增加，这也许可以解释他们的体重没有增加的原因。因此，下一阶段的受试者不但进食过量，而且需要限制运动量，使运动消耗保持稳定。为了完成这项试验，他从佛蒙特州立监狱招募了一批志愿者。受试者每餐都要测量进食量，保证每天摄入的热量为16743千焦。他们的运动量也受到了严格控制。

这时发生了一件有趣的事。这些犯人的体重最初开始增加，随后稳定在一定水平。尽管开始时他们因为能增加进食量而很开心，但体重增加后，过量进食越来越难，有些人甚至退出了试验。[3]

有些犯人甚至被劝说每天摄入超过41859千焦的热量！在随后的4~6个月里，坚持参加试验的犯人的体重最终增加了20%~25%，远低于热量摄入理论预测的体重增加幅度。个体间体重增加的幅度相差很大。一定有什么因素决定了体重增加的幅度，但一定不是消耗的热量和运动量。

问题的关键是新陈代谢。受试者的总能量消耗增加了50%，从每天平均消耗7535千焦热量增加到每天平均消耗11303千焦热量。为了保持原来的体重，他们的身体试图消耗多余的热量。与基础代谢相比，总能量消耗是不稳定的，会因热量摄入的不同而剧烈波动。在试验结束后，大部分受试者的体重迅速恢复到原来的水平。实际上过量饮食并不能使体重持续增加。同理，减少热量摄入也不能使体重持续减轻。

在另一项研究中，西姆斯博士比较了两组受试者的情况。他让一组较瘦的受试者过量饮食，直到他们变胖为止。第二组为过于肥胖的受试者，他让他们控制饮食，直到他们的体重与第一组的体重一样。最后，两组受试者的体重一样，只是较瘦的那组受试者变胖了，而过于肥胖的那组受试者变瘦了。[4]在总能量消耗方面，两组有什么区别呢？那些原来过于肥胖的受试者消耗的能量只是原来较瘦的受试者消耗的能量的一半。原来过于肥胖的受试者通过减缓新陈代谢，试图将体重恢复到较重的水平。相反，那些原来较瘦的受试者通过加快新陈代谢，试图将体重恢复到较轻的水平。

让我们再用一次发电厂的比喻。假设我们每天收到2000吨煤，每天也燃烧2000吨煤。突然，现在我们每天收到4000吨煤，该怎么办呢？假设我们每天继续燃烧2000吨煤，那么多余的煤就会堆满所有的空地。老板大叫："为什么把脏煤块都堆到我的办公室里来了？你被解雇了!"如果你聪明一点，每天将消耗量增加到4000吨。发电厂发的电更多，也没有煤堆满空地。老板说："你干得不错，我们刚刚打破了发电纪录。"

我们的身体也会以同样明智的方式做出反应。增加热量摄入会导致热量消耗增加。随着总能量消耗的增加，我们的精力更旺盛，感觉好极了。在强制进食阶段结束后，提高的新陈代谢率使身体迅速消耗了多余的脂肪。非运动性活动的生热作用在增加的热量消耗中可能占到七成。[5]

以上所述的结果绝不是个别现象，几乎所有关于过量饮食的研究报告都得出了同样的结论。[6]在1992年开展的一项研究中，受试者在6周多的时间里多摄入50%的热量，他们的体重和脂肪增加只维持了一小段时间。为了消耗多余的热量，他们的总能量消耗水平平均提高了10%以上。强制进食阶段结束后，他们的体重恢复到原来的水平，总能量消耗也降低到原来的水平。

该项研究的结论是："有证据表明，体重波动时身体会立即触发生理传感器，并试图恢复到原来的状态。"

在最近开展的一项试验中，弗雷德里克·奈斯特龙博士让受试者进食快餐食品，并且摄入的热量比原来多1倍。[7]不出所料，他们的平均体重增加了9%，体重指数增大了9%，体脂率增大了18%。但总能量消耗呢？每天消耗的热量增加了12%。即使进食世界上最容易增脂的食物，身体也会做出反应，通过消耗热量以抵消摄入量增加的影响。

过去半个世纪一直占主导地位的肥胖症理论的正确性被认为毋庸置疑，该理论提出摄入过多的热量会不可避免地导致肥胖。但这是错误的，完全是错误的。

如果摄入过多的热量不是体重增加的原因，那么减少热量摄入也不会使体重减轻。

体重由身体设定

人体可以通过进食更多的食物在短时间内强制体重增加。随着时间的推移，新陈代谢率升高，体重又将减轻到原来的水平。同理，你可以通过减少热量摄入在短时间内强制体重减轻。随着时间的推移，新陈代谢率降低，你的体重又将恢复到原来的水平。

由于减轻体重会使总能量消耗减少，许多肥胖症患者认为他们的新陈代谢率低，但研究发现事实正好相反。[8]清瘦型受试者的总能量消耗平均为10063千焦，而患肥胖症的受试者的总能量消耗平均为13579千焦，即使他们的运动时间比清瘦型受试者的还少。肥胖症患者并不想增加体重。他们希望通过消耗多余的热量减轻体重。那么，为什么他们还会肥胖呢？

用基本生物学理论来解释就是动态平衡。体重和体内的脂肪含量有一个"设定点"，这个观点最早在1984年由基西和科比特提出。[9]动态平衡机制是指，当体重发生变化（包括增加和减轻）时，身体会使体重恢复到原来的水平。如果体重减轻到身体的设定点以下，补偿机制就会启动，增加体重。如果体重超过身体的设定点，补偿机制也会启动，减轻体重。

问题在于肥胖症患者的体重设定点过高。

举例来说，假设一个人的体重约为90千克。通过控制饮食，他可以在短时间内减轻体重，大约减到81千克。如果体重设定点为90千克，那么身体就会通过增强食欲恢复体重。生长激素水平升高，与饱腹感相关的激素（如胰岛淀粉素、多肽YY

和胆囊收缩素）水平下降。同时，身体调低了总能量消耗水平。新陈代谢率开始降低，体温下降，心率和血压降低，心脏的每搏输出量减少，所有改变都是为了降低能量消耗。（节食者都有这样的体会：饥饿、寒冷和疲倦。）结果是体重又反弹回原来设定的90千克，节食者对这一点也是深有体会的。进食量增加并不是体重增加的原因，而是结果。进食量增加不会让我们长胖，而是长胖让我们吃得更多。过量饮食不是个性化的选择，而是由激素变化引发的行为，是与饥饿感相关的激素水平上升时身体产生的自然反应。接下来的问题是：让我们发胖的首要因素是什么？换句话说，为什么体重的设定点会这么高呢？

身体设定的体重值也有相反的作用。如果我们进食过量，短时间内体重就会增加，假设达到100千克。如果体重的设定点是90千克的话，身体就会启动减轻体重的机制，食欲减弱，新陈代谢加快，试图消耗多余的热量，结果就是体重减轻。

身体不是一台天平，可以简单地平衡热量摄入与热量消耗。我们的身体是一台恒温器。身体全力维护体重设定点的稳定，在体重增加和减轻的情况下都是如此。鲁道夫·利贝尔博士曾于1995年完美地证明了这个观点的正确性。[10]研究人员有意让受试者过量进食或者控制进食，使他们的体重增加或减轻到特定值。首先，让受试者过量进食，使他们的体重增加10%。然后调整他们的饮食，使他们的体重恢复到原来的水平，再让他们的体重继续减轻10%或20%。在这段时间里，每天测量他们的能量消耗水平。

当受试者的体重增加10%时，他们每天消耗的能量增加约2093千焦。与预计的一样，身体试图将摄入的多余热量消耗掉。当体重恢复到正常水平时，总能量消耗也恢复到原来的水平。当受试者的体重减轻10%或20%时，身体减少的总能量消耗约为1256千焦。进食量减小并没有让他们的体重像预期的那样减轻，因为总能量消耗减少抵消了进食量减小的影响。利贝尔的研究革命性地提出了有关肥胖症的全新理论。

难怪减轻体重这么困难！节食者开始时能见到成效，当体重减轻时，新陈代谢率也随之降低。补偿机制几乎立即启动，并且几乎无限期地运行下去。为了减轻体重，我们必须不断减少热量摄入。如果不这样做的话，体重就会渐渐稳定在某个值，然后开始慢慢反弹。对于这一点，节食者深有体会。（增加体重也同样困难，但一般人不会关注这个问题，除非是相扑力士。）20世纪几乎所有的饮食研究都证实了这一结论，我们终于知道了其中的原委。

让我们用恒温器做个类比。正常的室温为21摄氏度。如果房间内的恒温器（译者注：根据下文，这里的恒温器只相当于一个温度控制系统，它不具有加热和制冷作用）将温度设定为零摄氏度，我们就会觉得太冷了。根据热力学第一定律，房间内的温度取决于输入的热量与输出的热量。物理学基本定律是不可违背的。为了输入更多的热量，我们买一台便携式加热器，让它通电运转。热量输入只是温度升高的直接原因，温度开始升高是加热器运转的结果。随后恒温器探测到室温升高，自动打开空调器。空调器和加热器不断地对抗，最后加热器报废，室温又恢复到零摄氏度。

这里的错误在于只关注直接原因而不是根本原因。寒冷的根本原因在于恒温器设置的温度过低。我们的失误在于认识不到房间内存在稳态机制（恒温器），这一机制将室温稳定在零摄氏度。明智的办法是掌握恒温器的控制权，将它设置为更舒适的21摄氏度，避免加热器和空调器的无谓对抗。

人们努力节食却往往失败的原因在于不断地与自己的身体对抗。当体重下降时，身体努力使体重增加到原来的水平。明智的办法是了解身体的内稳态机制，调低它的体重设定点，而这并不容易做到。肥胖症是由体重设定点过高造成的。为了减肥，我们就要调低体重设定点。但如何调低我们体内"恒温器"的设定点呢？答案与瘦素的发现有关。

瘦素：寻找激素的调节器

来自奥地利维也纳大学的阿尔弗雷德·弗罗利希博士于1890年第一次开展肥胖症的神经内分泌学研究。他曾给一位突然肥胖的小男孩看病，最后发现他的下丘脑发生了病变。后来人们证实，下丘脑损伤会造成体重不可控制地增长。[11]这说明下丘脑是热量平衡的关键调节器，同时也表明肥胖症是激素分泌失调的结果。

下丘脑的神经元通过某种方式将体重调控到一个理想值，即体重设定点。脑部肿瘤、外伤或这个区域受到辐射会导致严重的肥胖症，一般治疗都不起作用，即使每天只摄入较少的热量也是如此。

下丘脑接收与能量摄入和消耗相关的信号，然而人们当时还不知道其调控机制。1959年罗曼·赫维提出，脂肪细胞会制造一种饱腹因子。[12]这一饱腹因子通过血液进入下丘脑，使脑部发出信号，减弱食欲，提高新陈代谢率，从而减少体内的脂肪，将其恢复到正常水平。身体以这种方法保持稳定的体重。

于是，出现了一场寻找这种饱腹因子的竞赛。

这一因子终于在1994年被发现，它就是由脂肪细胞分泌的蛋白质——瘦素（leptin）。"leptin"来源于希腊语"lepto"，意思是"瘦"。瘦素的作用机制与赫维几十年前提出的思路非常相似。体脂率较高导致瘦素水平较高。瘦素进入脑部后，减轻饥饿感，防止脂肪堆积。

科学家很快就发现了人类罕见的瘦素缺乏症。通过补充外源性瘦素（即体外生产的瘦素）治疗这种罕见的肥胖症的效果显著。瘦素的发现在医学界甚至科学界都引起了强烈反响，人们认为终于找到了肥胖基因。尽管瘦素对治疗罕见的肥胖症的效果显著，但当时人们还无法确认瘦素在普通肥胖症治疗中是否起作用。

医生在治疗肥胖症患者时不断加大外源性瘦素的剂量，[13]仔细监控患者的治疗效

53

果……结果他们的体重并没有减轻。多项研究证实了这一点，人们通过瘦素减肥的希望又破灭了。

绝大多数肥胖症患者并不缺乏瘦素。他们的瘦素水平高，而不是低，但高水平的瘦素并没有产生降低体内脂肪含量的应有效果。肥胖症其实表明个体处于瘦素抵抗状态。

瘦素是个体在正常状态下调节体重的重要激素之一，然而在肥胖症患者体内，它变成了一种次要的激素，因为它无法通过因果关系测试，即瘦素不能让人变瘦。人类肥胖症是一种瘦素抵抗疾病，而非瘦素缺乏症。这让我们又回到开始的问题上。是什么引起瘦素抵抗？肥胖症是由什么因素引起的呢？

第3部分

肥胖症的
新模型

第 6 章

新的希望

CHAPTER 6

　　减少热量摄入理论的作用就像一座修了一半的大桥。多项研究成果表明，减少热量摄入不能使体重持续减轻。少吃多动的方法也是无效的，或者患者无法坚持。健康专家不会放弃这个热量模型，那么他们怎么做呢？当然是指责患者啦！医生和营养师一起指责、嘲笑、贬低患者。他们将减少热量摄入理论奉为圭臬，因为这样可以推卸责任，将肥胖症形成的原因归咎于患者缺乏意志力和/或懒惰。

　　真相不会被无限期地掩盖。减少热量摄入理论的模型是错误的，它没有达到预期效果。摄入过多的热量不会引起肥胖症，通过减少热量摄入也不能治疗肥胖症。运动少并不会导致肥胖症，通过多运动也不能治疗肥胖症。奉为经典的热量平衡理论被发现是骗人的论调。

　　从它的理论碎片里，我们可以构建一个全新的、更合理的肥胖症理论。随着人们对体重增加的理解不断加深，新的希望出现了：我们可以采用更理性、更有效的治疗方案。

　　是什么导致体重增加的呢？关于这一点存在很多争议。

- 热量。

- 糖。

- 精制碳水化合物。

- 小麦。

- 所有碳水化合物。

- 食物所含脂肪。

- 红肉。

- 所有肉类。

- 乳制品。

- 零食。

- 食物奖励。

- 食物成瘾。

- 睡眠不足。

- 压力。

- 纤维含量低的食物。

- 遗传因素。

- 贫困。

- 富有。

- 肠道菌群。

- 儿童肥胖症。

各种理论相互矛盾，仿佛这些因素都互不相干，每一种因素都是引起肥胖症的唯一因素。例如，最近的一些试验比较了低热量饮食和低碳水化合物饮食的区别，假设其中的一种饮食对减肥有利，而另一种对减肥不利。大多数肥胖症研究的思路就是这样的。

这种思路是错的，因为这些理论都有一部分道理。让我们做一个对比，是什么因素导致心脏病发作的呢？

- 遗传因素。

- 年龄。

- 性别。

- 糖尿病。

- 高血压。

- 高胆固醇血症。

- 吸烟。

- 压力。

- 运动缺乏。

在这些因素中，有些可以改变，有些无法改变，但都可能导致心脏病发作。吸烟可能引发心脏病，不表示糖尿病不会引发心脏病。所有这些因素都可能在一定程度上引发心脏病，然而它们都不是引发心脏病的唯一因素。例如，心血管疾病试验不会对戒烟与血压降低这两个影响因素进行比较，因为二者都重要。

另一个主要的问题是肥胖症研究没有将肥胖症的时间相关性考虑进来。肥胖症患者发病时间长，通常需要几十年时间。一个典型的肥胖症患者在孩童时期略微超重，随着年龄增长，他的体重慢慢增加，每年增加0.5~1千克。尽管体重增量看起来不多，但40多年后，体重可能累计增加35千克。考虑到肥胖症的发病时间，我们认为任何短期研究都没有太大的参考价值。

让我们做个类比吧。我们知道生锈具有时间相关性，钢管暴露在潮湿的环境中几个月后才会出现铁锈。如果研究人员只观察一两天，很可能就会得出错误结论，认为水不是引起钢管生锈的因素，因为在这段时间里他们不可能观察到生锈的过程。

这种错误在人类肥胖症研究中一直存在。肥胖症发病需要几十年时间，但数以百计的相关研究持续的时间都不到一年，数以千计的研究持续的时间甚至不到一周。但是，它们都声称为人类肥胖症研究提供了有用的信息。

目前还没有清晰、完整和专业的肥胖症理论，也没有可以解释体重增加或减轻的理论框架。这种现状制约了该领域的进一步发展，因此我们面临的挑战是建立肥胖症的激素理论。

肥胖症是激素分泌失调的表现。身体像室内恒温器一样维持体重设定点的稳定，体重设定点过高会引起肥胖症。如果现在的体重低于设定值，身体就会产生饥饿感并降低新陈代谢率，试图增加体重，以达到该设定值。因此，进食过量和新陈代谢率降低是肥胖症所导致的结果，而不是其产生的原因。

但是，为什么体重被设定得如此之高呢？这与"什么因素导致肥胖"在本质上是一个问题。为了找到答案，我们需要了解身体是如何确定体重设定点的，它又是如何调高或调低体内的"脂肪恒温器"的设定值的。

肥胖症的激素理论

肥胖症并不是由热量摄入过多引起的，而是由体内激素分泌失调引起体重设定点过高所导致的。

激素作为化学信使调节体内的许多系统、生理指标和生理过程，如食欲、脂肪储存和血糖水平等。哪一种激素与肥胖症相关呢？

瘦素是调节体内脂肪的主要激素，但并不是调节体重设定点的主要激素。生长激素（即调节饥饿感的激素）和调节饱腹感的激素（如多肽YY、胆囊收缩素）都在进食开始和结束时发挥作用，但它们似乎都不是设定体重的激素。如何确定呢？为了确定一种激素会不会引起体重增加，需要做因果关系试验。将这种激素注射进体内时，体重增加了，这才算通过试验。这些调节饥饿感和饱腹感的激素都没有通过试验，但有两种激素通过了试验，即胰岛素和皮质醇。

在第3章中，我们介绍了通过减少热量摄入减肥的观点，证明了该理论的5个假设是错误的。肥胖症的激素理论要避免犯同样的错误，下面将做详细分析。

假设1：热量摄入和消耗是独立的

激素理论解释了热量摄入与消耗密切相关、同步变化。

假设2：基础代谢是稳定的

激素理论解释了人体通过激素传输的信号调节基础代谢率，以增加或减轻体重。

假设3：我们可以有意识地控制热量摄入

激素理论解释了用于调节饥饿感和饱腹感的激素在确定我们是否需要进食时发挥了重要作用。

假设4：脂肪存储在本质上是不受调控的

激素理论解释了脂肪就像身体中的其他组织或系统一样，会受到严格调控，并对我们所吃的食物和运动水平做出反应。

假设5：1焦耳就是1焦耳

激素理论解释了为什么不同来源的热量引起的新陈代谢不同。摄入的一些热量会用于保持体温，而另一些则会存储为脂肪。

消化机制

在讨论胰岛素之前，我们必须对激素有更深入的理解。激素分子向目标细胞传递信息。例如，促甲状腺激素向甲状腺中的细胞传递信息，以增强其活性。胰岛素向人体内的大多数细胞传递信息，提取血液中的葡萄糖以产生能量。

为了传递信息，激素必须附着在目标细胞上。像一把钥匙配一把锁一样，激素与目标细胞表面的受体绑定在一起。胰岛素与胰岛素受体结合，让葡萄糖进入细胞。胰岛素是钥匙，与受体（锁）完美契合。门打开后，葡萄糖就进来了。所有激素的工作方式基本相同。

当我们进食时，食物会在胃和小肠内分解。蛋白质被分解为氨基酸，脂肪被分解为脂肪酸，碳水化合物是糖分子长链，被分解为分子结构较小的单糖。膳食纤维不会被分解，也不能被吸收，最终随食物残渣一起排出体外。体内所有细胞都需要血糖（葡萄糖）。某些食物，尤其是精制碳水化合物比其他食物更容易使血糖水平升高。

蛋白质也会引起胰岛素水平升高，尽管它对血糖的影响是最小的。另外，膳食脂肪会同时最低限度地提升血糖和胰岛素水平。胰岛素会分解并迅速从血液中消失，其半衰期只有2~3分钟。

胰岛素是新陈代谢中的重要调节因子，也是促进脂肪堆积与存储的基本激素之一。胰岛素促进葡萄糖进入细胞以获得能量。如果胰岛素水平较低，葡萄糖就会在血液里积聚。1型糖尿病的病因是胰腺中胰岛素分泌细胞出现自身免疫性问题，导致胰岛素水平极低。胰岛素的发现（由弗雷德里克·班廷和J. J. R.麦克劳德发现，他们因此被授予1923年的诺贝尔生理学或医学奖），将1型糖尿病从原来的致死疾病变成了一种慢性病。

吃饭时摄入的碳水化合物使血糖水平高于人体所需水平，胰岛素将血液中的这些葡萄糖储存起来以供将来使用。葡萄糖在肝脏中转化成糖原，这个过程称为糖原生成（glycogenesis）。（"genesis"在英文中是"发生、起源"的意思，因此这个单词的意思为"糖原的生成"。）葡萄糖分子通过长链连接在一起，形成糖原。胰岛素是糖原的主要刺激因素，葡萄糖与糖原很容易互相转化。

肝脏储存糖原的空间有限。一旦储存空间被占满，多余的碳水化合物就将被转化成脂肪，这个过程称为脂肪酸从头合成（de novo lipogenesis）。（"de novo"的意思是"从头"，"lipogenesis"的意思为"生成新的脂肪酸"，因此它们连在一起的意思是"脂肪酸从头合成"。）

饭后几小时，血糖和胰岛素水平开始下降，可供肌肉、脑部和其他器官使用的葡萄糖减少，肝脏开始把糖原转化成葡萄糖，将其释放到循环系统中作为能量使用。糖原的储存过程是可逆的，大多数情况下在当天夜里就会发生糖原的分解（如果你当晚没有进食）。

糖原易于得到，但储备有限。在短时间禁食期间，身体有足够的糖原供分解后作为能量使用。在长时间禁食期间，身体会将储存的脂肪转化成新的葡萄糖。这一过程称为糖原异生（即合成新的糖）。脂肪分解释放能量，然后能量散发到体外。这就是脂肪储存的逆过程。

胰岛素是一种储存型激素，摄入足量的食物会促使胰岛素分泌，然后胰岛素启动糖原和脂肪的储存过程。当没有食物摄入时，胰岛素水平下降，消耗糖原和脂肪的过程启动。

这两种过程每天都在进行。在正常情况下，这一精心设计的平衡系统会进行自检。我们进食时，胰岛素水平升高，身体将能量以糖原和脂肪的形式储存起来。我们禁食时，胰岛素水平降低，身体利用储存的能量。只要我们进食和禁食的时间平衡，这一系统就将保持平衡。比如，我们在早上7点吃早餐，晚上7点前吃完晚餐，则12小时的进食时间与12小时的禁食时间是平衡的。

糖原就像钱包里的钱，被不断地放入钱包和从钱包里取出来。钱包方便存取，但能装的钱有限。而脂肪就像我们放在银行账户里的钱，这笔钱存取困难，但账户空间是无限的。就像钱包里的钱一样，糖原能为身体快速提供葡萄糖，而它的供应是有限的。与银行账户里的钱类似，脂肪可以存储无数能量，但存取困难。

当然，这种状况可以部分地解释为什么消除身上堆积的脂肪如此困难。在从银行中取钱之前，你会先从钱包里拿钱。你不会喜欢钱包里一分钱也没有。同理，在使用脂肪银行中的能量前，你会先使用糖原钱包里的能量。你不会喜欢空的糖原钱包。因此，身体会不断补充糖原钱包中的糖原，防止你动用脂肪银行里的能量。换句话说，在开始消耗脂肪前，你首先感到饥饿和焦虑，因为糖原已经用完。如果不断补充糖原储备，你就不需要动用脂肪储备。

在脂肪酸从头合成的过程中，已经合成的多余脂肪会去哪里呢？这些新合成的脂肪可以储存为内脏脂肪（在脏器附近）或皮下脂肪（皮肤之下），或储存在肝脏中。

在正常情况下，胰岛素水平高会促进糖原和脂肪的储存，胰岛素水平低会促进糖原和脂肪的消耗。胰岛素水平长期过高会促使脂肪储存增加。进食和禁食的不平衡导致胰岛素水平升高，脂肪增加。可不就造成肥胖症了吗？

胰岛素是不是体重的激素调节器呢？

胰岛素、体重设定点和肥胖症

若下丘脑发出指令，让身体增加脂肪以达到身体所设置的体重设定点，肥胖症的病情就会进一步发展。摄入的热量转化成新脂肪，避免身体出现能量（热量）不足的现象。身体的理性反应是试图获得更多的热量。它使与饥饿感相关的激素信号增强，与饱腹感相关的激素信号减弱。我们可以控制食欲和进食量，这样做可以在短时间内阻止下丘脑发挥作用，但其他影响手段也会发挥作用。身体通过减少其他功能运作，降低新陈代谢率，以保存能量供合成脂肪之用。增加热量摄入与减少热量消耗（多吃少动）不是肥胖症产生的原因，而是肥胖症导致的结果。

体重设定点也受到严格调控。大多数人的体重相对稳定，即使体重增加，增加的幅度也不大——每年增加0.5~1千克。然而，这并不表示体重设定点没有变化。随着时间的推移，体重设定点会渐渐上移。了解肥胖症的关键是研究体重设定点由谁调节，为什么体重设定点设定得过高，以及如何调低体重设定点。

胰岛素是储存和平衡能量的关键调节器，我们高度怀疑它就是体重设定点的调节器。如果高胰岛素水平是导致肥胖症的因素，那么它一定会在脑部中发挥它的重要影响力。中枢神经系统，而非周围神经系统通过调节体重设定点来控制肥胖症。如果这个假设成立，高胰岛素水平将调高体重设定点。

当然，胰岛素在清瘦的人和肥胖症患者体内的反应会有明显的差别。肥胖症患者[1]空腹时的胰岛素水平较高（见图6.1[2]），而且食欲因胰岛素水平高而进一步增强。胰岛素活性有可能导致体重增加。

高胰岛素水平是否会引起肥胖症？这个问题也是肥胖症激素理论的关键，我们将在下一章中进行详细讨论。

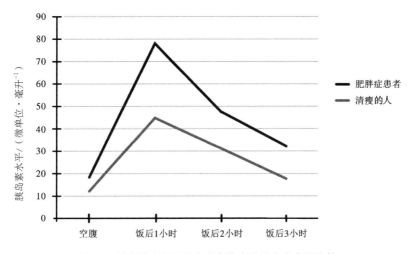

图6.1 清瘦的人和肥胖症患者体内的胰岛素水平比较

第 7 章
胰岛素的秘密

CHAPTER 7

我能让你变胖

事实上，我能让任何人变胖。这是怎么做到的呢？我给你开胰岛素处方就行了。变胖与你的意志力和运动量无关，也与你吃多吃少无关。你就是会变胖，只要有足够多的胰岛素和足够长的时间即可。

很久以前的研究已证明胰岛素分泌过多与肥胖症有关。[1]肥胖症患者的胰岛素分泌量远远多于体重正常者的。同理，清瘦的人餐后的胰岛素水平会迅速回到基准线附近，但肥胖症患者餐后的胰岛素水平仍然居高不下。

有研究表明，患有肥胖症的受试者的胰岛素水平比正常人的高约20%，[2]而且胰岛素水平高与一些重要指标（如腰围和腰臀比等）高度相关。胰岛素水平与肥胖症高度相关意味着二者之间可能存在因果关系，尽管目前这一点还没有得到试验证实。

一天中胰岛素水平随进食行为的变化上下波动，我们可能要通过一天多次测量才能算出"平均"水平。测量空腹胰岛素水平（前一晚需要禁食）比较简单。研究显示，肥胖症与空腹时的胰岛素水平高之间存在密切关系，如果考虑到个体的脂肪量而非总体重，这种关联性体现得更为明显。"圣安东尼奥心脏研究"发现，空腹时的高胰岛素水平与此后8年体重增加有关。[3]我们会在第10章中看到胰岛素抵抗导致空腹时的胰岛素水平高，这不是巧合，因为胰岛素抵抗在肥胖症的发展过程中发挥着重要作用。

因此，我们已经明确胰岛素水平高与肥胖症的关系密切。现在的问题是它们之间是否存在因果关系，胰岛素水平高会不会引起肥胖症。

来做个测试看看吧

"胰岛素水平高引起肥胖症"这个假设很容易通过试验来检验。我们可以通过给一组受试者注射胰岛素并观察他们的体重的变化，检验二者间是否存在因果关系。因此，试验要验证的问题是如果注射胰岛素，人是否会变胖。

简单的回答为是。定期注射胰岛素的患者和开药方的医生都知道这个可怕的事实。[4]医生给你开的胰岛素剂量越大，你就会越胖。胰岛素会导致肥胖，主要针对糖尿病患者的大量研究已经证实了这一点。胰岛素水平高会导致体重增加。

胰岛素通常用于治疗两类糖尿病。1型糖尿病患者的胰腺中分泌胰岛素的细胞受到损伤，导致胰岛素水平过低，患者在治疗时必须注射胰岛素。而2型糖尿病患者存在胰岛素抵抗，胰岛素水平高。前一类患者并不总是需要接受胰岛素治疗，他们经常先用口服药控制病情。

1993年进行的"糖尿病控制和并发症试验"是一项具有划时代意义的研究。该试验分别给予两组1型糖尿病患者标准剂量的胰岛素和高剂量胰岛素（以便严格控制血糖水平）并比较其疗效。[5]研究人员跟踪6年后发现，严格控制血糖水平的那组受试者的并发症较少。

他们的体重发生了什么变化呢？接受高剂量胰岛素治疗的那组受试者的体重比标准剂量组受试者的体重平均重了约4.5千克。这么多！约30%的患者的体重大幅增加。试验前两组受试者的体重基本相同，都不属于肥胖症患者，他们的唯一区别是所用胰岛素的剂量不同。是高剂量组受试者突然丧失了意志力吗？还是他们比试验前更懒了吗？是他们更贪吃？不，都不是，而是胰岛素水平升高使这些受试者的体重增加。

针对2型糖尿病患者的长期研究也表明胰岛素具有增加体重的效果。[6]20世纪70年代，英国组织的糖尿病前瞻性研究是当时规模最大、历时最久的2型糖尿病研究，其主要目的是确定严格控制血糖的方法对治疗2型糖尿病是否有效。试验中还有许多细分研究项目。两组情况相似的患者分别按标准治疗方案和严格控制血糖的治疗方案进行治疗。在严格控制血糖组中，患者又分成两个小组，一个小组采用胰岛素注射疗法，另一个小组服用磺酰脲类药物促进胰岛素分泌。这两种治疗方案都可以提高胰岛素水平，但胰岛素升高的机理不同。注射胰岛素比服用磺酰脲类药物使血清中的胰岛素水平升高得更多。

这些患者的体重发生了什么变化呢？严格控制血糖的患者的体重平均增加了约3.1千克，其中采用注射胰岛素方案进行治疗的患者的体重增加得更多，平均增加了约4千克。无论是通过直接注射胰岛素还是通过服用药物提高胰岛素水平，患者的体重都显著增加。这再一次说明胰岛素水平升高使这些患者的体重增加。

新研制的长效胰岛素也会使体重增加。[7]2007年开展的一项研究比较了3种胰岛素治疗方案的效果。那些患者的体重出现了什么变化呢？报告称："采用不同疗法的患者的体重均有所增加。"采用基本胰岛素治疗方案的患者被给予最低剂量的胰岛素，他们的体重增加的幅度也是最小的——平均增加1.9千克。采用在用餐时注射胰岛素方案的患者被给予最高剂量的胰岛素，他们的体重增加的幅度最大——平均增加5.7千克。中等剂量组患者的体重平均增加4.7千克。医生给予的胰岛素剂量越大，患者的体重增加得越多。

减少热量摄入的方法被证明是无效的。1993年曾开展了一项有趣的试验[8]，给予2型糖尿病患者高剂量的胰岛素，使他们的血糖水平控制在看起来正常的范围内。在6个月内，研究人员给予这些患者的胰岛素剂量从零开始逐渐增加，直到每天平均给予100单位剂量的胰岛素。同时，让这些患者每天摄入的热量减少1256千焦。

这些患者的血糖水平得到了控制，但他们的体重发生了什么变化呢？平均增加了8.7千克！尽管吃得比以前还少，但是这些患者的体重还是不受控制地增加。也就是说，导致体重增加的因素不是热量，而是胰岛素。

对非糖尿病患者来说，胰岛素也能使他们的体重增加。一种罕见的胰岛素分泌型肿瘤——胰岛素瘤患者通常并非糖尿病患者。这种疾病的发病率为每年每100万人中仅出现4例。肿瘤导致患者体内分泌大量胰岛素，引起低血糖症（血糖水平低下）反复发作。他们的体重发生了什么变化呢？一系列前瞻性病例研究显示，72%的患者的体重不同程度地增加。[9]在25位移除肿瘤的患者中，有24位被成功治愈。肿瘤被移除后，患者的体重迅速减轻，而且没有反弹。[10]

在2005年的一项研究[11]中，一位20岁女性被检查出体内存在胰岛素瘤。在肿瘤确诊前，她的体重已增加约11千克。热量摄入增加不是体重增加的原因，热量摄入减少也不是体重减轻的原因，胰岛素才是决定性因素，胰岛素水平的升高和降低分别与体重增加和减轻相对应。

口服降糖药

我们已经看到，注射人工合成胰岛素会增加体重。其他药物（如口服降糖药）也会促使身体分泌更多的胰岛素。如果服用此类药物也会诱发肥胖症，则可以充分证明胰岛素水平高和体重增加存在因果关系。

磺酰脲类药物和二甲双胍

有一些口服药物可以治疗2型糖尿病。磺酰脲类药物通过刺激胰腺分泌更多的胰岛素降低血糖水平。这类药物会导致体重增加，这一点已为大众熟知。[12]另一种口服药是二甲双胍。二甲双胍可以减少肝脏合成的葡萄糖，[13]增加肌肉摄入的葡萄糖。[14]

人工合成胰岛素、磺酰脲类药物和二甲双胍都会影响患者体内的胰岛素水平。人工合成胰岛素对提高血液中胰岛素水平的效果最明显，磺酰脲类药物也能提高胰岛素水平，但其效果比人工合成胰岛素的效果差一点。二甲双胍不会提高胰岛素水平。在另一项研究中，有人比较了这3种治疗方案的疗效。[15, 16]

研究发现，二甲双胍组和磺酰脲类药物组的血糖控制效果并无差异。这3种治疗方案对患者的体重产生了什么影响呢？胰岛素组中受试者的体重增加得最多，平均超过4.5千克。（胰岛素水平升高，患者体重增加。）磺酰脲类药物组中受试者的体重也有所增加，平均增加2.5千克。（胰岛素水平略有升高，患者的体重略有增加。）服用二甲双胍的受试者的体重与饮食对照组中受试者的体重相比并无差异。（胰岛素水平不变，患者体重不增加。）因此，胰岛素水平升高导致患者的体重增加。

噻唑烷二酮类药物

噻唑烷二酮类药物的特点是提高人体对胰岛素的敏感性，它并不直接提升胰岛素水平，而是增强胰岛素的作用效果，从而降低血糖水平。噻唑烷二酮类药物面世后迅速普及，但其中两种药——罗格列酮和吡格列酮的安全性受到质疑，现在这两类药物已经很少使用了。

肠促胰岛素制剂

肠促胰岛素是胃受到食物刺激时分泌的激素。这些激素可能降低胃排空的速度，使患者产生恶心的感觉；还会在短时间内促进胰岛素分泌，但这一效果仅在进食后出现。研究发现，有些药物可以增强肠促胰岛素的效果。尽管试验数据不同，但最坏的情况是引起体重略微增加。[17,18]某些肠促胰岛素制剂被给予较大剂量时可使患者的体重减轻，这可能与胃排空的速度降低有关。患者没有持续提升胰岛素水平，体重也没有增加。（第17章将详细讨论肠促胰岛素制剂。）

α-葡糖苷酶抑制剂

α-葡糖苷酶抑制剂可以抑制小肠中分解碳水化合物的酶的活性，因此身体吸收的葡萄糖减少，从而降低血糖水平。这类药物既不影响葡萄糖转化为能量，也不影响胰岛素分泌。

身体吸收的葡萄糖减少，导致患者的胰岛素水平略微降低。[19]那么，患者的体重发生了什么变化？患者的体重略微减轻，而且具有显著的统计学意义。[20]（我们使患者的胰岛素水平略微降低，他们的体重也略微减轻。）

SGLT-2抑制剂

治疗2型糖尿病的新型药物是钠-葡萄糖耦联转运体-2（sodium-glucose linked transporter，SGLT-2）抑制剂。这类药物可以抑制肾脏对葡萄糖的重吸收，使葡萄糖从尿液中排出，降低血糖水平，减少胰岛素分泌。SGLT-2抑制剂可使餐后血糖水平降低35%，胰岛素水平降低43%。[21]

这类药物会对体重产生什么影响呢？所有研究均表明，患者服用该类药物后，其体重持续明显减轻。[22]在几乎所有的节食研究试验中，受试者都出现开始时体重下降、随后反弹的现象。与节食研究不同，这项研究发现持续服用SGLT-2抑制剂一年以上的患者的体重都有所减轻。[23]而他们减掉的体重主要是脂肪，而不是精瘦的肌肉。当然，脂肪只是适度减少，大约减掉了总体重的2.5%。（我们使患者的胰岛素水平降低，他们的体重减轻。）

非糖尿病类药物

某些与糖尿病无关的药物也表现出增加或减轻体重的效果。最近的一项元分析统计对过去的257项针对54种不同药物的随机试验再次进行分析，以期发现哪种药物与体重变化有关。[24]

奥氮平是一种治疗精神疾病的药物，服用该药物的患者一般来说会出现体重增加现象，平均增加2.4千克。奥氮平会升高胰岛素水平吗？绝对会。一项前瞻性研究证实了这个观点。[25]胰岛素水平升高时，体重也相应增加。

加巴喷丁常用于治疗神经性疾病，它也与体重增加相关。服用该药的患者平均增重2.4千克。它能增强胰岛素的作用效果吗？绝对能。许多报告[26]称患者服用该药后会出现严重的低血糖症状，可能是因为加巴喷丁会促进患者体内胰岛素的分泌。[27]喹硫平也是一种治疗精神疾病的药物，服用该药的患者平均增重1.1千克。它会升高胰岛素水平吗？绝对会。患者开始服用喹硫平后，胰岛素分泌增加，胰岛素抵抗状况更加严重。[28]在所有这些案例中，我们都使患者的胰岛素水平升高，患者的体重都有所增加。

我有办法让你变瘦

如果胰岛素水平升高会引起体重增加，那么是否可以通过降低胰岛素水平达到相反的效果呢？当胰岛素降到非常低的水平时，预计会出现体重明显减轻的现象。SGLT-2抑制剂可以降低血糖和胰岛素水平，这可以作为研究胰岛素水平降低对体重的影响的一个范例（尽管SGLT-2抑制剂产生的是温和的效果）。

1型糖尿病是一种自体免疫性疾病。胰腺中合成胰岛素的胰岛 β 细胞受损，胰岛素降至极低水平，血糖水平升高。但该病的典型症状是身体明显消瘦。古代就有关于1型糖尿病的记载，古希腊的著名医生卡帕多恰的阿莱泰乌斯曾做如下典型描述："糖尿病是……肉体和四肢融化入尿。"不管患者摄入多少热量，他们的体重都不会增加。在人工合成胰岛素发明前，患上这种疾病的人几乎必死无疑。

胰岛素水平降到极低时，患者的体重会大幅减轻。

在1型糖尿病患者中还会出现一种"糖尿病相关暴食症"。如今1型糖尿病患者每天都要注射胰岛素。有些"糖尿病相关暴食症"患者因爱美而刻意降低胰岛素剂量，期望能迅速大幅度减轻体重。这种做法相当不明智，也非常危险。不过，依然有人冒险尝试这种做法，因为它确实能起到减轻体重的作用。胰岛素水平下降，体重减轻。

机制

以上研究结果完全一致。提升胰岛素水平的药物会引起体重增加，对胰岛素水平没有影响的药物对体重也没有影响。降低胰岛素水平的药物也会导致体重减轻，对体重的影响与对血糖的影响没有关系。最近的一项研究表明，75%的肥胖症患者可以通过监测胰岛素水平预测体重是否减轻。[29]这与意志力无关，与摄入的热量无关，与来自同伴的鼓励或压力无关，与运动也没有关系，而只与胰岛素水平有关。

高胰岛素水平导致肥胖症，这意味着胰岛素肯定是体重设定点的主要调节器。当胰岛素水平升高时，身体调高体重设定点，下丘脑发出激素信号，让体重增加。我们感到饥饿时开始进食。如果我们刻意限制热量的摄入，则总能量消耗会减少，最后的结果是一样的——体重增加。

《我们为什么会发胖以及到底该怎么减肥》的作者加里·陶布斯在这本书中很有远见地提出："我们不是因为进食过量而肥胖，而是因为肥胖才进食过量。"我们为什么会变胖？我们变胖是因为体重设定点过高。为什么体重设定点过高？因为胰岛素水平过高。

肥胖症的核心是激素问题。一切与人体新陈代谢相关的方面（包括体重设定点）都受激素调节。重要的生理数据（如肥胖度）并非受每天摄入的热量和运动影响，而是由激素精准、严格地进行调节。我们既不能有意识地控制心率、基础代谢率、体温和呼吸频率，也不能有意识地控制自己的体重。这些生理数据都是由身体自动调节的。激素会通知我们饿了（生长激素），也会通知我们吃饱了（多肽YY和胆囊收缩素）。激素可以增加能量消耗（肾上腺素），也可以减少能量消耗（甲状腺激素）。肥胖症在本质上是由激素分泌失调导致的脂肪堆积过多所造成的，热量摄入与消耗不过是导致肥胖的直接因素。

肥胖症是由激素分泌失调引起的，不是由热量摄入与消耗不平衡造成的。

胰岛素是如何导致体重增加的呢？这是个相当复杂的问题，我们对这一机制还完全不了解，但科学家提出了很多相关理论。

儿童肥胖专家罗伯特·勒斯蒂格博士认为胰岛素是瘦素的抑制剂，它向身体发出饱腹感信号。瘦素水平随体内脂肪增多而升高，机体对瘦素的反应作用于下丘脑，形成负反馈回路，使机体减少热量摄入，将体重恢复到理想水平。然而，如果瘦素水平长期过高，脑部出现瘦素抵抗，它就不会发出抑制增肥的信号。[30]

　　肥胖症患者空腹时的胰岛素水平和瘦素水平都偏高，这表示同时出现了胰岛素抵抗和瘦素抵抗。不同的人餐后的瘦素反应也不同。清瘦的人餐后的瘦素水平升高，这可以理解，因为瘦素让人产生饱腹感。肥胖症患者餐后的瘦素水平反而下降，这说明他们进餐后脑部并没有收到停止进食的信号。肥胖症患者的瘦素抵抗还可能因自体调节进一步恶化。[31, 32]瘦素水平长期过高会导致瘦素抵抗。胰岛素水平偏高也会导致体重增加，其信号通路和分子作用机制与瘦素无关，但确切情况目前还不清楚。

　　我们要理解的关键点不是高胰岛素水平如何导致肥胖症，而是高胰岛素水平确实会导致肥胖症。

　　认识到肥胖症是由激素分泌失调引起的，我们就可以想办法进行治疗。如果热量不平衡导致肥胖症，则治疗方案是减少热量摄入，但这种方案已被证明是完全失败的。如果胰岛素水平过高导致肥胖症，很明显我们的目的就是降低胰岛素水平。

　　治疗肥胖症的关键不在于热量平衡，而在于激素平衡。治疗肥胖症最关键的问题是如何降低胰岛素水平。

第 8 章

皮质醇的作用

我能让你变胖。实际上，我可以让任何一个人变胖。怎么做到呢？我给你开处方药泼尼松。泼尼松是一种人工合成的皮质醇，主要用于治疗哮喘、类风湿性关节炎、红斑狼疮、银屑病、炎症性肠病、癌症、肾小球肾炎和重症肌无力等多种疾病。

服用泼尼松最常见的副作用之一是什么？与胰岛素一样，泼尼松的副作用之一是使人变胖。胰岛素和皮质醇都在碳水化合物代谢中起关键作用，这并非巧合。皮质醇水平长期偏高会使血糖水平升高，随后胰岛素水平相应升高。胰岛素水平升高是引起体重增加的主要因素。

压力激素

皮质醇也称为压力激素，它协调身体的战斗–逃跑反应，这是身体在面对危险时做出的生理反应。皮质醇是糖皮质激素的一种，糖皮质激素是由肾上腺皮质分泌的一类甾体激素（也称为类固醇激素）。旧石器时代的人们在野外遇到危险（如被猛兽追击）时会分泌皮质醇，这可以帮助身体做好战斗或逃跑的准备。

皮质醇一旦分泌，就可以有效促进葡萄糖的分解和利用，[1]迅速为肌肉提供能量，帮助人们做好战斗或逃跑准备，以免被猛兽吃掉。这时，所有可用能量都用于帮助人们在关键时刻求生，而生长等人体正常的新陈代谢活动暂时受到限制，蛋白质分解并转化为葡萄糖（糖原异生）。

随后个体会消耗大量体力（战斗或逃跑），新产生的葡萄糖被迅速消耗。不久，我们成功地渡过难关（也可能不幸死亡）。皮质醇回落到正常水平。

身体可以充分适应皮质醇水平和血糖水平短期升高，但长此以往就会出现不良状况。这才是问题的关键。

皮质醇水平升高导致胰岛素水平升高

乍一看，皮质醇和胰岛素存在相反的作用。胰岛素是一种储存型激素，当胰岛素处于较高水平时（用餐），身体将能量以糖原和脂肪的形式储存起来。而皮质醇可以调节身体活动，将体内储存的能量转化成可以直接利用的东西（如葡萄糖）。但是，皮质醇和胰岛素都具有增加体重的作用。面临短期体能压力时，胰岛素和皮质醇起相反的作用，但面临长期的心理压力时，情况完全不同。

在现代生活中，人们面临很多慢性的、非体能方面的压力。这些压力都会提高皮质醇水平。例如，婚姻、工作、子女教育、失眠等都可能带来巨大的压力。这些压力并不需要耗费大量体力，也不会消耗体内的葡萄糖。当身体长期处于慢性压力之下时，血糖保持较高水平，但压力源并没有消失。高血糖水平可能持续几个月时间，引起胰岛素水平升高。皮质醇水平长期偏高导致胰岛素水平升高，一些研究已经证实了这个观点。

1998年开展的一项研究表明，当自我压力知觉水平升高时，皮质醇水平也升高，并与血糖水平和胰岛素水平升高密切相关。[2]由于胰岛素水平过高是引起肥胖的主要因素，体重指数增大和腹部脂肪增多也就不足为奇了。

研究证明，服用人工合成的皮质醇药物也会提高胰岛素水平。让健康的受试者服用高剂量的皮质醇药物，他们的胰岛素水平比试验前升高了36%。[3]泼尼松会使受试者的血糖水平升高6.5%，胰岛素水平升高20%。[4]

随着时间的推移，还会发生胰岛素抵抗（即身体利用胰岛素的能力受到损害），主要出现在肝脏[5]和骨骼肌[6]之中。皮质醇水平和胰岛素抵抗之间存在明显的剂量–反应关系。[7]长期服用泼尼松会导致患者出现胰岛素抵抗，甚至可能发展为糖尿病。[8]胰岛素抵抗会导致胰岛素水平进一步升高。

糖皮质激素会导致肌肉溶解，通过糖原异生作用释放出氨基酸，使血糖水平升高。由脂肪细胞分泌的脂连蛋白通常可以提高人体的胰岛素敏感性，而糖皮质激素会抑制脂连蛋白的分泌。

从某种意义上说，出现胰岛素抵抗是意料之中的事，因为皮质醇与胰岛素之间存在对抗关系，皮质醇提高血糖水平，而胰岛素降低血糖水平。胰岛素抵抗（将在第10章中详细阐述）在肥胖症进展过程中起重要作用。胰岛素抵抗导致胰岛素水平进一步升高，而胰岛素水平过高是造成肥胖症的主要因素。多项研究证实，皮质醇水平升高会导致胰岛素抵抗的发生或加剧。[9, 10, 11]

如果皮质醇水平升高促使胰岛素水平升高，那么通过降低皮质醇水平，应该可以减少胰岛素抵抗的发生。接受器官移植的患者需要服用抗排斥药物数年甚至数十年，其中一种药物就是泼尼松。一项研究发现，停止服用泼尼松后，血浆中的胰岛素水平下降25%，外在表现为体重下降6.0%，腰围减小7.7%。[12]

皮质醇和肥胖症

我们真正感兴趣的问题是过量的皮质醇是否会导致肥胖症，终极问题是我们给患者开泼尼松是否会让其增肥。如果答案是肯定的，就可以证明二者之间存在因果关系，而不是一般的相关性。那么，泼尼松会不会导致肥胖？绝对会！泼尼松最常见、最可怕、最为人熟知的副作用就是体重增加，这就是因果关系。

了解某些疾病的患者，尤其是库欣病或库欣综合征患者（这类患者长期分泌过量的皮质醇）有助于我们理解这一因果关系。库欣病以哈维·库欣的姓氏命名，他于1912年发表了一份报告，首次描述了一位23岁女性出现体重增加、毛发过度生长、闭经的症状。多达1/3的库欣病患者的血糖水平高，并伴有显性糖尿病。

库欣病的重要特征是患者的体重增加，即使症状较轻的患者也是如此。在一项研究中，97%的患者腹部重量增加，94%的患者体重增加。[13, 14]不管这些患者如何控制饮食，增加运动量，其体重都会增加。任何引起皮质醇分泌增加的疾病都会导致患者的体重增加。皮质醇过多导致体重增加。

在非库欣病患者中，也能发现皮质醇与体重增加的关联。研究人员在苏格兰北部的格拉斯哥开展的一项随机抽样调查[15]中发现，皮质醇水平与体重指数和腰围高度相关。体重较重的人的皮质醇水平也较高。皮质醇水平升高与体重增加相关，尤其与腹部脂肪增加相关，导致腰臀比增大。（腹部脂肪堆积对健康的危害比全身重量增加的危害更大。因此，这一结论非常重要。）

用其他方法测量皮质醇水平也证实了它与腹部脂肪的关联性。尿液中皮质醇水平偏高的人的腰臀比偏大，[16]唾液中皮质醇水平偏高的人的体重指数和腰臀比也偏大。[17]通过头皮毛发分析也可以检测到皮质醇水平长期偏高的状况。在一项研究[18]中，研究人员比较了肥胖症患者与体重正常者的头皮毛发中的皮质醇水平，发现肥胖症患者的皮质醇水平偏高。换句话说，大量证据表明皮质醇水平长期偏高会促进胰岛素分泌，并引发肥胖症。因此，我们总结出肥胖症的激素理论：长期的高皮质醇水平导致胰岛素水平升高，进而发展为肥胖症。

相反的情况会怎样呢？如果高皮质醇水平导致体重增加，那么低皮质醇水平应该导致体重减轻。艾迪生病（又译作爱迪生病）也称为慢性肾上腺皮质功能减退症。托马斯·爱迪生于1885年发表论文，首次描述了该病的常见症状。皮质醇由肾上腺分泌，当肾上腺的功能受损时，皮质醇可能降到极低水平。体重减轻是艾迪生病的一个重要标志。高达90%的艾迪生病患者出现体重减轻现象。[19]（皮质醇水平下降，患者体重减轻。）

皮质醇过量可以通过提高胰岛素水平造成胰岛素抵抗，从而导致肥胖。也许它还有其他增肥方式未被科学界发现，但皮质醇过量导致体重增加是不可否认的事实。

人们不禁联想到一个观点——压力导致肥胖。其实，许多人通过直觉也发现了这一点，尽管目前仍没有办法去证明。压力与热量无关，但它仍然可能导致肥胖。一个人长期处于慢性压力下会导致皮质醇水平长期偏高，进而使体重增加。

缓解压力是困难的，但至关重要。与大多数人的想法相反，看电视或玩电子游戏并不是缓解压力的有效方式。人们需要采取积极的减压方式。经过时间考验、被证明有效的减压方式包括正念、冥想、瑜伽、按摩和运动。有关正念干预等的研究表明，受试者通过瑜伽、引导式冥想、小组讨论等形式可以有效降低皮质醇水平，减少腹部脂肪。[20]

关于通过冥想和改善睡眠习惯缓解压力的实用信息，可参见本书附录3。

睡眠

睡眠不足是现代社会中慢性压力的主要来源。人们的睡眠时间不断减少。[21]

1910年人们的平均睡眠时间为9小时，然而近期的报告显示，30~64岁的人的平均睡眠时间少于6小时。[22]倒班工人更容易出现睡眠障碍，每晚的睡眠时间常常少于5小时。[23]

多项人口统计学研究显示，睡眠时间不足与体重增加有关。[24, 25]一般来说，睡眠时间少于7小时时，开始出现体重增加现象。如果睡眠时间为5~6小时，则体重增加的概率超过50%。[26]睡眠时间越短，体重增加得越多。

机制

睡眠不足会造成巨大的心理压力，刺激皮质醇分泌，进而导致胰岛素水平升高，出现胰岛素抵抗。一整晚失眠可使皮质醇水平升高100%以上。[27]到第二天晚上，皮质醇水平仍比原来的高37%~45%。[28]

让健康的受试者一天只睡4小时，可导致其胰岛素敏感性降低40%。[29]即使只有一个晚上睡眠不足，这一效果依然存在。[30]让受试者连续5天减少睡眠时间，则其胰岛素分泌减少20%，胰岛素敏感性降低25%，皮质醇水平升高20%。[31]另一项研究发现，减少睡眠时间会使患2型糖尿病的风险增加。[32]

瘦素和生长激素是控制脂肪量的主要激素，它们受生物钟调节，而睡眠障碍会打乱原来的生物钟，影响激素分泌。"威斯康星睡眠队列研究"和"魁北克家族研究"都表明，睡眠时间短与体重较重、瘦素分泌减少、生长激素增多有关。[33]

很明显，睡眠不足会影响减肥效果。[34]有趣的是，在心理压力不大的情况下出现睡眠障碍，并不会降低瘦素水平或增强饥饿感，说明睡眠不足本身对身体无害，而压力激素分泌增多和产生饥饿感的机制被激活才对身体有害。[35]任何减肥计划都需要保证充足的睡眠。

第 9 章
阿特金斯的反击

碳水化合物 – 胰岛素假说

我们现在已经确定胰岛素水平过高会导致肥胖症,下一个问题是什么食物会提高特别是急速提高胰岛素水平。我们最先想到的应该就是精制碳水化合物——精制谷物和糖。这其实不是新理念,在威廉·班廷之前就有人提出这个理念——"令人增肥的碳水化合物"引发肥胖症。

最臭名昭著的升糖食品是高度精制的碳水化合物。高血糖水平导致胰岛素水平升高,高胰岛素水平导致体重增加。这一连串的因果关系称为碳水化合物-胰岛素假说。罗伯特·阿特金斯博士就是因坚持这一假说而饱受争议的。

罗伯特·阿特金斯博士在1963年还是一位体重达100千克的胖子。与100年前的威廉·班廷一样,他决定采取行动。那时他刚成为一名心脏病专科医生,在纽约开始执业。他采用传统的方法减肥而不见成效,后来回想起曾读过彭宁顿和戈登博士发表的关于低碳水化合物节食法的论文,决定亲身试验。令人惊讶的是,与论文中记载的一样,他居然成功减肥,没有计算每天摄入的热量就减掉了烦人的多余体重。于是，他开始向患者推荐低碳水化合物节食法，有些案例非常成功。

1965年他出现在《今晚秀》节目中，1970年接受《时尚》杂志的专访，1972年出版了原创著作《阿特金斯博士的饮食革命》。该书迅速登上热销榜，成为历史上销售速度最快的减肥图书之一。

低碳水化合物革命

阿特金斯博士从来没有宣称低碳水化合物节食法是由他发明的，在他写那本书很久之前就已经有人采用这种饮食方法成功减肥。让·安泰尔姆·布里亚-萨瓦兰在1825年曾写过一本书谈及碳水化合物和肥胖症的关系。威廉·班廷在他写的著名小册子《论肥胖的公开信》中也提到了二者的关系。这一理念已经接受了近两个世纪的考验。

然而20世纪50年代减少热量摄入理论开始流行，计算热量比讨论食物种类听起来更高端。不过，有人仍然坚持相信低碳水化合物节食法的效果。1953年，阿尔弗雷德·彭宁顿博士在《新英格兰医学杂志》上发表了一篇论文，强调碳水化合物在肥胖症发展过程中发挥了重要作用。[1]沃尔特·布卢姆博士对低碳水化合物节食法与禁食减肥法进行了比较，并指出了这两种方法的不同减肥效果。[2]

欧文·斯蒂尔曼博士在1967年写了《医生快速减肥食谱》一书，建议人们采用低碳水化合物高蛋白节食法减肥。[3]这本书很快就卖出了250万册。由于消化蛋白质需要消耗更多的热量（食物生热作用），理论上吃更多的蛋白质能使体重下降得更多。斯蒂尔曼博士通过"斯氏减肥食谱"（食物中的90%都是蛋白质）减掉了23千克体重。据报道，他曾用此减肥食谱帮助100多位超重人士减轻体重。阿特金斯博士加入这场论战时，正是低碳水化合物节食法逐渐被人们熟悉和认同之时。

阿特金斯博士在1972年出版的畅销书中谈到，严格控制碳水化合物的摄入可保持低胰岛素水平，从而减轻饥饿感，最终减轻体重。营养学权威们很快就有了反应。1973年，美国医学会食品营养学委员会猛烈抨击阿特金斯的饮食理论，当时的大部分医生也认为饮食中所含脂肪过多会引发心脏病和中风。[4]

然而，低碳水化合物饮食法的支持者继续宣传他们的理念。理查德·伯恩斯坦博士在9岁时就患有1型糖尿病。1983年，他开办了一家诊所，通过严格的低碳水化合物节食法治疗糖尿病。这一方法有悖于当时的大多数营养学和医学常识，因此饱受争议。1997年，伯恩斯坦出版了一本著作《伯恩斯坦博士的糖尿病治疗方案》。阿特金斯博士于1992年和1999年两次修订自己的畅销书《阿特金斯的新饮食革命》。伯恩斯坦和阿特金斯的书成为当时的超级畅销书，总共卖出1000多万册。科学家雷切尔·赫勒和理查德·赫勒于1993年出版《碳水化合物成瘾者的瘦身方案》，这本书总共售出600万册。阿特金斯的反击战打响了。

20世纪90年代再次流行的低碳水化合物节食法，在2002年引发了一场激烈的讨论。《纽约时报》获奖记者加里·陶布斯发表了一篇争议颇大的文章《如果这是一场巨大的脂肪骗局》。他在文中提到，虽然人们长期认为动脉粥样硬化是由食物中的脂肪造成的，但其实食物中的脂肪对健康无害。他在随后出版的畅销书《好卡路里，坏卡路里——我们为什么会长胖》中提出，碳水化合物才是导致体重增加的根本因素。

权威们的反击

主流医学界当时不接受低碳水化合物节食法，许多医生仍然坚信低碳水化合物节食法将是众多减肥风潮中的又一个失败案例。美国心脏协会以协会名义出版了《减肥切莫赶时髦——健康减肥的个性化方案》一书。具有讽刺意味的是，虽然该书批评了其他减肥方法，但它提倡的唯一减肥方法——低脂节食法已被反复证明是无效的。不过，医学界还是信奉低脂节食法，不允许反对的声音出现。尽管没有证据证明低脂节食法能够减轻体重，但像美国心脏协会和美国医学会这样的组织迅速发文谴责那些新的"减肥潮流"，坚持其理念。但是，阿特金斯的反击毫不手软。2004年，有2600万美国人表示采用某种低碳水化合物节食法。快餐连锁品牌都推出了低碳水化合物生菜汉堡包，人们似乎看到了永久减轻体重的希望，同时这一方法还能产生对健康有利的一系列反应。

美国心脏协会承认，没有数据证实采用低脂节食法可以减肥。该协会还承认，采用阿特金斯节食法的患者的胆固醇指标更好，初始体重减轻的速度更快。尽管低碳水化合物节食法有这些优势，但是美国心脏协会仍坚持认为它可能影响动脉粥样硬化率（即动脉斑块形成的速率）。当然，没有数据支持这一观点。该协会推荐的低脂节食法并没有试验数据支持，完全不靠谱。

美国心脏协会既没有提醒公众大量摄入精制碳水化合物对健康不利，也没有明确指出现有的减肥研究都证实低脂节食法是完全无效的，更没有明确地告知大家，在其专业指导下，肥胖症和糖尿病的流行趋势愈演愈烈。形势这么严峻，该协会却无所作为。

在美国心脏协会推荐低脂节食法的40年里，肥胖症患者所占的比例急剧增大，该协会却从不怀疑这是否与其完全无效的建议有关。医生们会指责患者："节食无效不是我们的责任，而是你们的责任，你们没有严格执行这种节食法。"这就是医生们喜欢玩的游戏。

低碳水化合物节食法：震惊了医学界

新的节食法向传统发起挑战时，某些人对新方法的诽谤和影射就开始了。尽管如此，陆续出现的新低碳水化合物节食法与传统节食法的比较研究结果让许多人

（包括我）感到震惊。2003年《新英格兰医学杂志》发表的第一份相关研究报告[5]证实，阿特金斯节食法在短时间内使体重减轻得更多。2007年《美国医学杂志》发表了一份更详细的研究报告[6]，研究人员用头对头分析法对4种最常用的节食法的减肥效果进行比较，阿特金斯节食法以明显的优势胜出。另外3种节食法分别是奥尼什节食法（摄入极少的脂肪）、区域节食法（保持蛋白质、碳水化合物和脂肪的重量之比为30∶40∶30）和传统的低脂节食法，这3种方法的减肥效果几乎没有什么差别。在比较阿特金斯节食法与奥尼什节食法的效果时，前者的减肥效果更显著，而且所有与新陈代谢相关的指标也更好——采用阿特金斯节食法的受试者的血压、胆固醇和血糖指标明显得到控制。

2008年，在以色列开展的一项饮食干预随机对照试验[7]再次证明，采用阿特金斯节食法的受试者的体重在短时间内减轻得最多。这项研究分别比较了地中海节食法、低脂节食法和阿特金斯节食法的不同减肥效果。地中海节食法与阿特金斯节食法的减肥效果显著，但美国心脏协会推荐的低脂节食法的减肥效果非常差，受试者感到失落和疲惫，厌倦采用这种方法，喜欢它的只有医生。更重要的是，研究证明采用阿特金斯节食法和地中海节食法的受试者的新陈代谢指标更好。采用阿特金斯节食法的受试者的血糖水平下降了，远比采用其他节食法时的指标好，与绝大多数药物治疗的效果几乎一样好。

在6个月里，高蛋白低血糖指数节食法的减肥效果比低脂节食法的减肥效果更好，[8]部分原因可能是不同的减肥方法使总能量消耗发生了变化。哈佛大学的戴维·路德维格博士[9]发现，采用低脂节食法的受试者的新陈代谢率降低得最多。那么，哪种节食法可使新陈代谢率维持在最佳水平呢？那就是极低碳水化合物节食法。这种节食法似乎还能减弱食欲。G.博登博士在2005年的《内科年鉴》上发表文章，他提到当摄入的碳水化合物减少后，患者自觉将每日的热量摄入减少至4200千焦。[10]胰岛素水平下降，胰岛素敏感性增强。

精制碳水化合物可能使人"对食物上瘾"。某些激素会释放天然的饱腹感信号，这些激素具有强大的威力，可以防止人们暴饮暴食。胆囊收缩素、多肽YY等激素在人们摄入蛋白质和脂肪后会做出反应，发出信号，让人们停止进食。现在让我们回到第5章中提到的你大吃特吃的自助餐。有些时候，你真的吃不下什么了，连再吃一块猪排的念头都让你觉得恶心。这就是体内调节饱腹感的激素发出的停止进食的信号。

如果你再吃一块蛋糕或者苹果派，会怎样呢？这听起来容易些，是吧？我们在还是个孩子的时候都经历过"第二胃现象"。第一个胃装下正餐的食物，我们想象自己还有第二个胃装甜点。不知为什么，尽管我们已经吃饱了，但是还有胃口吃下那些精制碳水化合物（比如一块蛋糕或一块苹果派），但塞不下蛋白质和脂肪。不知为何精制碳水化合物并不会让身体发出饱腹感信号，因此我们还能吃下这块蛋糕或苹果派。

想想哪些食物能让人吃起来上瘾？面包、饼干、巧克力和薯条，你能从中发现什么规律吗？这些食物都是精制碳水化合物。你听过有人说吃鱼上瘾吗？或者吃苹果、牛肉、菠菜上瘾吗？不可能。这些食物都很美味，但不会让人上瘾。

想想那些让人快乐的食物吧，比如通心粉、奶酪、冰激凌、苹果派、土豆饼和煎饼。你能从中发现什么吗？这些食物都是精制碳水化合物。有数据表明，这些食物激活了脑部的"奖励机制"，让人产生快乐的感觉。精制碳水化合物容易让人上瘾，也容易让人暴饮暴食，因为我们摄入精制碳水化合物时并没有相应的激素发出饱腹感信号。精制碳水化合物并非天然食物，而是经过深加工的食物。（食物的制作过程决定了它们的副作用。）

阿特金斯节食法的衰落

前面提到的那些研究让专家们大跌眼镜，甚至有点震惊。这些医学专家抱着吹毛求疵的心态试图找到阿特金斯节食法的问题。他们希望否定这个理论，结果却因它的效果太好而转变观念，向患者推荐它。随着他们对低碳水化合物节食法的理解逐渐深入，质疑它的声音越来越小。革命成功了，但问题渐渐浮出水面。

关于阿特金斯节食法的研究证实，从长期来看，它无法保证减肥的有效性。由美国坦普尔大学加里·福斯特博士主持的一项为期两年的研究表明，采用低脂节食法和阿特金斯节食法的受试者的体重均有所减轻，但随后他们的体重以几乎相同的速度反弹。[11] 12个月以后，所有参与饮食干预随机对照试验的受试者（包括采用阿特金斯节食法的受试者）的体重都大幅反弹。[12]关于不同节食法的系统性回顾研究表明，一年后低碳水化合物节食法的大部分减肥效果都会消失。[13]

阿特金斯节食法最大的优势应该是易于操作，不用每天计算摄入多少热量。然而事实证明，严格遵守低碳水化合物饮食法并不比计算热量摄入容易。这两组受试者中严格遵守规定的比例并不高，高达40%的受试者在一年内因无法坚持而退出试验。

事后看来，这一结果也在预料之中。阿特金斯节食法严格控制人们吃某些容易上瘾的食物，如蛋糕、饼干、冰激凌等甜点。无论哪种减肥理论都将这些食物列为增肥食品。我们忍不住放纵自己吃这些食物。进食可以发展为一种欢庆仪式，人类历史上的每一场庆典都伴有一场饕餮盛宴，无论是公元2015年还是公元前2015年都是这样。在西式生日聚会、婚宴和节日庆典上，我们吃什么？蛋糕、冰激凌和苹果派，而不是乳清蛋白奶和瘦肉。为什么呢？因为我们想要放纵自己。阿特金斯节食法不能正视这一简单的事实，因此它注定会失败。

许多采用阿特金斯节食法减肥的人用亲身经历证明，这一方法无法长期坚持。数以百万计的人放弃了阿特金斯节食法，这场新饮食革命逐渐退出历史舞台，成为又一场平息下来的减肥风潮。由阿特金斯博士亲手创办的阿特金斯营养公司也因减肥成效无法长期保持，出现了客户流失、亏损严重现象，不得不申请破产。

造成这种状况的因素是什么呢？低碳水化合物节食法的一个基本原则是：食物中的碳水化合物使血糖水平升高得最多，高血糖水平使胰岛素水平升高，而高胰岛素水平是造成肥胖的主要因素。这些理论听起来合情合理，那么到底哪里出了问题呢?

碳水化合物 – 胰岛素假说的不完整性

　　碳水化合物–胰岛素假说（即摄入碳水化合物使胰岛素水平升高，导致体重增加）不完全是错误的。与蛋白质和脂肪相比，富含碳水化合物的食物确实会使胰岛素水平升高得更多。高胰岛素水平也肯定会导致肥胖。然而这个假说并不完善，其中存在很多问题，最明显的问题是亚洲饮食法的悖论。许多亚洲人，至少近半个世纪以来一直食用大米，即精制碳水化合物，然而一直到近期，亚洲人患肥胖症的比例都是非常低的。

　　"三大营养物质和血压的国际化研究"[14]比较了英国、美国、日本和中国的相关数据（见图9.1[15]）。这项研究于20世纪90年代末完成，当时亚洲地区的饮食还没有受到全球化的影响。

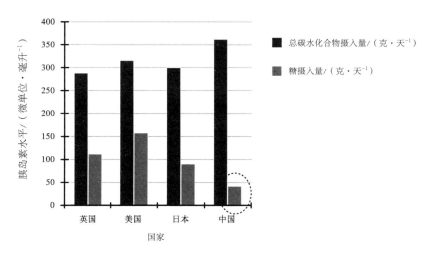

图9.1　"三大营养物质和血压的国际化研究"发现，尽管中国人和日本人摄入大量碳水化合物，但
他们摄入的糖远比美国人和英国人摄入的糖少

中国人的总碳水化合物摄入量及其占总营养物质摄入量的比例均远超其他国家的人的，但中国人的糖摄入量远比其他国家的人的低。日本人的碳水化合物摄入量与英国人和美国人的相近，但糖摄入量比这两个国家的人的低。尽管碳水化合物摄入量高，但直到现在为止，中国和日本的肥胖症患者的比例还是很低。

事实上，许多原始部落的人们吃大量的碳水化合物，但肥胖症患者的比例非常低。1989年，斯塔凡·林德贝里博士研究了基塔瓦部落，这是一个居住在巴布亚新几内亚特罗布里恩群岛上的原始部落，他们是地球上为数不多的还在食用传统食物的人群之一。淀粉类植物（如山药、红薯、芋头和木薯等）是他们的主食，他们摄入的大约69%的热量来自碳水化合物，只有不到1%的热量来自深加工食品。尽管摄入大量碳水化合物，但基塔瓦部落的人们的胰岛素水平相当低，几乎没有人患肥胖症。将基塔瓦部落与斯塔凡博士的家乡瑞典的饮食数据相比后，我们发现尽管基塔瓦人摄入的食物中的69%是碳水化合物（未经过深加工），但他们的胰岛素水平还是比瑞典人的低。[16]基塔瓦人的平均胰岛素水平比瑞典人的低95%，基塔瓦部落中年轻人的平均体重指数为22（正常），这一指标随年龄增长而下降。曾有调查认为运动量增加可能有助于降低胰岛素水平和肥胖症发病率，但这个结论并不适用于这个例子。

还有类似的情况，如冲绳人接近85%的食物为未经过深加工的碳水化合物，他们的主食是甘薯。在冲绳人的食物中，绿色和黄色蔬菜所占的比例是邻近地区的居民的3倍，而糖的摄入量仅为那些地区的25%。尽管碳水化合物的摄入量大，但冲绳几乎没有肥胖症患者，那里人们的平均体重指数只有20.4。那里还是世界上人均寿命最长的地区之一。在过去的100年里，冲绳的长寿人数的比例是邻近地区的3倍。

显然，碳水化合物–胰岛素假说不是个完善的理论，许多人排斥这个理论，而不是根据已知事实对它进行修正。问题可能在于吃米饭和吃面食存在明显差异。许多亚洲人习惯吃米饭，而西方人习惯吃面食或玉米。也可能是小麦品种不同导致肥胖症在西方人中流行。威廉·戴维斯博士是《纽约时报》畅销书《小麦的完全真相》的作者，他在这本书中提到西方人现在吃的矮秆小麦品种可能和原始品种有很大的不同。几千年前，人们培育出一粒系小麦。到20世纪60年代，随着世界人口不断增长，为了增加小麦产量，农业技术人员培育出新的小麦品种——矮秆小麦和半矮秆小麦。如今市面上出售的小麦中的99%为矮秆小麦和半矮秆小麦。食用这些新培育的小麦品种可能对健康产生影响。

　　胰岛素和肥胖症之间存在因果关系，然而高碳水化合物饮食是不是提高胰岛素水平的主要因素还不能确认。对基塔瓦部落的研究发现高碳水化合物饮食并没有导致胰岛素水平升高，碳水化合物是提高胰岛素水平的唯一因素这种表述是不准确的。人们忽略了拼图中的一个重要的板块。具体来说，糖在肥胖症发展过程中发挥了至关重要的作用。但是，它如何发挥作用呢？人们遗漏了一个环节——胰岛素抵抗。

第 10 章

胰岛素抵抗：主角登场

奥普拉·温弗里（美国著名脱口秀主持人）在几十年前就向世人宣布她在努力减肥，她最重时的体重高达107.5千克。到2005年，她的身材终于变得苗条了，体重减至72.6千克。这让她欣喜若狂。她不吃碳水化合物，坚持健身，还聘请了一位专职厨师和一位私人健身教练。她做的这一切都是"正确的"，她拥有我们无法比拟的优势。但是到2009年，她的体重反弹了14千克。这是为什么呢？为什么她的体重还是会反弹呢？为什么长期肥胖的人减肥如此困难呢？

人们几乎都理解肥胖症与时间因素相关（时间依赖性），但很少有人承认这一点。一般来说，肥胖症的发展是一个渐进的过程，每年增重0.5～1千克。经过大约25年后，人们的体重可能增加23千克。一直肥胖的人想减轻体重是非常困难的，而体重增加时间不长的人想减肥就容易多了。

传统的热量理论认为，对超重1周和超重10年的人来说减掉4.5千克体重的生理过程是一样的。该理论认为只要减少热量摄入，增加热量消耗，体重就会减轻，但这是完全错误的。

时间因素的影响确实很大。我们可以淡化它的影响，但长期患有肥胖症的人减肥更加困难，这是我们不得不接受的事实。

因此，我们必须承认肥胖症具有时间依赖性。若17岁就患上肥胖症，其影响可以延续到几十年以后。[1]任何关于肥胖症的理论都必须能够解释为什么肥胖症与持续时间有如此密切的关系。

高胰岛素水平导致体重增加。选择不同的食物对胰岛素水平的升高有影响，但我们忽视了使胰岛素水平升高的一个重要因素——胰岛素抵抗。胰岛素抵抗与持续时间有关，而与饮食无关。

胰岛素抵抗就像美国大片《超人》中的莱克斯·卢瑟（译者注：美国DC漫画旗下的超级反派、超人的头号死敌），它是现代医学中诸如肥胖症、糖尿病、脂肪肝、阿尔茨海默病、心脏病、癌症、高血压和高脂血症等疾病背后隐藏的力量。但莱克斯·卢瑟是虚构的，而胰岛素抵抗综合征（也称为代谢综合征）是真实存在的。

胰岛素抵抗是如何出现的

人体具有基本的内稳态特征，如果某一生理过程向一个方向变化，则身体会做出反应，将向另一个方向变化，以保持原来的状态。如果我们感到寒冷，身体就会通过促进热量的产生来抵御寒冷；如果我们感到炎热，身体就会通过排汗降温。适应性是生存的先决条件，所有生物系统基本上都是如此。换句话说，身体会产生耐受力。身体不在它的舒适区时，为了适应环境，会进行抵抗。

出现胰岛素抵抗时会发生什么？正如前文提到的，激素的作用机制像一把钥匙配一把锁。当胰岛素（钥匙）与胰岛素受体（锁）不再匹配时，细胞就会出现胰岛素抵抗。当匹配度低时，门不能完全打开，结果进入细胞的葡萄糖减少。细胞觉察到其内部的葡萄糖严重不足，而葡萄糖在细胞外不断堆积。细胞内葡萄糖不足时，细胞需要更多的葡萄糖。为了补充葡萄糖，身体制造（分泌）更多的钥匙（胰岛素）。但匹配度依然很低，于是更多的门被打开，进入细胞的葡萄糖数量保持正常。

假设正常情况下身体制造10把钥匙，每一把钥匙打开一扇门，允许两个葡萄糖分子进入细胞。10把钥匙可让20个葡萄糖分子进入细胞。身体出现胰岛素抵抗时，一把钥匙不能把门完全打开，只能让一个葡萄糖分子进入细胞，10把钥匙只能让10个葡萄糖分子进入细胞。为了补充葡萄糖，我们要制造20把钥匙。现在有20个葡萄糖分子进入细胞，原因只是钥匙数量增加了。由于出现胰岛素抵抗现象，胰岛素水平升高，使进入细胞的葡萄糖数量增加。然而，代价是胰岛素水平不断升高。我们为什么要关注这一点？因为胰岛素抵抗会导致胰岛素水平升高。正如前文提到的，胰岛素水平升高会导致肥胖症。

出现胰岛素抵抗的首要原因是什么？问题是在于钥匙（胰岛素）还是在于锁（胰岛素受体）？肥胖的人和清瘦的人体内都会分泌胰岛素，它们的氨基酸序列和其他可测指标也没有差别。因此，胰岛素抵抗的问题在于胰岛素受体。胰岛素受体不能正常应答，无法让葡萄糖分子进入细胞内。这是为什么呢？

为了解决这个问题，让我们从其他生理现象中寻找线索。生理学上有很多类似的抵抗现象，它们虽然不能直接解决胰岛素/胰岛素受体的问题，但可以为我们理解胰岛素抵抗现象提供帮助，指明方向。

对抗生素的抵抗

让我们先认识一下对抗生素的抵抗（抗生素耐药性）。当一种新的抗生素出现时，它可以杀死几乎所有相应的细菌。但是，随着时间的推移，一些细菌演化出在高剂量抗生素下生存的能力。这些耐药细菌成为超级细菌，感染超级细菌的人很难被治愈，有时甚至有生命危险。在世界各地的医院里，超级细菌感染已成为威胁人体健康的一个大问题，而且这一现象日趋严重。由于细菌产生抗生素耐药性，抗生素的有效性受到影响。

抗生素耐药性不是新问题。亚历山大·弗莱明在1928年发现了青霉素。1942年在美国和英国政府的资助下，这种药物在第二次世界大战中实现了大规模量产。1945年，弗莱明在诺贝尔奖颁奖大会上演讲时准确地预测到将出现抗生素耐药性问题。他说：

> 无知的人们在使用青霉素时所给予的剂量可能不够，使体内细菌暴露在该药物的环境下，但又不足以完全杀死细菌，从而使它们产生耐药性。假设某人的喉咙痛，他给自己买了一些青霉素，这些青霉素不足以杀死链球菌，但足以让链球菌产生青霉素耐药性。[2]

1947年媒体上出现了关于抗生素耐药性的第一例报道。弗莱明博士怎么能如此自信地预测到细菌将出现抗生素耐药性呢？因为他对人体的内稳态机制有足够的了解。接触产生抵抗（耐药性）。一个生命系统遇到变化时会试图恢复到原来的状态。当某种抗生素的使用量越来越大时，该生命系统内的细菌遵循自然选择的规律，为了生存和繁殖，对这种抗生素产生耐药性。最终，这些耐药的细菌胜出，这种抗生素失去效力。

为了防止人体内的细菌出现抗生素耐药性，我们应该严格限制使用抗生素。不幸的是，许多医生面对这种现象时下意识的反应就是加大抗生素的使用剂量以"对抗"细菌的耐药性。但事与愿违，这只能导致人体内细菌的耐药性越来越强。持续高水平地使用抗生素会导致细菌出现抗生素耐药性。

对病毒的抵抗

什么是对病毒的抵抗（病毒抗体）呢？人体内的病毒（如麻疹、脊髓灰质炎病毒）抗体是如何出现的呢？在相应的疫苗出现之前，身体被这些病毒感染，免疫系统产生抗体，以免感染进一步恶化。假设一个孩子感染过麻疹病毒，那么他长大以后就不会再感染这种病毒。大多数（并非所有）病毒的情况与此类似。接触产生抵抗（抗体）。

疫苗的作用原理与此类似。爱德华·詹纳曾在英格兰农村工作，他了解到一个奶牛场的女工们的普遍遭遇。她们感染了牛痘病毒，但症状轻微，结果她们对致命的天花病毒产生了抵抗力。天花病毒和牛痘病毒类似。1976年，他让一位小男孩有意感染了牛痘病毒，后来观察到这个小男孩没有被天花病毒感染。通过接种已经灭活或者活性被削弱的病毒，人体可以在没有真正患病的情况下建立针对这种病毒的免疫机制。换句话说，病毒导致人体对病毒的抵抗（抗体）。通过多次接种疫苗，加大疫苗的剂量，可增强人体对病毒的抵抗力（产生更多的抗体）。

对毒品的抵抗

在长时间接触较大剂量的毒品的过程中，人体会对毒品的效力产生抵抗，称为毒品的耐受性。人体对麻醉剂、大麻、尼古丁、咖啡因、酒精、苯二氮卓类安眠药、硝酸甘油等均会产生耐受性。

毒品耐受性的机制已为大众所熟知。与激素类似，毒品像一把钥匙匹配一把锁一样匹配细胞表面的受体。以吗啡为例，它通过与阿片受体结合，起到缓解疼痛的作用。若长期接触过量吗啡，人体就会做出反应，受体数量减少。人体基本的内稳态机制再一次发挥作用。如果刺激过多，导致细胞受体下调，钥匙就不能与锁完全匹配。生命系统要尽可能地回到原来的状态。换句话说，接触毒品导致人体对毒品的抵抗（耐受性）。

恶性循环

不断发展的抵抗现象是人体的自发反应，结果是抗生素等的使用量不断增加。以抗生素耐药性为例，我们的对策是加大抗生素的使用量或者研发新的抗生素。毒品耐受性的自发反应是接触者吸食更多的毒品。酗酒者喝更多的酒来对抗酒精耐受性，以期暂时"克服"酒精耐受性。

然而，这种行为只会使抵抗现象变得更为严重。由于持续使用高剂量药物，增加的剂量只会增强人体的耐受性。比如，酗酒者的酒精耐受性会变得更强。我们大量使用抗生素时，细菌的抗生素耐药性会变得更强。这种状况继续发展，形成恶性循环，直到我们无法再加大剂量。

这是一个自身不断增强的循环——恶性循环。接触产生抵抗，而抵抗又导致更多的接触。这种循环不断持续，而加大抗生素等的使用量只能产生相反的效果。比如，大量使用抗生素会导致抗生素的效力减弱，加大饮酒量会使酒精的效力减弱。

让我们总结一下以上内容。

- 抗生素导致细菌出现抗生素耐药性，加大抗生素剂量导致更强的抵抗。
- 病毒导致病毒抗体的出现，加大疫苗剂量导致更强的抵抗。
- 毒品导致人体出现毒品耐受性，加大毒品接触量导致更强的抵抗。

现在我们再回到开始的问题——胰岛素抵抗是如何出现的。

高胰岛素水平导致胰岛素抵抗

如果胰岛素抵抗与人体其他的耐受反应类似的话，我们应将重点集中在持续的高胰岛素水平上。当胰岛素水平升高时，人体是否会出现胰岛素抵抗？这个假设的正确性很容易检验。幸运的是，这项研究已经有人做过了。

证据支持

胰岛素瘤是一种罕见的肿瘤，[3,4]患者没有其他重大疾病，只是分泌相当大量的胰岛素。患者的胰岛素水平升高，胰岛素抵抗也同步增强——这是一种保护机制，对身体有益。如果胰岛素抵抗不同步增强的话，高胰岛素水平将导致血糖降到非常低的水平，从而导致严重的低血糖症，并很快发展为癫痫，甚至导致死亡。由于身体不想死亡（我们也不想死），它通过胰岛素抵抗启动自身的保护机制——内稳态机制。为了对抗体内超高的胰岛素水平，身体自觉加强了胰岛素抵抗。高胰岛素水平导致胰岛素抵抗。

通过手术切除胰岛素瘤是首选的治疗方案。术后患者的胰岛素水平大大降低。肿瘤消失后，胰岛素抵抗的相关症状得到改善。[5]因此，通过降低胰岛素水平可改善胰岛素抵抗状况。

用一项简单的试验可以人为复制胰岛素瘤的症状。给正常、健康、没有糖尿病史的志愿者注射高于正常水平的胰岛素，会不会诱导胰岛素抵抗呢？[6]绝对会。输注40小时的胰岛素可使受试者利用葡萄糖的能力下降15%。用另一种方法进行检测，发现他们的胰岛素抵抗指标比原来提高了15%。这项试验说明，我可以让你的体内出现胰岛素抵抗。我可以让任何人出现胰岛素抵抗，所要做的只是开出胰岛素处方。

即使只给予正常生理水平的胰岛素，也可以达到同样的效果。[7]研究人员挑选没有肥胖症史、糖尿病前期症状和糖尿病史的年轻男性，让他们接受96小时不间断的胰岛素静脉滴注，最后他们的胰岛素敏感性下降了20%至40%不等。这项研究证实了一个简单而惊人的现象：只需要正常、持续地给予胰岛素，那些健康、清瘦的小伙子也会出现胰岛素抵抗。只要控制给予的胰岛素剂量，就可以让这些普通人向肥胖症或糖尿病方向发展，因为高胰岛素水平会导致胰岛素抵抗。当然，在正常情况下，胰岛素水平并不会像这样持续升高。

胰岛素通常用于治疗2型糖尿病以控制血糖水平，有时医生会用大剂量胰岛素进行治疗。我们的问题是大剂量胰岛素是否会导致胰岛素抵抗。

1993年，有人对这种治疗方法进行了量化研究。[8]患者开始接受大剂量胰岛素治疗，6个月内患者接受的胰岛素剂量从零增加到平均每天100单位，血糖水平得到严格控制。但是，胰岛素注射量越大，胰岛素抵抗的状况就越严重，二者间存在直接的因果关系，就像影子和身体一样不可分割。即使血糖水平控制得很好，糖尿病也愈加严重，患者的体重亦有所增加。尽管他们每天摄入的热量减少了1293千焦，但平均体重增加了约8.7千克，可见热量摄入与体重增加没有关系。高胰岛素水平不仅会导致胰岛素抵抗现象的出现，而且会引起体重增加。

时间依赖性与肥胖症

我们已经知道高胰岛素水平会导致胰岛素抵抗，但胰岛素抵抗也会反过来提高胰岛素水平，这是典型的恶性循环（或者称为自我增强循环）。

胰岛素水平越高，胰岛素抵抗就越严重。胰岛素抵抗越严重，胰岛素水平就越高。这样周而复始，形成恶性循环。一个因素强化另一个因素的影响，直到胰岛素水平升至极限。这一恶性循环持续的时间越长，情况就越严重。肥胖症具有时间依赖性就是这个原因。

长期肥胖的人几十年处在这种恶性循环之中，导致胰岛素抵抗非常严重，胰岛素抵抗又促使胰岛素水平升高，这与个体采用哪种节食法无关。即使你采用不同的节食法，胰岛素抵抗也会使胰岛素水平升高。个体的高胰岛素水平使其体重保持在高位，体重设定点过高，体重不可避免地增加。

肥胖让人变得更胖。肥胖的时间越长，彻底减肥就越难。你明白这一点，奥普拉也明白这一点，所有人都明白这一点。目前大多数肥胖症理论无法解释这一现象，所以研究人员选择回避这个问题，但肥胖症确实具有时间依赖性。比如，铁锈的形成需要时间，你可以研究湿度和金属成分，但如果忽略铁锈的时间依赖性，就不可能完全理解铁锈的形成过程。

摄入大量食物会提高胰岛素水平，可能引发肥胖症。随着时间的推移，胰岛素抵抗在肥胖症发展过程中发挥着越来越重要的作用。事实上，这可能是造成高胰岛素水平的决定性因素。肥胖症可以自我推动，长期恶性循环难以打破。只改变饮食习惯，可能不足以战胜肥胖症。

哪一种情况先出现

这是一个有趣的鸡生蛋或蛋生鸡问题。高胰岛素水平导致胰岛素抵抗，而胰岛素抵抗又会提高胰岛素水平。那么，哪一种情况先出现？是高胰岛素水平还是严重的胰岛素抵抗先出现？二者皆有可能。我们可能要从肥胖症的发展过程中寻找答案。

在1994年的一项研究中，研究人员比较了3组患者：一组不肥胖，一组近期才开始肥胖（肥胖史在4.5年以内），一组长期肥胖（肥胖史在4.5年以上）。[9]不肥胖组受试者的胰岛素水平最低，这与预期结果相符。但两组肥胖的受试者的胰岛素水平相同，意味着胰岛素水平会升高，但不会随着肥胖时间的延续而持续升高。

那么，胰岛素抵抗的情况如何呢？在肥胖症初级阶段，个体会出现轻微的胰岛素抵抗。肥胖时间越长，胰岛素抵抗越严重。随着时间的推移，胰岛素抵抗会造成空腹胰岛素水平升高。

首先出现的是高胰岛素水平。长期的高胰岛素水平导致胰岛素抵抗，胰岛素抵抗反过来又使胰岛素水平升高。但恶性循环的源头是高胰岛素水平，其他一切问题随着时间推移接踵而来。肥胖让人变得更胖。

胰岛素抵抗在体内的分布特点

胰岛素抵抗如何导致肥胖症？我们知道下丘脑控制体重设定点，胰岛素对体重设定点的上升或下降起重要的调节作用。当一个人出现胰岛素抵抗时，其体内所有细胞（包括脑细胞）都出现胰岛素抵抗的状况吗？如果所有细胞都出现胰岛素抵抗，那么高胰岛素水平应该不能使体重设定点上升。实际上，并非所有细胞都出现同等程度的胰岛素抵抗，体内的不同部位呈现不同的特点。

出现胰岛素抵抗的主要部位是脑部、肝脏和肌肉。改变其中一个部位的胰岛素抵抗不会影响其他部位。例如，肝脏的胰岛素抵抗不会影响脑部和肌肉的胰岛素抵抗。摄取过量碳水化合物时，肝脏会出现胰岛素抵抗。完善的膳食干预计划可逆转肝脏的胰岛素抵抗，但不会对肌肉和脑部的胰岛素抵抗产生影响。缺乏锻炼可使肌肉出现胰岛素抵抗。运动可增强肌肉对胰岛素的敏感性，但不会对肝脏和脑部的胰岛素抵抗产生影响。

下丘脑或肌肉出现胰岛素抵抗时，身体的反应是提高全身的胰岛素水平。然而，在下丘脑的食欲控制中心胰岛素的作用没有改变，脑部不会出现胰岛素抵抗。当脑部的胰岛素水平升高时，胰岛素依然有调高体重设定点的作用。

持续的胰岛素抵抗

高胰岛素水平本身并不会产生胰岛素抵抗，否则身体很快就会出现胰岛素抵抗，并且有致命危险。身体对激素抵抗具有天然的防御功能，因为体内的不同激素（如皮质醇、胰岛素、生长激素、甲状旁腺激素）在特定的时间分泌。人体在不同的时间分泌不同的高水平激素，可产生特定的效果。此后，激素水平迅速回落，保持极低水平。

每个人体内都有自己的生物节律，由松果体分泌的褪黑素在白天几乎检测不到。当夜晚降临时，褪黑素水平升高，清晨达到峰值。皮质醇水平也在清晨升高，睡醒前达到峰值。生长激素主要在深度睡眠状态下分泌，白天通常检测不到。促甲状腺激素在清晨达到峰值。所有这些激素都呈现周期性分泌的基本特点，目的是防止出现激素抵抗。

每当身体受到持续刺激时，它就会适应环境（内稳态机制又一次发挥作用）。你是否见过婴儿在拥挤、嘈杂的机场熟睡？周围的噪声很大，但声音是持续的。婴儿对这种声音产生耐受，适应了环境。他只是忽略了周围的声音。试想同一个婴儿睡在一个安静的房间里，家人脚踩地板发出的轻微的吱吱声就能把他吵醒。尽管声音不大，但太容易被察觉。婴儿还没有习惯听到这种声音。持续的高水平刺激引起抵抗。

激素的作用机制与此类似。大多数时间，激素水平很低。每一次受到刺激时，激素（甲状腺激素、甲状旁腺激素、生长激素、胰岛素等）水平都会出现短暂的脉冲式升高。当峰值过后，激素水平又回落到低位。若身体不断受到刺激，激素水平就会在高位和低位之间不断循环，身体永远没有适应的机会。在身体还没有出现高激素水平耐受性时，激素水平的脉冲式升高已经结束了。

这就相当于让我们长期置身于一个安静的房间内，每隔一段时间听到一阵短暂的噪声。每次发生这种情况时，激素可以正常发挥作用。我们永远没有适应的机会，不可能发展为激素耐受（抵抗）。

高激素水平本身不会导致激素抵抗。出现胰岛素抵抗有两个必要条件——高激素水平和不断的刺激。这个道理我们很早就知道。事实上，我们曾利用这种特性治疗心脏病。患者使用硝酸甘油贴片，它的用法是每天早上贴上去，晚上取下来。

将药物的高水平释放时间和低水平释放时间分开，使身体没有机会对硝酸甘油产生耐受性（抵抗）。如果这种贴片经常使用，它很快就不起作用了，对身体而言则会产生药物耐受性（抵抗）。

这个原理是不是可以用于分析胰岛素和肥胖症的关系呢？

前文提到，长时间滴注胰岛素会使健康男性产生胰岛素抵抗。但滴注的胰岛素水平在正常范围内，什么因素发生了变化呢？胰岛素的分泌周期发生了变化。正常来说，胰岛素在一定时间内分泌，这样可以防止出现胰岛素抵抗现象。在该试验中，长时间滴注胰岛素使身体向下调节受体，产生胰岛素抵抗。久而久之，胰岛素抵抗导致身体分泌更多的胰岛素，以"克服"胰岛素抵抗产生的后果。

在出现胰岛素抵抗时，两个因素对此产生了重要的影响，即膳食结构和进食时间。食物的成分对胰岛素水平有影响。我们是应该吃糖还是应该吃橄榄油？这是关于食物三大营养物质的问题，或者说"吃什么"的问题。高胰岛素水平的持续时间在胰岛素抵抗的发展过程中起关键作用。这是关于进食时间的问题，或者说"什么时间吃"的问题。这两个因素同等重要，但是我们将大量时间和精力用于研究应该吃什么，却几乎没有花时间想想应该在什么时间吃。我们只看到了问题的一半。

一日三餐，没有零食和加餐

让我们把注意力转到20世纪60年代的美国，当时战争引起的食物短缺问题已基本得到解决，肥胖症还没有成为主要的社会问题。为什么呢？那时的美国人也吃奥利奥饼干、奇巧威化饼、白面包和其他面食。他们摄入糖，但摄入量不是太大。他们一日吃三餐，但中间不吃零食，也没有加餐。

假设我们早上8点吃早餐，晚上6点吃晚餐。这就是说，我们有10小时的进食时间，另外14小时是禁食时间。胰岛素水平升高时间（进食时间）与胰岛素水平回落时间（禁食时间）基本平衡。

进食大量的精制碳水化合物（如糖和白面包等）会使胰岛素水平产生更高的峰

值，那么以前肥胖症的进展为何缓慢呢？决定性因素在于每天低胰岛素水平的持续时间。产生胰岛素抵抗需要持续的高胰岛素水平，晚上的长时间禁食可导致极低的胰岛素水平。因此，那时不可能出现胰岛素抵抗。

如图10.1所示，在胰岛素的脉冲式波动（进食时间）之后是长时间的禁食。然而，如果我们不断地分泌胰岛素，情况就会完全不一样。如果将白天的进食次数从3次增加到6次，又会出现什么情况？这就是20世纪70年代以来人们进食模式改变后的状况。尽管妈妈随时提醒我们这样做不对——"你会变胖"或者"你在晚餐时会吃不下饭"，但营养学家宣称加餐对身体有益。进食次数增加会让我们变瘦，这句话听起来太荒谬了。许多专家和医生都建议人们少食多餐，平均每2.5小时进食一次。

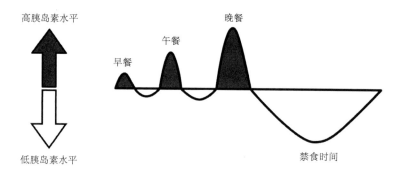

图10.1　一日三餐进食模式下的胰岛素分泌状况

在美国的一项有6万多人（包括成年人和儿童）参与的调查[10]中，1977年大部分人每天吃三餐。但到2003年，大部分人每天进食五六次。这就是说，三餐中间又有两三次加餐。相邻两餐的间隔时间缩短了约23%，从271分钟缩短到208分钟。进食状态（胰岛素水平升高）与空腹状态（胰岛素水平下降）的平衡被完全打破（见图10.2）。我们现在一天的大部分时间处于进食状态。这是变胖不为人知的原因吗？

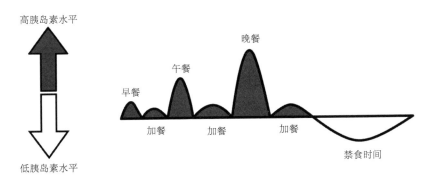

图10.2　一日多餐进食模式下的胰岛素分泌状况

　　状况还会继续恶化。胰岛素抵抗反过来推高空腹胰岛素水平。在正常情况下，空腹胰岛素水平较低。经过一夜禁食，清晨醒来后本来应该是低胰岛素水平，现在却是高胰岛素水平。持续的高胰岛素水平导致胰岛素抵抗变得更加严重。换句话说，胰岛素抵抗本身导致更严重的胰岛素抵抗。这是一个恶性循环。

　　我们现在已经知道胰岛素抵抗的先决条件是持续的高胰岛素水平。低脂饮食往往会在不经意间增加精制碳水化合物的摄入量，从而刺激胰岛素分泌，高胰岛素水平又导致体重增加。

　　在肥胖症的发展过程中，进食次数增加的影响是膳食结构调整的影响的两倍。[11]我们过于关注应该吃什么的问题。现在的一些食物在10年前几乎还不为人知，例如藜麦、奇亚籽、巴西莓等。人们吃这些食物的目的都是减肥，但我们竟然没有花点时间想想什么时间吃的问题。

　　以下是说服人们相信加餐对身体有益的几套说辞。第一套说辞是多次进食可提高新陈代谢率。每次进食后，消化食物都会使新陈代谢率稍有提高，这是食物生热作用。然而，总新陈代谢率并没有多大差别。[12]一天进食6次，每次吃少量食物，导致一天的新陈代谢率升高6次，但每次新陈代谢率只升高一点点。一天3顿正餐使每天的新陈代谢率升高3次，但每次新陈代谢率升高很多，最后结果相差不大。在24小时内，一日多餐和一日三餐所产生的食物生热作用基本上是相同的，即总新陈代谢率不会升高。一日多餐对减肥没有帮助。[13]

第二套说辞是一日多餐可以更好地控制饥饿感，但我们不可能找到相关依据。人们一旦认定一日多餐更好，就可以想出无数理由来支持这一点，但最近的研究[14]并不支持这一观点。

第三套说辞是多次进食可以避免血糖水平下降过多。事实上，除非你有糖尿病，否则无论你一天进食3次或6次，你的血糖水平都是稳定的。有人曾经长时间禁食，但没有出现低血糖。禁食时间最长的世界纪录是382天。[15]在长期演化中形成的生理机制让人们即使在长期禁食的条件下也能生存。在禁食期间，人体通过糖原异生作用分解脂肪来供应能量，以维持正常的血糖水平。

如今人们随时都在进食，生活习惯改变了。以前人们保持定时吃饭的好习惯，现在的习惯是随时随地都可以进食。美国政府和学校还积极鼓励大家吃餐间零食或者课间餐，但以前它们不提倡这样做。各种宣传让我们从起床那刻起就开始吃东西，让我们整天吃东西，在睡觉前还要吃。这样算下来，一天有18小时处于胰岛素水平升高状态，只有6小时处于胰岛素不足状态。图10.3说明胰岛素水平升高状态和胰岛素不足状态之间的平衡是如何改变的。

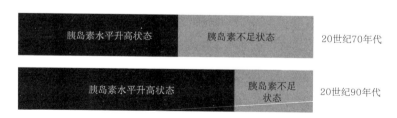

图10.3　自20世纪70年代以来胰岛素水平升高状态和胰岛素不足状态在一天内

所支配时间的巨大变化

各种宣传文字让我们相信，不断进食对身体有益！少食多餐不仅被认可，而且是健康的，这个观点多么疯狂！

为了创造不断进食的机会，人们连生活习惯都改变了。以前人们只在正餐时间坐在饭桌前，而现在在任何环境下进食都可以。我们可以在车里进食，可以在电影院中进食，可以坐在电视机前进食，也可以坐在计算机前进食。走路时可以吃，说话时可以吃。可以在狭小的空间里吃，也可以在大别墅里吃，甚至可以和狐狸或老鼠一起吃。你可以想象到这些画面。

给孩子们买零食会花掉不少钱，然后再花更多的钱对抗儿童肥胖症。同样是这些孩子，他们因发胖而备受指责。同时，还有数百万美元用于治疗成年人肥胖症。

进食次数增加会导致持续的高胰岛素水平。零食往往含有大量的精制碳水化合物，也会导致高胰岛素水平。在这样的情况下，我们应该可以预料到胰岛素抵抗状况将进一步恶化。

进食时间和次数的巨大变化会对身体产生什么影响呢？这一点我们从来没有认真考虑过。换个思路想想，20世纪60年代，我们一天吃三餐，那时没有太多的肥胖症患者。现在我们一天吃六餐，肥胖症发病率居高不下。

因此，你真的认为我们应该一天吃六餐吗？当《超大号的我》这类电影占据头条新闻的时候，当人们痴迷于食物热量比例控制时，真正的大恶人却一直没有出现，那就是躲在暗处的零食。事实上，许多营养和健身专业人士都提过增加进食次数的建议。这种观点听起来就很疯狂。多吃几餐有助于减肥，这句话听起来就不靠谱。

你猜怎么样？这确实不管用。

第4部分

肥胖症的
社会现象

第 11 章
大份食物、进食量及糖胖病

　　食品厂商希望人们增加进食次数，这样才可以挣到更多的钱。他们创造了一类全新的食物（称为零食），并且持续不断地进行宣传推广。他们在电视、印刷品、广播和网络上做了很多广告。

　　除了广告之外，还有一种更隐蔽的宣传手段，那就是赞助科学研究。大型食品厂商赞助许多大规模的营养学研究机构和各种医学会。1988年美国心脏协会认为，接受现金让营养成分存疑的食品贴上它的"心脏核查认证标志"是个不错的主意。据美国公共利益科学中心的估计，2002年美国心脏协会仅通过这个项目就收到超过两百万美元的赞助。[1]食品厂商为1~9个产品付费7500美元，但超过25个产品时可获得大幅度的折扣。当然，独家交易的成本更高。2009年，可可松饼和糖霜迷你燕麦片仍然在获得"心脏核查认证标志"的食品名单中。在美国心脏协会组织的2013年达拉斯心脏徒步活动中，菲多利食品公司就是主要的赞助商之一。加拿大的心脏和中风基金会也不比美国心脏协会好多少。尤尼·弗里德霍夫博士在博客中写道，拥有"心脏核查认证标志"的一瓶葡萄汁中含有10茶匙糖。[2]这些食物实际上主要是糖，但似乎没人觉得有何不妥。

研究人员和医生是发表营养学建议的专家，他们的影响不可忽视。许多医学专业人士赞同使用人造代餐奶昔、代餐棒、药物，或通过手术达到减肥的目的。他们认为这有科学依据。他们忘了建议用全麦和其他未经过深加工的天然食品减肥，也忘了建议减少糖和精制淀粉（如白面包等）的摄入。让我们看看市面上流行的代餐奶昔的成分吧。它的前5种成分是水、麦芽糊精、糖、牛奶蛋白浓缩液和菜籽油。这种水、糖和菜籽油等的混合液看着就让人倒胃口，也不符合我对健康的定义。

此外，在发布医疗和健康信息时不得不提到公正，缺乏公正可能是个严重问题。有些发表在杂志或网络上的论文中的财务信息披露部分要占到大半页纸。资金来源会对研究结果产生相当大的影响。[3]2007年，在一项针对软饮料行业的调查中，哈佛大学的戴维·路德维格博士发现，如果研究项目接受来自某公司的赞助，则对该公司的产品得出有利结论的可能性将增加约700%！纽约大学营养学和食品研究学教授玛丽安·内斯特莱博士的研究也得出了类似的结论。她在2001年说："很难找到一项研究，它得出的结论不符合赞助人的商业利益。"[4]

看起来狐狸好像在守卫母鸡的家。受雇于大型食品厂商的托儿们悄然潜入神圣的医学殿堂。推销果糖？没问题。推销减肥药？没问题。推销人造代餐奶昔？没问题。

但肥胖症的流行趋势不可能被完全忽视，人们必须找到一个替罪羊。热量完美地承担了这个角色。他们说要少摄入热量，不过可以多吃点其他食物。没有一家公司售卖一种名为"热量"的商品，也没有一个品牌称为"热量"。没有一种名为热量的食物。没有对应的食品名称，也没有一个面孔方便人们指认，热量成为理想的替罪羊。热量现在可以承担全部责任了。

他们说糖果不会让你发胖。他们说摄入的热量让你肥胖。他们说含420千焦热量的可乐与含420千焦热量的西兰花一样不会让你发胖。他们说1焦耳热量就是1焦耳热量。你不知道吗？但有谁是因为吃了太多的水煮西兰花而变胖的？关于这一点，你知道，我也知道。

我们不能简单地靠正常饮食，再加些脂肪、蛋白质或者零食来达到减肥目的。减肥建议中往往有一条是多吃一点，这是违背常识的。请看下列清单。

- 一天吃六餐。

- 多摄入 ω-3脂肪酸。

- 多吃零食。

- 多吃高钙食物。

- 吃高蛋白食物。

- 多吃膳食纤维。

- 吃低脂食物。

- 多吃全麦食物。

- 多吃蔬菜。

- 多吃维生素。

- 吃早餐。

- 多吃鱼。

为什么有人会提出如此愚蠢的建议呢？因为如果你少吃点，谁也赚不到钱。如果你多吃保健品，保健品厂商就可以赚到钱。如果你多喝牛奶，奶农就能赚到钱。如果你在早餐时多吃点，早餐食品厂商就能赚到钱。如果你多吃零食，零食厂商就能赚到钱。这张清单可以一直列下去。最差的说辞就是增加进食次数可以让人减肥。吃点零食就能减肥？这听起来真愚蠢，事实也是这样。

零食：不会让你变瘦

现在健康专家大力推荐零食，即使他们之前提倡严控零食摄入量。研究证实，零食反而让人吃得更多。[5]某项试验要求受试者强制自己吃零食，在下一顿正餐时他们会摄入较少的热量，但这不足以抵消零食所含的热量。无论是进食含脂肪的零食还是进食含糖的零食，试验结果都是一样的。增加进食次数并不能导致体重减轻。[6]老祖母说得对，零食会让人变胖。

零食往往是高度精制的食物，质量大受影响。受益的是大型食品厂商，因为销售深加工食品而不是新鲜食物能获得更多的利润。为了便于销售和延长保质期，深加工食品中要添加大量的精制碳水化合物。曲奇饼干和薄脆饼干主要由糖和面粉制成，它们不容易变质。

早餐：非吃不可吗

大多数美国人把早餐当作一天中最重要的一顿饭，他们认为吃一顿丰盛的早餐是健康饮食的基础，若不吃早餐，就会过度饥饿，在当天余下的时间里易暴饮暴食。美国人以为这是全世界的人们普遍认同的理念，其实这只是北美人的习惯而已。许多法国人（这个国家以瘦人多闻名）早上醒来喝一杯咖啡，而不吃早餐。法语中"petit déjeuner"（"早餐"）一词的字面意思是小份午餐，暗示这顿饭不用吃得太多。

美国国家体重控制注册系统创立于1994年，该机构跟踪那些体重减轻14千克并保持一年以上的人。那些受访者中的大部分（78%）吃早餐。[7]于是，人们相信这是早餐帮助减肥的证据。但又有多少人吃了早餐而没有减轻体重呢？没人知道答案。

另外，美国国家体重控制注册系统的数据来源完全由个人自主选择，不具有广泛性和代表性。[8]例如，注册者中的77%是女性，受过高等教育的人占到82%，白种人占比达95%。二者有关联（如体重减轻与吃早餐）不代表二者存在因果关系。2013年，一项关于早餐的系统性研究[9]发现，大多数支持吃早餐的证据往往带有偏见。那些曾认为早餐可以防止肥胖的研究人员提出了支持吃早餐的证据。事实上，几乎没有人做过受控试验，而且大部分试验没有表明吃早餐有任何保护性效果。

早上醒来就吃饭没有必要。人们大概认为要为新的一天"加满油"，然而身体已经自动这样做了。每天早上我们醒来之前，身体已启动天然的昼夜节律机制，分泌生长激素、皮质醇、肾上腺素和去甲肾上腺素等让人兴奋的激素。这些激素组合刺激肝脏生成新葡萄糖的现象称为"黎明现象"，数十年前人们就已详细描述过这种现象。

许多人在清晨没有饥饿感，身体本能地释放皮质醇和肾上腺素，产生温和的战斗-逃跑反应，激活交感神经系统。身体为早上的活动做好准备，而不是为吃早餐做好准备。身体释放这些激素，促进葡萄糖进入血液快速补充能量。身体已"加满油"准备出发。根本没必要为了"加油"去吃含糖的麦片粥或百吉饼，清晨的饥饿感往往是从小培养的，是几十年的行为习惯造成的。

英文中"breakfast"（"早餐"）一词的字面意思是结束禁食。这里所说的禁食是指我们因睡觉而停止进食。如果中午12点才吃第一顿饭，则吃一份烤三文鱼就是结束禁食后吃的第一顿饭。这也符合英文中"breakfast"一词的字面意思。

人们认为吃一顿丰盛的早餐可以减少当天余下时间的食物摄入量，然而情况并非总是如此。[10]有些研究发现午餐和晚餐的分量往往是不变的，与早餐摄入的热量无关。一个人在早餐时吃得越多，他在一天中摄入的总热量就越多。更糟的是，吃早餐会增加一天的进食机会。因此，吃早餐的人往往会吃得更多，进食次数也会增加。这是一个致命的组合。[11]

此外，许多人承认他们早上起来没有饥饿感，强迫自己吃早餐的唯一理由是这对健康有利。这听起来很荒谬，许多人在减肥时还强迫自己多吃一点。2014年进行的一项为期16周的随机对照试验发现，与大众认可的观点相反，吃早餐对减轻体重没有明显作用。[12]

人们经常说，不吃早餐会降低新陈代谢功能。巴斯早餐项目[13]是一项在英国巴斯开展的随机对照试验。该试验发现，"与普遍的看法相反，代谢适应性并没有因吃早餐而发生变化"。无论是否吃早餐，总能量消耗没有变化。吃早餐的受试者平均每天摄入的热量比不吃早餐的受试者平均每天摄入的热量多了2256千焦，这与其他试验的结果一致。

早晨的主要问题是时间紧迫。因此，我们倾向于选择方便、实惠且保质期长的深加工食品。在西方，含糖燕麦粥是早餐桌上的常客，是孩子们的主要食品。大多数（73%）儿童经常将含糖燕麦粥作为早餐的主食。相比之下，只有12%的儿童在早餐时吃鸡蛋。其他方便准备的早餐食物包括面包、含糖酸奶、煎饼、甜甜圈和小松饼等，速溶麦片和果汁也很受欢迎。很明显，其中大部分是廉价的精制碳水化合物。

早餐是一天中最重要的一顿饭，食品厂商是这样宣传的。为了售卖利润更高的深加工早餐食品，食品厂商像鲨鱼发现受伤的猎物一样看到了巨大的商机。他们大喊："一定要吃早餐！这是一天中最重要的一顿饭！"更妙的是，这还是"教育"医生、营养师和其他医学专业人士的绝佳机会。他们受人尊敬，有食品厂商无法获得的社会地位。于是，人们爽快地付了钱。

你可以问一下自己关于早餐的常识性问题。你在吃早餐的时候有饥饿感吗？如果没有，就听从身体的意见，别吃早餐。你会因为吃早餐而饥饿吗？如果早上吃了一片面包，喝了一杯橙汁，你会在1小时之后感到饥饿吗？如果是这样，那就不要吃早餐。如果你确实饿了，想吃早餐，那就吃吧，但不要吃含糖食物和其他精制碳水化合物。即使不吃早餐也不能放纵自己在上午10点吃一个甜甜圈。

水果和蔬菜：一些事实

多吃水果和蔬菜是目前流传最广的减肥建议之一。不可否认，水果和蔬菜是相对健康的食物，然而如果为了减轻体重，从逻辑上讲，应该从食物中减少一些不那么健康的食物，换一些更健康的食物，而不是只增加一些健康食物。然而，营养学家的建议并没有关注这一点。例如，世界卫生组织写道："预防肥胖症意味着多摄入水果和蔬菜。"[14]

2010年出版的《美国膳食指南》也强调增加水果和蔬菜摄入量的重要性。事实上，这是《美国膳食指南》的一部分，该指南从一开始就提出这条建议。水果和蔬菜含有丰富的微量元素、维生素、水和膳食纤维，它们还含有抗氧化剂和其他对身体有益的成分。但该指南没有明确指出，在增加水果和蔬菜摄入的同时，应该去掉食谱中其他不那么健康的食物。假设摄入热量低、含有丰富膳食纤维的水果和蔬菜会增强饱腹感，我们就可以因此少吃高热量食物。如果这是体重减轻的主要机制，我们就应该提出"用蔬菜代替面包"的建议。但该指南不是这样写的，它只提到要多吃水果和蔬菜。我们能通过多吃点来减肥吗？

2014年，有关研究人员希望收集所有关于增加水果和蔬菜摄入量与减轻体重相关的已有研究的成果[15]。他们不但没有找到一项支持这一假设的研究，也没有发现增加水果和蔬菜摄入量对减肥有利的证据。简单来说，人体不可能通过多吃达到减轻体重的目的，即使多吃像水果和蔬菜这样的健康食品也不行。

那么，我们是否应该多吃水果和蔬菜？绝对应该多吃，但前提是要以此替换其他不那么健康的食物。替换，而不是增加。[16]

一个新学科：糖胖病

胰岛素抵抗导致人体分泌过多的胰岛素，这就是2型糖尿病的病因。胰岛素抵抗导致血糖水平升高是2型糖尿病的症状。实际上，这意味着高胰岛素水平不仅导致肥胖症，还导致2型糖尿病。这两种疾病的根本发病原因在于持续的高胰岛素水平。由于二者如此相似，人们将这两种疾病统称为糖胖病。

高胰岛素水平不但会引起肥胖症，还会引起2型糖尿病，认识到这一点具有深远意义。二者的治疗方法都是降低胰岛素水平，而现在的治疗方法是提高胰岛素水平，这是完全错误的。让2型糖尿病患者注射胰岛素只会使病情恶化，而不是改善病情。通过降低胰岛素水平，可以治疗2型糖尿病吗？绝对可以。关于2型糖尿病的很多错误认识，我需要再写一本书来澄清。

自20世纪70年代以来，人们在错误的指导下改变饮食习惯，产生了灾难性的后果，糖胖病患者的人数大幅增加。我们已经看到了敌人，那就是我们自己。多吃些碳水化合物，增加进食次数，吃早餐，多吃点，医生们提出这些饮食建议以期降低心脏病发病率，而这样做的原因是糖胖病是导致心脏病和中风的高危因素之一。这不亚于火上浇油。

第 12 章
贫穷与肥胖症

美国亚特兰大疾病控制中心收集了肥胖症患者的详细统计数据，各个州的数据有惊人的差别。一个值得注意的问题是，2010年统计的肥胖症患者人数最少的州中肥胖症患者的数量比1990年统计的肥胖症患者人数最多的州中肥胖症患者的数量还多。[1]

总的来说，美国肥胖症患者的数量大幅增加。尽管美国人和加拿大人在文化和遗传因素方面的相似度很高，但美国人的肥胖症发病率更高。这一事实表明政策的制定和执行肯定对肥胖症患者数量的增长有影响。南方各州（如得克萨斯州）的肥胖症发病率远高于西部各州（如加利福尼亚州和科罗拉多州）和东北部各州的。

众所周知，社会经济对肥胖症患者数量的增长也有影响，贫穷与肥胖症有非常密切的关联。在贫困程度最高的州中，肥胖症的发病率也最高。与西部和北部各州相比，南方各州相对比较贫困。密西西比州是美国最穷的一个州，2013年该州的中位数收入是39031美元[2]，它的肥胖症患者的比例也是全美国最高的，达到35.4%[3]。为什么肥胖症发病率与贫富程度有关呢？

理论、热量和面包的价格

有一种肥胖症理论称为食物奖励假说，认为美味的食物是导致人们暴饮暴食的因素。该理论认为肥胖症患者数量增加可能是因为食物比以前更加可口，导致人们进食过量。奖励机制强化行为模式，当食物的味道与口感改善时，人体激发奖励机制，改变进食模式。

食物变得更美味不是偶然现象。餐厅的食物做得美味可口，使人们愿意外出多吃几顿饭。这些场所制作的食物中添加了添加剂等化学制品，并且采用了一些特殊的处理方法，使其口感更好。添加糖和其他调味料（如谷氨酸钠，即味精）可使味蕾感觉食物更美味。

这个观点被屡次提及，迈克尔·莫斯在他的著作《盐糖脂：食品巨头是如何操纵我们的》[4]中提到过，戴维·凯斯勒在他的著作《饕餮的终结：掌控美国人的食欲》[5]中也提到过。糖、盐和脂肪这些添加物对进食量的影响被过分夸大，人们认为它们是导致进食过量的主要因素。但人类在食物中添加糖、盐和脂肪的历史已经至少有5000年之久了，它们不是人类餐桌上的新面孔。冰激凌是糖和脂肪的混合物，100多年来一直是人们在酷暑时钟爱的甜点。巧克力棒、曲奇饼干、蛋糕和糖果在20世纪70年代肥胖症流行之前就有了。20世纪50年代，孩子们喜欢吃奥利奥饼干，但没有肥胖问题。

这个观点的基本前提是，食品专家做了大量研发工作，使2010年的食物比1970年的食物更美味。人们不自觉地过量进食，所以变得肥胖。这意味着超级美味的"假"食物比真的食物更可口，诱使人们吃得更多，但这个观点听起来很难让人相信。难道一种"假"的、经过深加工的食品会比蘸芥末酱油的新鲜三文鱼刺身更美味吗？难道克拉夫特晚餐（奶酪粉配通心粉）会比煎制的有机牧场出产的肋眼牛排更可口吗？

肥胖症与贫富程度相关是一个问题。按食物奖励假说推测，富人的肥胖症问题应该更严重，因为他们可以购买更多美味可口的食物。但事实正好相反，低收入人群的肥胖症问题更严重。坦率地说，富人可以购买既美味又昂贵的食物，而穷人只能购买美味的平价食物。牛排和龙虾很美味，但价格高。餐厅里食物的价格比家里自制食物的成本高，但它们更美味。富裕程度高的人可以购买品种更多、价格更高、味道更鲜美的食物，应该变得更肥胖，但事实并非如此。

既然进食过量不是由食物更美味造成的，那么肥胖会不会与缺乏运动有关呢？也许富人可以负担健身俱乐部的费用，因此他们的运动量大，肥胖症发病率低。同样，富裕家庭的孩子参与群体运动的机会可能更多，因此他们的肥胖症发病率较低。这些观点听起来有道理，但我们仔细一想就会发现问题。大部分运动项目是免费的，需要的装备最多是一双运动鞋。散步、跑步、足球、篮球、俯卧撑、仰卧起坐和健美操等运动只需很少的费用或者完全不需要费用，而且这些都是非常好的运动项目。许多行业的从业者（如建筑工人、农民等）工作一整天的体力消耗巨大，工作时他们要日复一日地搬运重物。那些成天待在办公室里的律师和华尔街的投资银行家却相反，他们一天中有12小时坐在计算机前工作，体力消耗只是从办公桌走到电梯。尽管每天的体力消耗差别巨大，穷人的活动量更大，但他们的肥胖症发病率还是比活动量较小的富人的高。

既然食物奖励假说和体力消耗差异都不能解释肥胖症与贫富程度的关系，到底是什么因素让美国的穷人变得更胖呢？答案与全世界肥胖症流行的其他地区是一样的——精制碳水化合物。

对于穷人来说，食物价格低廉很重要。有些膳食脂肪相当便宜，但一般来说，我们在晚餐时不会喝一杯植物油。当地政府也推荐采用低脂饮食。膳食中的蛋白质（如肉类和牛奶等）往往比较贵。植物蛋白（如豆类等）比较便宜，可以作为动物蛋白的替代品，但不符合美国人的饮食习惯。

剩下的只有碳水化合物。如果精制碳水化合物比其他食物便宜，那么不富裕的家庭将会选择精制碳水化合物。事实上，精制碳水化合物最重要的特点就是价格低廉。一整条面包的价格可能仅为1.99美元，一整包面食的价格可能仅为0.99美元，而一份奶酪可能需要10美元，一份牛排则可能需要20美元。未经过深加工的新鲜水果和蔬菜的价格也不能和精制碳水化合物比，例如1千克樱桃的价格可能为15美元。

为什么精制碳水化合物的价格如此低廉？为什么未经过深加工的食物这么贵呢？因为政府提供了高额农业补贴，降低了生产成本，但并不是所有的粮食作物都获得了同样金额的补贴。图12.1[6]展示了美国的部分粮食作物和经济作物以及有关方面获得补贴的差异。

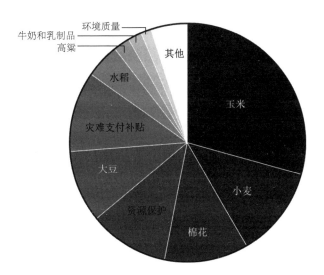

图12.1　1995—2012年美国农业补贴汇总图

2011年，美国公共利益研究小组注意到，"补贴玉米的金额竟然占到美国全部农业补贴的29%，而小麦占到了12%"。[7]玉米被加工成高度精制的碳水化合物，如玉米糖浆和玉米浆粉。小麦几乎从来没有像未经过深加工的樱桃一样被直接食用，而是被加工成面粉后加入各种各样的食物中。

未经过深加工的食物几乎没有获得任何补贴。大批量生产的玉米和小麦得到大笔补贴，而卷心菜、花椰菜、苹果、草莓、菠菜、生菜和蓝莓等蔬菜和水果没有得到多少补贴。图12.2[8]列出了苹果的补贴金额和食品添加物（包括玉米糖浆、玉米淀粉和大豆油等）的补贴金额。食品添加物的补贴几乎是苹果补贴的30倍。让人伤心的是苹果在所有水果和蔬菜中得到的补贴最多（而不是最少），其他水果和蔬菜得到的补贴更是不值一提。

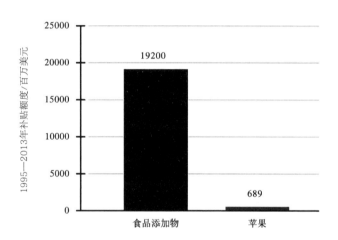

图12.2　食品添加物获得的补贴远超苹果获得的补贴

政府将我们交纳的税补贴给那些让我们肥胖的食物，肥胖症是美国政府的政策导致的。联邦政府的补贴促使农民大面积种植玉米和小麦，这些玉米和小麦又被加工成许多食物，这些食物因价格低廉在市面上热销。大量食用高度精制的碳水化合物会导致肥胖。于是，更多的税收又被投入对抗肥胖症的研究项目中，还有更多的资金用于治疗肥胖症和相关疾病。

这是不是一个让人得病的世纪大阴谋？不是。联邦政府从20世纪70年代开始发放大量农业补贴，其目的就是降低食物的价格，让人们能负担得起。在此之前，人们担心的不是肥胖症，而是心脏病的蔓延。当时，人们相信摄入过多的脂肪会导致心脏病。根据食物金字塔理论，人们每天都应该吃的食物是面包、土豆和大米。这些食物自然获得了大量补贴，美国农业部鼓励农民种植与这些食物相关的农产品。所有经过深加工的谷物产品的价格很快就降低了，肥胖症随后像死神一样出现。

值得注意的是，20世纪20年代糖价相对较高。20世纪30年代发表的一份研究报告[9]显示，与较贫穷的南方各州相比，在富裕的北方各州，2型糖尿病发病率高得多。然而，因为糖价下跌，这种情况出现了逆转。现在贫穷而不是其他因素与2型糖尿病有关。

来自皮马印第安人的证据

在美国西南部的皮马印第安人中，糖尿病和肥胖症的发病率都是北美最高的。大约50%的皮马印第安成年人患有肥胖症，而皮马印第安人的肥胖症患者中的95%患有糖尿病。[10]肥胖症患者的比例过高再一次与极度贫困相关。这种状况是什么因素导致的呢？

传统的皮马印第安人以农耕、狩猎和捕鱼为生。19世纪的所有相关报告都表明皮马印第安人"活泼好动"，健康状况良好。20世纪早期，美国的商贸网点开始铺到全国各地。皮马印第安人传统的饮食方式（以天然食物为主）被完全打乱了。精制碳水化合物，特别是白糖和面粉代替了传统食物，因为这两种食物在室温状态下长时间放置也不会变质。到了20世纪50年代，由于极度贫困，肥胖症在皮马印第安人中开始蔓延。

这种状况不仅仅出现在皮马印第安人中。肥胖症和糖尿病现在几乎是所有北美人的健康隐患，这一健康问题在20世纪20年代初露端倪。在几十年后的1977年，现代社会的肥胖症流行趋势开始显现。

原因是什么？过去皮马印第安人食用大量天然食物，例如蔬菜、鱼类和其他野生动物等。他们没有肥胖症，也没有糖尿病。当传统生活方式被迫改变后，皮马印第安人出现了严重的肥胖症问题。

有人提出肥胖症可能是由现代生活方式导致的，其中包括频繁使用汽车、计算机等各种省时省力的设备，坐着打电子游戏，等等。越来越多的时间坐着不动，这可能是导致肥胖症的根本因素。

但人们仔细研究后发现，这种解释并不合理。美国的原住民部落从20世纪20年代开始出现肥胖症问题，此时距汽车普及还有几十年时间。北美肥胖症患者大量涌现的时间在1977年左右，但当时没有相应地出现大量使用汽车的现象。数据显示，交通工具驾驶里程从1946年至2007年呈稳定增长的态势。[11, 12]

另一些人认为快餐食品的普及可能导致肥胖症患者增多，但同样没有相应的数据表明快餐店和其他饮食场所有大幅增加的现象。几十年来，这些饮食场所的数量保持稳定的增长速度。同样，快餐店遍地开花的情况是在皮马印第安人出现严重的肥胖症问题几十年后才出现的。事实上，令人惊讶的是早在20世纪20年代，所有北美原住民部落都出现了肥胖症蔓延的趋势，即使当时其他北美人的身材相对来说还比较瘦。

如何解释皮马印第安人的肥胖现象呢？太简单了。导致皮马印第安人肥胖的因素与其他人群是一致的——高度精制的碳水化合物。皮马印第安人改变饮食习惯，将未经过深加工的传统食物替换成高度精制的糖和面粉后，他们就变胖了。新的《美国膳食指南》于1977年出版后，人们大幅提高了饮食中碳水化合物的比例。肥胖症迅速像讨厌的小兄弟一样紧随而来。

肥胖症的激素理论可以解释许多肥胖症流行病学中明显不一致的问题。肥胖症的驱动因素是胰岛素，许多情况下人们患上肥胖症是因为摄入了大量精制碳水化合物。这一观点可以解释一个同样严重的问题——儿童肥胖症。

第 13 章
儿童肥胖症

学龄儿童肥胖症和2型糖尿病的发病率正呈惊人的上升趋势,给人们敲响了警钟。为了解决这个问题,人们花费了上亿美元。首选的解决方案是很多人热衷的少吃多动,据说采用这种方法的人全部成功了。尽管营养学家为控制儿童肥胖症做了很多努力,但他们只推荐了一种饮食方案。美国国家卫生研究院资助了一项为期3年的研究——"HEALTHY研究"[1],受试者涵盖了42所学校六年级至八年级的学生。研究人员将这些学生按学校分成两组,他们对一组学校的学生进行多重干预,而另一组学校的学生则保持以前的生活方式。这项研究给出了以下特定的营养和运动方面的指引。

- 降低食物中的脂肪含量。
- 每天为每个学生提供至少两份水果和蔬菜。
- 每天为学生提供至少两份主食和/或豆类。
- 限制吃甜点和其他零食,每种食物所含的热量不能高于837千焦。
- 只能喝水、低脂牛奶和100%的纯果汁。
- 鼓励孩子们每周做225分钟以上的适度或剧烈运动。

这不就是以前的熟面孔——少吃多动吗？这种方法就像盖在身上的旧毯子，不是太鲜亮，但很熟悉。整个项目以校园为基础，给学生的父母发信件，在学校里做宣传，组织学生开展活动，发放各类奖品。两组学校的学生中的约50%超重或者肥胖。3年后，少吃多动的那一组学校将这一比例降低至45%。试验似乎获得了成功。不过，保持以前生活方式的那一组呢？这一比例是……45%！没有数据支持饮食和运动对减轻体重有效果。少吃多动这一策略几乎是无效的。

不过谁没有试过这一招，谁又没有失败过呢？人们在这方面的尝试均以失败告终，"HEALTHY研究"只是增加了一项新记录而已。

肥胖症：不再是成年人的专利

从1977年到2000年的这段时间，儿童期的每个年龄段都出现了肥胖症发病率飙升现象。6岁至11岁儿童的肥胖症发病率从7%上升到15.3%。在12岁到19岁的青少年中，这一比例增加了2倍多，从5%增加到15.5%。以前儿童很少患有与肥胖症相关的疾病（如2型糖尿病和高血压等），现在这类疾病越来越普遍。肥胖症以前只是成人疾病，现在连儿科都设有专门的肥胖门诊。

儿童肥胖症还会导致成年肥胖症并带来相应的健康问题，尤其是心血管问题。[2]"博加卢萨心脏研究"[3]的结论是："儿童肥胖症可以发展到青年期，而且几乎所有人都是这样的。儿童肥胖症可预期增加患者成年后死亡的风险，[4]但最重要的是，这种风险因素是可逆的。如果超重的儿童成年后恢复正常体重，其死亡的风险与从来没有超重的人是一样的。"[5]

肥胖症开始折磨越来越小的孩子。在2001年结束的一项为期22年的研究中，在所有年龄段的儿童中，肥胖症发病率均呈上升趋势，甚至包括6个月以内的婴儿。[6]

这一发现非常有趣。传统的热量摄入与消耗理论不可能对此做出解释。在该理论中，肥胖由能量不平衡导致，是由饮食过量或者运动过少造成的。由于6个月以内的婴儿是按需喂食的，而且通常吃母乳，不可能进食过量。6个月以内的婴儿不会走路，也不可能存在运动方面的问题。另一项研究显示新生儿在出生时的体重在过去25年里增加了200克。[7]新生儿既不可能进食过量，也不可能在运动方面出现问题。

这是怎么回事呢？

关于新生儿肥胖症问题有多种观点，一种最流行的观点是现代生活中某些特定的化学物质（环境致肥物）是导致肥胖的因素，这些物质一般是内分泌干扰物质（它们干扰人体内分泌系统的正常运作）。肥胖由激素分泌失调导致，而不是由热量摄入与消耗不平衡导致，这个观点听起来有些道理。然而，目前支持这个观点的大多数数据来自动物试验。

例如，除草剂阿特拉津和杀虫剂DDE可能造成啮齿动物肥胖症，[8]但没有人类试验数据。这样，我们很难得出结论确认某种化学物质是不是环境致肥物。而动物试验使用的化学物质的浓度是人类正常接触的化学物质浓度的几百倍甚至上千倍。这些化学物质几乎肯定有毒，但我们很难确认人类在正常环境下接触这些化学物质会对体重产生什么影响。

答案是胰岛素

如果我们理解肥胖症的激素理论，答案就简单了。高胰岛素水平是体重增加的主要驱动因素，它会导致成年人肥胖。高胰岛素水平也会导致新生儿肥胖。新生儿的高胰岛素水平从何而来？来自他们的母亲。

戴维·路德维格博士测量了513501位母亲及她们的1164750个子女的体重，[9]发现妊娠期体重增加与新生儿体重增加密切相关。由于胎儿的营养由母体通过血液供应，母体激素不平衡（如高胰岛素水平）会直接通过胎盘影响成长中的胎儿。

巨大胎儿是指胎儿的个头在母体中时就过大。巨大胎儿受来自母体的许多因素的影响，其中主要包括妊娠期糖尿病、孕妇肥胖症和妊娠期体重增加过多。这些情况有什么共同点？妊娠期胰岛素水平高。高胰岛素水平影响了正在成长的胎儿，导致胎儿过大。

可以推断出新生儿体内的胰岛素水平过高会发展为胰岛素抵抗，从而使胰岛素水平变得更高，形成恶性循环。高胰岛素水平导致新生儿患上肥胖症，也导致6个月以内的婴儿患上肥胖症。婴儿肥胖症与成人肥胖症的病因是相同的——胰岛素水平异常。这不是两个不同的病症，而是硬币的两面。如果母亲怀孕时患有妊娠期糖尿病，则这个胎儿将来患肥胖症和糖尿病的风险将增加3倍，导致成人肥胖症的最主要的因素是儿童肥胖症。[10]相对于正常儿童，肥胖症患儿在成年后肥胖的风险增加17倍之多！巨大胎儿的母亲即使没有妊娠期糖尿病，这些胎儿也面临更大的风险，他们患上代谢综合征的风险将增加两倍。

我们正在将肥胖症遗传给孩子，这是一个令人伤心但不可避免的结论。为什么？这是因为从子宫里开始，孩子就处于高胰岛素水平之下。与以往任何年代相比，他们的肥胖问题将更严重，发展也更迅速。因为肥胖症具有时间依赖性，随着时间的推移，他们越来越胖，肥胖婴儿成长为肥胖儿童，肥胖儿童成长为肥胖的成年人，而肥胖的成年人又会生出肥胖婴儿，将肥胖传递给下一代。

真正阻碍我们解决儿童肥胖症问题的是我们对体重增加的根本原因缺乏认识。我们简单地认为通过减少热量摄入、增加运动量就可以减轻体重，这个观点误导了大家，使政府的策略几乎不可能成功。我们并不缺乏资源，也不缺乏意志力；我们缺乏的是对肥胖症专业知识和理论体系的了解。

同样的方式方法，同样的失败结果

　　为了预防儿童肥胖症，美国于20世纪90年代后期开展了几项大规模研究。美国国家心脏、肺和血液研究所承担了一项耗资2000万美元、历时8年的通路研究。[11]本杰明·卡瓦列罗博士是约翰斯·霍普金斯大学布隆伯格公共卫生学院人类营养中心的主任，他领导的研究项目覆盖了41所学校的1704名儿童。其中，有些学校参与了特定的预防肥胖症项目，另一些学校则继续按标准程序进行管理。

　　凡是有患肥胖症和糖尿病的风险的学生都在学校食堂里吃早餐和午餐，进一步巩固他们在"健康食品"课程中的学习效果。在学校的学习中还穿插了专门的运动时间，并设有特定的营养学目标，即将膳食中的脂肪比例降低到30%以下。简而言之，还是同样的低脂低热量饮食加上大运动量那一套，这不就是成年人肥胖症的治疗方法吗？但这种方法从来没有成功过。

　　这些孩子学会了如何摄入低脂食物吗？当然学会了。在试验初期，他们摄入的脂肪占总热量的34%，在试验结束时降到了27%。他们是不是减少了摄入的热量？当然是。试验组学生每天摄入的热量为7920千焦，而对照组则为9029千焦。太好了！试验组学生每天少摄入1109千焦热量。他们在这些课程中学得太好了，摄入的热量少，摄入的总脂肪量也少。按照预期，在随后的3年里，他们的体重应减轻约38千克！但这些学生的体重真的减轻了这么多吗？答案是一点都没减轻。

　　两组学生的运动量没有什么不同。尽管一组学生在学校里的运动时间增多，但通过加速度计测量的两组学生的总活动量没有区别。这可以理解，因为存在补偿效应。那些在学校里过分活跃的学生在家里的活动量减少，而在学校里相对安静的学生放学后会增加活动量。

　　这项研究极其重要。低脂低热量节食法的失败经验应该促使人们寻找一种更有效的控制儿童肥胖的方法。它应该激发人们寻找引起肥胖症的根本因素，以及如何理性地看待它的方法。但现实如何呢？

研究人员列出了结果，撰写了报告。这篇报告发表于2003年，然后呢？没有任何反响。没有人想了解真相。少吃多动策略深受医学界专业人士的喜爱，尽管这项研究再一次证明这个策略是失败的。对真相视而不见比直面真相要容易得多，事实就是这样。

其他研究也证实了这个结果。菲利普·纳德博士任职于加州大学圣迭戈分校，他随机抽取了5106位小学三年级至五年级的学生，向他们灌输"健康"饮食的概念，并鼓励他们加大运动量。[12]56所学校参与了这项特殊计划，40所学校没有参与（作为对照组）。参与这个计划的学生采用低脂节食法，并在此后几年继续学习这方面的知识。这是"历史上规模最大的校园随机试验"。他们吃得少，运动量大，但他们没有减轻体重。

社区预防肥胖症计划同样达不到效果。2010年开展了一项"孟菲斯女童健康改进多址研究"，研究对象是孟菲斯社区中的8~10岁女童。[13]研究人员组织辅导小组，鼓励女童"减少含糖饮料和高脂高热量食物的摄入，增加水、蔬菜和水果的摄入"。尽管给出的膳食指南相当混乱，不过很有代表性。我们应该减少糖的摄入吗？我们应该减少脂肪的摄入吗？我们应该减少热量的摄入吗？我们应该多吃水果吗？我们应该多吃蔬菜吗？

这项研究在两年里成功地将那些女童摄入的热量从6174千焦减少到5747千焦。那些女童的体重减轻了吗？两个字：没有！雪上加霜的是，两年后她们的体脂率从28%增加到32.2%。这不仅是一项失败的试验，而且证明强大的热量理论多么具有欺骗性。热量不是导致体重增加的因素，我们通过减少热量摄入也不能减轻体重。

长期失败的试验结果不足以改变人们根深蒂固的看法。卡瓦列罗博士和纳德博士并没有质疑他们之前相信的理论，只是觉得试验远远不够深入。他们认为从心理学上说这非常容易坚持。

当谈到儿童肥胖症时，我们接受了现状，这听起来是荒谬的。大量试验证明低脂低热量节食法加上运动并不能有效减轻体重，这个结论证明常识和我们平时的观察是正确的。但我们没有反思这一错误的方法，而是在绝望中抱着一丝希望，继续相信这种方法有朝一日能奏效。

终于成功了

澳大利亚婴幼儿健康饮食试验可以与上面的试验进行对比。[14]这项试验从2004年开始，到2008年结束，受试者涵盖0~5岁的近1.2万名婴幼儿。日托中心一样被分成两组，对照组继续按标准程序运作，试验组则采用健康饮食教育计划。与其他试验给出多项不清晰的健康建议不同，这项试验给出两条主要的营养建议，目标清晰，概念明确。

- 大幅减少高糖饮料的摄入，多喝水和牛奶。
- 大幅减少高热量零食的摄入，多吃水果和蔬菜。

这项试验没有建议减少热量和脂肪的摄入，而是建议减少零食和糖的摄入。与其他试验相同的是，该试验也鼓励孩子们增加运动量，并希望他们的家人尽可能参与进来。主要的减肥建议就像是老祖母说的话。

- 减少糖和淀粉的摄入。
- 不要吃零食。

影响胰岛素分泌和导致胰岛素抵抗的几个重要因素得到有效控制。零食（如曲奇饼干、椒盐脆饼和苏打饼干等）中精制碳水化合物的含量很高，我们少吃零食可以减少碳水化合物的摄入。减少精制碳水化合物的摄入可降低胰岛素水平。降低吃零食的频率可防止胰岛素水平长期过高，这是导致胰岛素抵抗的一个重要因素。这些方法可以降低胰岛素水平——这是体重控制中的核心问题。受试者控制带包装的零食和果汁（大约每天半杯果汁）的摄入。试验结果与之前的试验结果截然不同。与对照组相比，两岁和三岁半幼儿的体重指标明显得到改善，肥胖症的发病率降低了2~3个百分点。试验终于成功了！

英国西南部的6所学校开展了一项名为"舍弃冒泡饮料"的研究[15]，研究目标是让7~11岁儿童减少碳酸饮料的摄入，结果这些儿童的每日碳酸饮料摄入量减少了150毫升，肥胖症发病率降低了0.2%。虽然这个数字看起来有些微不足道，但是对照组的肥胖症发病率升高了7.5%。减少含糖饮料的摄入是预防儿童肥胖症相当有效的手段。

这项试验的成功之处在于它的建议非常具体——减少碳酸饮料的摄入。其他试验的目标过于宏大，要求不清晰，而且发布了几种不同的信息组合，减少含糖饮料的摄入这一重要的信息被淹没在一些杂乱无章的建议中。

老祖母的话

尽管传统的减肥理论遭遇了一项又一项试验的失败，全国性的运动项目仍在持续推进。为了预防儿童肥胖症，人们花费大量时间和精力鼓励儿童多运动，还修建了大量游乐场所，但这是错误的举措。我于20世纪70年代在加拿大安大略省长大，当时政府曾发起了一项名为"参与行动"的计划，该计划旨在鼓励儿童多参加体育锻炼，宣传标语是"让孩子们回来玩耍"。这项计划于2007年重新启动，耗资500万美元。（看到我自己的孩子精力旺盛地四处玩耍，我怀疑"玩耍"是否真的存在消失的风险。）20世纪70年代至90年代开展的这项计划肯定无法解决肥胖症问题，这个观点早就应该被淘汰了，但人们反而重新启动了这项计划。

米歇尔·奥巴马发起了一项名为"让我们动起来"的活动，旨在终结儿童肥胖症。她的策略是什么？少吃多动。人们经历了连续40年的失败，难道她还相信这是个有效的策略吗？胰岛素，而非热量才是导致体重增加的因素。这不是（而且从来不是）控制热量的问题，而是降低胰岛素水平的问题。

尽管有失误，但儿童肥胖症的问题正在缓解。最近，人们意外地在黑暗中看到一丝希望。2014年，《美国医学会杂志》报道，2012年2~5岁儿童的肥胖症发病率比2003年下降了43%。[16]未成年人和成年人的肥胖症发病率没有发生变化。然而，由于儿童肥胖与成年人肥胖密切相关，这实在是个非常好的消息。

有些组织不失时机地宣称自己的工作取得进展，认为体力活动增加和热量减少是导致上述现象的重要因素。我才不信呢！

有更简单的答案。从1977年开始，糖的销量稳定增加，肥胖症发病率也相应升高。20世纪90年代，人们逐渐注意到糖是导致体重增加的重要因素。糖引起体重增加是不争的事实，它没有什么营养学价值。糖的摄入量从2000年开始下降，肥胖症发病率在5年后也随之下降。我们看到儿童肥胖症发病率最先开始下降，因为儿童的高胰岛素水平持续的时间最短，较少出现胰岛素抵抗。

整件事中最具讽刺意味的部分是，其实我们早就知道答案。儿科医生本杰明·斯波克博士于1946年写过一本经典的育儿著作《婴幼儿养育大全》。据说，几十年来，它是全世界仅次于《圣经》的第二大畅销书。谈到儿童肥胖症时，他写道："人们可能忽视了进食大量甜点的风险，试图减轻肥胖症患儿的体重时应该注意到这一点。普通的淀粉类食物（如麦片、面包和土豆等）的摄入量将决定……他们增加或者减轻多少体重。"[17]

这不正是老祖母所说的话吗？减少糖和淀粉的摄入，不要吃零食。要是一开始就听老祖母而不是所谓权威的话就好了。

第5部分

饮食习惯问题

第 14 章

果糖的致命效果

　　糖使人肥胖，这个营养学事实几乎得到了全世界的认同。1977年出版的《美国膳食指南》明确警告人们过量摄入糖的危害，但这一信息被淹没在一片强烈反对脂肪摄入的声音中而不易被发现。关注健康的人士以前过分关注饮食中的脂肪含量，但忽略了糖的含量。袋装糖和其他糖果生产厂商均自豪地宣称自己的产品不含脂肪。事实上，几乎没有人认为食物含近百分之百的糖有什么问题。糖的销量在1977年至2000年间稳步增长，肥胖症发病率也呈同步上升趋势。糖尿病滞后10年呈同样的上升趋势。

糖有毒吗

　　罪魁祸首是含糖饮料，包括那些碳酸饮料、软饮料以及最近出品的含糖的茶饮料和果汁。20世纪70年代，人均含糖饮料的摄入量相对于之前翻了1倍。到20世纪80年代，含糖饮料比自来水更受欢迎。到1998年，平均每个美国人每年喝掉212升含糖饮料。到2000年，美国人摄入的含糖饮料中所含的糖占饮食中总含糖量的22%，而这一比例在1970年仅为16%。以前，没有哪家食品厂商取得过类似的成功。[1]

此后，含糖饮料的受欢迎程度持续下降。2003年至2013年间，美国软饮料的销量下降了近20%。[2]冰糖茶饮料和含糖运动饮料试图取而代之，但已无力阻挡含糖饮料销量下降的趋势。由于人们担心含糖饮料对健康造成不利影响，到2014年，可口可乐公司的销售业绩已连续9年下滑。由于担心影响健康和腰围增加，人们喝含糖饮料的意愿减弱。

含糖饮料现在还面临政策方面的压力。纽约市市长迈克尔·布隆伯格曾提议对碳酸饮料征税，以禁止出售大瓶装饮料。当然，有些问题也与自身有关。可口可乐公司花费数十年时间劝说人们多喝碳酸饮料，获得了巨大的成功，不过也有代价。当肥胖症问题严重时，该公司承受了来自各个方面的不断增加的压力。

但是，含糖食品厂商不会这么容易被打败。在北美和欧洲的大部分地区遭受挫折后，他们将视线瞄准亚洲，以期弥补利润损失。北美糖的销量已经稳定或者开始下降，但亚洲糖的销量现在仍以每年近5%的速度增长。[3]

结果糖尿病危机爆发。2013年，中国2型糖尿病患者的比例达到约11.6%，甚至超过了长期位居榜首的美国，美国的这一比例是11.3%。[4]从2007年开始，中国每年新增2200万糖尿病患者，这一数字接近澳大利亚的总人口。[5]考虑到1980年中国糖尿病患者的比例仅为1%[6]，这个数字更让人震惊。仅仅经过一代人的时间，中国糖尿病患者的比例就增加了可怕的1060%。相对于其他精制碳水化合物，糖看起来更容易使人肥胖并导致2型糖尿病。

每天喝含糖饮料不仅有体重大幅增加的风险，还会增加患糖尿病的风险。与每个月摄入不足一瓶含糖饮料的人相比，每天喝含糖饮料的人患糖尿病的风险高83%。[7]糖和热量哪个才是幕后黑手呢？进一步的研究表明，每人每天通过含糖饮料多摄入628千焦热量，糖尿病的发病率增加1.1%。[8]没有其他食物组显示热量摄入与糖尿病发病率存在明显的相关性，这说明糖尿病与糖而不是热量有关。

与常识相反，很多专家认为蔗糖与糖尿病没有关联。J. 班特尔博士是著名的内分泌学家，他在1983年发表在《纽约时报》上的文章[9]中表示："如果糖尿病患者将每天的热量摄入保持在稳定水平，他们的食物中可以含有正常数量的糖。"美国食品药品监督管理局在1986年开展了一项全面审查[10]。在援引1000多份文献资料后，专家小组宣布："没有确凿证据表明糖对身体有害。"1988年，美国食品药品监督管理局再次重申糖"被公认是安全的"。1989年美国国家科学院在《饮食与健康：对减缓慢性病的作用》中提及的观点是，"糖的摄入（对那些摄入量适当的人来说）除了有导致龋齿的风险外，不存在诱发其他慢性病的风险"。[11]

是的，就是蛀牙。看起来多吃点糖与血糖水平升高无关。2014年美国糖尿病学会网站还声称："专家认同在食谱中用少量的糖替代其他碳水化合物的做法。"[12]

为什么糖会使人变胖？在某些情况下，人们认为它"不含任何热量"，几乎没有什么营养价值。它可以使食物更"可口"，激发人体内的奖励机制，使人们吃得更多而变得肥胖。但糖的致肥效应可能是由它的性质决定的，它是高度精制的碳水化合物。它刺激胰岛素合成，导致体重增加。仔细想想，大多数精制碳水化合物（如米饭等）也能产生相同的效果。

是什么使糖的危害看起来特别大呢？20世纪90年代，一项名为"INTERMAP"的研究比较了亚洲人和西方人的饮食习惯。[13]尽管中国人摄入的精制碳水化合物更多，但他们的糖尿病发病率比西方人的糖尿病发病率低得多，部分原因是他们摄入的糖远少于西方人摄入的糖。

蔗糖与其他碳水化合物之间有一个重要的区别。那是什么呢？

糖的基础知识

葡萄糖的基本分子结构是六边形的环状结构，它几乎存在于身体的每一个细胞中。葡萄糖是循环系统中的主要糖类物质，是脑部首选的能量来源。需要快速补充能量时，肌细胞贪婪地从血液中吸收葡萄糖。特定细胞（如红细胞等）只能用葡萄糖作为能量来源。葡萄糖在人体内可以多种形式进行储存，如在肝脏中以糖原的形式进行储存。如果葡萄糖储存量过小，肝脏就会通过糖原异生作用产生新的葡萄糖。

果糖的基本分子结构是五边形的环状结构，自然界中的大量水果都含有果糖。它仅在肝脏中进行代谢，并不会进入血液循环。脑部、肌肉和其他大部分组织不能直接将果糖转化为能量。摄入果糖并不会明显提高血液中的葡萄糖水平。葡萄糖和果糖都属于单糖。

简单来说，一个蔗糖分子由一个葡萄糖分子和一个果糖分子组成。可以说，蔗糖由50%的葡萄糖和50%的果糖组成，高果糖玉米糖浆由55%的果糖和45%的葡萄糖组成。当碳水化合物分子包含一个或两个单糖分子时，它们被称为简单碳水化合物。当数以百计甚至数以千计的单糖分子结合成长链分子（多糖）时，它们被称为复杂碳水化合物。

人们在很早以前就认识到这种分类方法无法提供有用的生理学信息，因为它只是按聚合链长度进行分类的。人们以前认为复杂碳水化合物被人体吸收的速度较慢，使血糖水平升高的速度也较慢，但实际上不是这样。例如，白面包由复杂碳水化合物组成，但我们食用白面包后血糖水平会快速升高，其升高幅度几乎和摄入含糖饮料时的一样。

戴维·詹金斯博士在20世纪80年代早期根据不同食物升高血糖水平的效果对碳水化合物进行分类。这一开创性的工作促使人们研究血糖指数。人们将葡萄糖的血糖指数定义为100，以此为标准测量其他食物的血糖指数。面包（包括全麦面包和白面包）的血糖指数为73，而可口可乐的血糖指数为63。另外，花生的血糖指数非常低，仅为7。

还有一个隐含的观点，即碳水化合物的大部分负面影响在于它对血糖的影响，但这个假设不一定是对的。例如，果糖的血糖指数极低。此外，还要着重指出评定血糖指数时测量的是血糖水平，而不是血液中的胰岛素水平。

果糖：最危险的糖类

果糖的问题在哪里呢？果糖不会明显提高血糖水平，尽管它与肥胖症和糖尿病的关系比葡萄糖与它们的关系更密切。从营养学角度讲，果糖和葡萄糖都不含人体必需的营养成分。作为一种甜味剂，二者的作用类似，然而果糖看起来对人体的危害特别大。

以前人们认为果糖是一种良性的甜味剂，因为它的血糖指数低。果糖存在于水果中，是自然界中最甜的碳水化合物之一。这有什么问题吗？

问题在于摄入量。通常，一个人每天摄入的天然水果中的果糖含量很少，为15~20克。随着高果糖玉米糖浆的研发，情况发生了变化。2000年以前，果糖摄入量一直呈上升趋势，最高峰时占摄入的总热量的9%。青少年成为果糖的重度依赖人群，人均每天摄入量达到72.8克。[14]

高果糖玉米糖浆在20世纪60年代迅速普及，被当作液体蔗糖使用。蔗糖由甘蔗或甜菜制成，尽管成本不高，但也不算便宜。不过商人们可以从美国中西部的玉米产地获得廉价玉米，再将其加工成高果糖玉米糖浆。它受到青睐的决定性因素就是便宜。

高果糖玉米糖浆在食品加工行业找到了自己的位置。它属于液体，所以很容易加入食品中。但不止于此，它还有如下优点。

- 比葡萄糖更甜。
- 可以防止冷冻食品表面干燥变硬。
- 促进食品褐变。
- 易与其他物质混合。

- 延长保质期。

- 保持面包松软。

- 血糖指数低。

很快，高果糖玉米糖浆就被用在了几乎所有的深加工食品中。汤、面包、饼干、蛋糕、番茄酱、酱油……你能想到的深加工食品中几乎都含有高果糖玉米糖浆。另外，与葡萄糖相比，果糖仅仅让血糖水平略有升高，这使许多人相信它是一种更健康的甜味剂。果糖是水果中主要糖分的来源，这扩大了它的光环效应。一种不会提高血糖水平的全天然水果糖？听起来相当健康。它是不是一头披着羊皮的狼呢？肯定是。果糖与葡萄糖的差别真的可以置你于死地。

2004年以后，情况开始反转。路易斯安那州立大学彭宁顿生物医学研究中心的乔治·布雷博士发现，肥胖症发病率的变化曲线与高果糖玉米糖浆消费量增长的曲线高度趋同（见图14.1[15]）。此后，高果糖玉米糖浆对健康的影响逐渐受到人们的关注。其他学者明确指出，高果糖玉米糖浆的消费量与蔗糖的消费量成反比。肥胖症患者数量增加真正反映的是总果糖消费量的增长，不管果糖是来自蔗糖还是来自高果糖玉米糖浆。

可是，为什么果糖对人体的危害这么大？

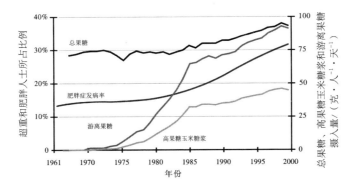

图14.1　肥胖症发病率与高果糖玉米糖浆的消费量高度相关

果糖代谢

摄入果糖的风险逐渐受到人们的重视，此后人们开展了多项相关研究。葡萄糖和果糖在很多方面存在明显差异。人体内几乎每一个细胞都可以将葡萄糖转化为能量，但没有细胞可以直接将果糖转化为能量。为了最大限度地吸收葡萄糖，需要胰岛素参与，而吸收果糖不需要胰岛素。果糖一旦被摄入，它就只能在肝脏中进行代谢。葡萄糖可以分散到全身各个组织和器官中作为能量来源，而果糖只有一个代谢目的地，它就像向肝脏发射了一枚导弹。

由于其他器官不能代谢果糖，多余的果糖会给肝脏造成巨大的压力。葡萄糖和果糖的差异就像一个锤子产生的压力和用一个针尖产生的压力的差异。如果仅针对一个点，只需要相当小的压力就够了。

果糖在肝脏中被迅速代谢为葡萄糖、乳酸和糖原。身体通过几个明确的代谢通道转化多余的葡萄糖，如将其储存为糖原或者生成新脂肪。果糖没有这些代谢通道，人体摄入的果糖越多，代谢的就越多。最终多余的果糖被转化为肝脏的脂肪，从而导致脂肪肝。脂肪肝对肝脏胰岛素抵抗的发展起至关重要的作用。

果糖直接导致胰岛素抵抗，这一点在很久以前就有报道。早在20世纪80年代，试验证明果糖（不是葡萄糖）会导致胰岛素抵抗进一步恶化。[16]每天分别多给两组健康的受试者100克果糖和100克葡萄糖，结果发现葡萄糖组受试者的胰岛素敏感性没有变化，而果糖组受试者的胰岛素敏感性下降了25%，这一变化发生在仅仅7天之后！

2009年的一项研究表明，健康的志愿者在8周里就被诱发出了糖尿病前期症状。研究人员让两组受试者每天分别喝含有果糖和葡萄糖的酷爱牌（Kool-Aid）饮料，饮料所含的热量占他们每日摄入的总热量的25%。这个比例听起来有些高，其实很多人每天摄入的糖就有这么多。[17]由于果糖的血糖指数低，果糖提高血糖水平的幅度远小于葡萄糖提高血糖水平的幅度。

果糖组（而不是葡萄糖组）的受试者在8周后出现糖尿病前期症状，他们的胰岛素水平和胰岛素抵抗指标也明显升高。

所以，多摄入果糖仅仅7天就会导致胰岛素抵抗，8周后就会诱发糖尿病前期症状。摄入过量果糖数十年后会出现什么后果？过量摄入果糖直接导致胰岛素抵抗。

机制

在正常情况下，人体在进食时分泌胰岛素。胰岛素指挥人体将摄入的某些葡萄糖转化成能量，另一些储存起来备用。短期内葡萄糖在肝脏中被储存为糖原，但肝脏的糖原储存空间有限。一旦储存空间用完，多余的葡萄糖就被储存为脂肪，即肝脏通过脂肪酸从头合成作用开始将葡萄糖转化为脂肪。

饭后随着胰岛素水平下降，这个过程开始逆转。人体不再摄入食物时，必须重新获取储存的能量。此时，在肝脏中储存的糖原和脂肪被转化为葡萄糖，然后葡萄糖被分配到身体的其他部分作为能量使用。肝脏的作用就像气球，当能量进入时，它的存储空间会被填满，而当人体需要能量时，它就把能量"像气体一样释放出来"。通过每天平衡进食和禁食时间，可以确保没有增加或减少净脂肪。

如果肝脏中已经塞满了脂肪，则会发生什么情况呢？胰岛素试图使更多的脂肪和糖原进入肝脏，即使肝脏内已经塞满了脂肪和糖原。我们很难给一个已经很鼓的气球充气，胰岛素也很难向一个堆积过多脂肪的肝脏中再塞进更多的脂肪。为了将同样数量的食物能量推进脂肪堆积过多的肝脏，需要的胰岛素水平越来越高。此时人体对胰岛素的效力产生抵抗，因为正常水平的胰岛素已经不足以将糖原推入肝脏。瞧！这就是肝脏的胰岛素抵抗。

如果胰岛素水平开始下降，储存的脂肪和糖原将迅速离开肝脏。为了补偿这一效应，人体只能不断提高胰岛素水平。因此，胰岛素抵抗导致胰岛素水平更高。高胰岛素水平会促进肝脏中糖原和脂肪的储存，使已经堆积过多脂肪的肝脏被塞得更满，这又进一步加剧了胰岛素抵抗——一个典型的恶性循环。

蔗糖可以被理解为由50%的葡萄糖和50%的果糖组成，它在肥胖症发展过程中起双重作用。葡萄糖是精制碳水化合物，直接刺激胰岛素的分泌。摄入过量果糖会造成肝脏中堆积的脂肪过多（即脂肪肝），直接导致胰岛素抵抗。从长期来看，胰岛素抵抗还会提高胰岛素水平，高胰岛素水平反过来进一步加剧胰岛素抵抗。

蔗糖在短期和长期内都会刺激胰岛素的分泌，这样蔗糖的不利影响就是葡萄糖的两倍。血糖水平可以清晰地反映出葡萄糖的影响，但果糖的影响是看不见的。这个事实误导了科学家，淡化了蔗糖在肥胖症发展过程中所起的作用。

不过，人们最终还是认清了糖极不寻常的致肥效果。糖不是简单的精制碳水化合物，它比这危险得多，因为它不仅刺激胰岛素的分泌，而且会导致胰岛素抵抗。

糖额外的致肥效应在于人体为对抗果糖而分泌更多的胰岛素，这种状况在出现症状数年甚至数十年前就在逐渐恶化。最近的一项系统性研究发现，短期喂养试验完全无法呈现这种效应。研究人员在分析许多持续一周的试验后得出结论，果糖除了热量不产生别的特殊效果。[18]这就好像分析持续几周的吸烟试验后得出吸烟不会导致肺癌的结论。糖的致肥效应和肥胖症的发展会历时数十年，而不是几天。

这个理论可以用来解释亚洲人吃米饭的悖论。20世纪90年代开展的"INTERMAP研究"发现，中国人吃了大量米饭，但很少患上肥胖症。其中的关键在于他们的蔗糖摄入量极低，尽可能避免了胰岛素抵抗的出现。

当蔗糖摄入量开始增加时，胰岛素抵抗的问题就会逐渐显现，再加上中国人原来就摄入了大量碳水化合物（米饭），因此他们现在面临糖尿病危机。

怎么做呢

如果你想避免体重增加，就从食谱中去掉所有被添加进去的糖，至少这一点所有人都认同。不要将这些糖替换为甜味剂，这是我们在下一章中要讨论的内容，因为它们对人体同样有害。

尽管肥胖症高发的形势严峻，但我仍相当乐观，认为现在可能正处于转折点。美国近年来持续上升的肥胖症发病率最近出现增速放缓的迹象，在某些州甚至可能第一次下降。[19]根据美国疾病控制中心的数据，2型糖尿病患者数量的增长速度也开始放缓。[20]类似的数据正在不断增加。减少饮食中糖的摄入在形势逆转过程中发挥了重要作用。

第 15 章
减肥饮料：只是一个幻想

1878年6月的一个温暖的夜晚，俄国化学家康斯坦丁·法尔贝格坐在餐桌前，咬了一口香甜的面包。这个面包的特别之处在于它没有放糖。当天早些时候，他在实验室里处理焦油衍生物时，一种特别甜的化合物出现在他的手上，他把它放进面包里。返回实验室后，他把周围的物品尝了一遍。他发现了糖精——世界上第一种甜味剂。

寻找甜味剂

糖精最初作为糖尿病患者专用饮料的添加剂，随后慢慢流行起来。后来，人们又合成了其他低热量的甜味化合物。[1]

甜蜜素于1937年被发现，因为它可能与膀胱癌有关，1970年被美国政府禁用。阿斯巴甜于1965年被发现，它的甜度是蔗糖的约160倍。由于动物试验中出现了可能的致癌效应，它成为名声最差的甜味剂。不过，1981年它被批准使用。阿斯巴甜的风头被后来的乙酰磺胺酸钾盖过，随后出现的明星产品是三氯蔗糖。它因为在减肥饮料中的使用而为人熟知，还被加入酸奶、早餐麦片和其他"不含糖"的深加工食品中。

　　减肥食品不含糖，所含热量也少，因此用一瓶减肥饮料代替普通的软饮料听起来是一个不错的建议，这可以减少糖的摄入，减轻体重。因为担心摄入过多的糖对健康不利，厂商们开发了约6000种新的含甜味剂的食品并投入市场。美国甜味剂的人均摄入量快速增长（见图15.1[2]）。20%~25%的美国成年人经常摄入甜味剂，主要通过饮料摄入。

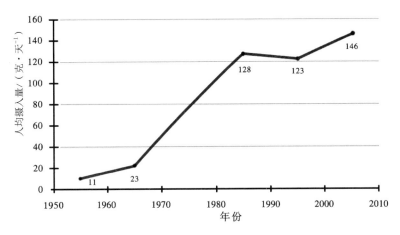

图15.1　美国甜味剂的人均摄入量快速增长

　　从1960年的低点到2000年的高点，减肥饮料人均摄入量的增幅超过400%。健怡可乐长期位列最受欢迎的软饮料榜单第二名，仅排在可口可乐之后。2010年，可口可乐的销量在美国减肥饮料中的占比达到42%。甜味剂刚入市时的人气很高，不过由于安全方面的因素，近期它的热度已减退。研究表明，64%的受访者担心甜味剂引发健康问题，44%的受访者刻意减少或避免甜味剂的摄入。[3]

　　因此，人们又开始寻找"自然的"低热量甜味剂。龙舌兰花蜜曾在短时间内受到市场追捧。龙舌兰花蜜由龙舌兰加工而成，这种植物生长在美国西南部、墨西哥和南美的部分地区。龙舌兰花蜜因血糖指数低而被人们当作糖的更健康的替代品。穆罕默德·奥兹博士是美国的一名心血管专家，因经常上电视而广为人知。他曾宣称龙舌兰花蜜具有健康功效，但后来意识到它的主要成分为果糖后才转变立场。[4]

下一个出场的甜味剂是甜菊叶。甜菊叶是从甜叶菊的叶子中提炼出来的，这种原产于南美的植物的提取物的甜度是普通蔗糖的300倍，而且对血糖水平的影响极小。它自1970年以来在日本被广泛使用，近期才进入北美市场。龙舌兰花蜜和甜菊叶都经过了深加工。从这一点来说，它们还不如蔗糖，至少蔗糖还是从甘蔗、甜菜等中提取的天然化合物。

寻找证据

美国糖尿病学会和美国心脏协会于2012年发布了一份联合声明[5]，赞同使用低热量的甜味剂帮助人们减轻体重，改善健康状况。美国糖尿病学会在它的网站上提到："添加甜味剂的食物和饮料可抑制人们吃甜食的欲望。"[6]但是，很少有证据能证明这一点。

假设低热量的甜味剂有益于健康，那么我们能得到一个直接而明显的结论：几十年来减肥食品的人均消费量应该飙升。如果减肥饮料能明显降低肥胖症或糖尿病的发病率，为什么这些疾病的发病率却不降反升？唯一合乎逻辑的结论是减肥饮料并没有真正起作用。

大量流行病学研究支持上述结论。美国癌症学会开展了一项针对78694位女性的调查[7]，希望找到支持甜味剂有助于减轻体重的证据，不过调查结果正好相反。在初始体重调整一年多后，那些食用甜味剂的女性的体重普遍增加，尽管增加的体重并不多（小于1千克）。

位于美国圣安东尼奥市的得克萨斯大学卫生科学学院的莎伦·福勒博士在2008年开展的"圣安东尼奥心脏研究"[8]中，用了8年时间跟踪5158名成年人。

这项前瞻性研究发现减肥饮料在本质上会增加患肥胖症的风险，而不是减小风险，增加的风险居然高达47%。这点让人难以理解。她写道："这一发现不禁让我们担心，面对不断恶化的肥胖症危机，食用甜味剂是火上浇油，而不是釜底抽薪。"

关于减肥饮料的坏消息接踵而来。在长达10年的"北曼哈顿研究"[9]中，迈阿密大学的汉娜·加德纳博士于2012年发现，喝减肥饮料与患心血管疾病（中风和心脏病）的风险增加相关，增加的幅度为34%。2008年开展的"动脉粥样硬化风险社区研究"[10]发现，喝减肥饮料使人们患代谢综合征的风险增加34%，这与2007年开展的"弗雷明汉心脏研究"[11]的数据一致（这项研究发现人们患代谢综合征的风险增加了50%）。艾奥瓦大学附属医院的安库尔·维亚斯博士于2014年发表了一份研究报告[12]，该报告称"女性健康倡议观察性研究"用超过8.7年的时间跟踪了59614位女性，发现每天喝两瓶及两瓶以上减肥饮料的受试者患心血管疾病的概率增加30%。难以找到证据证明甜味剂有助于改善心脏病、中风、糖尿病和代谢综合征的症状。甜味剂对健康不利，它们是有害的，非常有害。

尽管人们减少了糖的摄入，但减肥饮料并没有降低他们患肥胖症、代谢综合征、中风或心脏病的风险。为什么呢？因为高胰岛素水平而非高热量是导致肥胖症和代谢综合征等的根本因素。

重要的问题是：甜味剂是否会提高胰岛素水平？三氯蔗糖[13]可使胰岛素水平升高20%，尽管它既不含糖也不含热量。其他甜味剂也可以提高胰岛素水平，包括"天然的"甜味剂甜菊叶。尽管对血糖的影响很小，阿斯巴甜和甜菊叶提高胰岛素水平的作用甚至比蔗糖的还大。[14]甜味剂提高胰岛素水平这个效果对人体有害，而不是有益。甜味剂可能减少糖和热量的摄入，但不能降低胰岛素水平，而胰岛素水平升高才是体重增加和患糖尿病的根本原因。

甜味剂还可能增强食欲，从而对人体造成伤害。不含热量的甜味使脑部察觉到一个不完全的奖励信号，可能导致过度补偿而增强食欲。[15]功能性磁共振成像研究表明，葡萄糖（而不是三氯蔗糖）能完全激活脑部的奖励中心。[16]不完全激活可能刺激人们想吃甜食，进而完全激活奖励中心。换句话说，你可能养成了吃甜食的习惯，进而导致进食过量。实际上，大多数对照试验表明，食用甜味剂并没有减少热量的摄入。[17]

最失败的例子来自近期的两个随机试验。哈佛大学的戴维·路德维格博士将超重的青少年随机分成两组，让其中的一组喝减肥饮料，对照组则继续喝普通饮料。[18]两年后，喝减肥饮料的那一组青少年所摄入的糖远远少于对照组的。这听起来不错，但这不是研究的重点。重点是减肥饮料可不可以改善青少年肥胖症的症状？回答很简短：不可以。两组数据显示他们的体重没有明显区别。

在另一项为期19周的短期研究中，163位患肥胖症的女性被随机给予阿斯巴甜，结果她们没有明显的体重减轻现象。[19]不过，一项由641位正常体重的儿童参与的试验[20]发现，食用甜味剂与体重减轻确实有统计上的显著相关性，然而体重减轻的差别并不像人们预计的那么大。18个月后，食用甜味剂的那一组和对照组的体重减轻的差别只有0.45千克。

营养学界中像这样互相矛盾的研究经常让人无所适从。一项研究显示某项措施对健康有利，另一项研究的结果却正好相反。一般来说，决定性因素是谁赞助了这项研究。有关研究人员查阅了关于含糖饮料与体重增加的17项相关研究。[21]在由食品厂商赞助的研究中，竟有83.3%的研究没有发现含糖饮料和体重增加有关联。但独立资金赞助的研究结果正好相反，83.3%的研究发现含糖饮料和体重增加密切相关。

可怕的真相

因此，最终由常识来进行裁决。减少饮食中糖的含量一定对健康有利，但这并不意味着用完全人造的化学品代替糖是个好办法，因为甜味剂的安全性存疑。我们没必要做艰难的选择，不再食用这些甜味剂就好了。

　　减少热量的摄入是甜味剂的主要优势，但产生肥胖症的原因与热量摄入无关，而与胰岛素水平有关。甜味剂会提升胰岛素水平，因此它们对健康没有好处。摄入这些不是食物的化学品（如阿斯巴甜、三氯蔗糖和乙酰磺胺酸钾等）不是个好主意。碰巧它们的味道是甜的，而且不能致死，因此大型化工厂将它们合成后添加到食物中。少量的胶水也不会致死，但这并不意味着我们要喝胶水。

　　基本问题是这些化学品不会减轻体重，事实上还可能增加体重。它们可能会增强食欲，使人们吃过量的甜食。即使它们不含热量，长期吃这种甜食也可能增强吃其他甜食的欲望。

　　随机试验证实了我们的经验和常识。是的，喝减肥饮料可以减少糖的摄入，但并不会减轻体重。当然，你可能早就知道这一点。看看周围那些喝减肥饮料的人吧。你可曾见过只喝减肥饮料使体重大幅减轻的人？

　　一个也没有吧。

第 16 章
碳水化合物

CHAPTER 16

碳水化合物的地位低下，饱受争议。它对身体到底是有益还是有害？20世纪50年代至90年代的观点认为它对身体有益，是英雄。由于很多富含碳水化合物的食物中的脂肪含量低，因此食用这类食物应该是解决心脏病"流行"问题的良方。此后于20世纪90年代末期开展的"阿特金斯的反击"又让碳水化合物扮演了饮食界的反派。许多追随者彻底放弃了碳水化合物，甚至连蔬菜和水果都一并放弃。那么，碳水化合物到底是有益还是有害呢？

高胰岛素水平和胰岛素抵抗是导致肥胖症的因素。精制碳水化合物（如糖和精制面粉等）是导致胰岛素水平升高的幅度最大的食物。这些食物非常容易让人发胖，但我们不是说所有的碳水化合物均对人体有害。"好"碳水化合物（如全麦面粉等）与"坏"碳水化合物（如糖和精制面粉等）有相当大的差别。不管你吃多少花椰菜都不太可能发胖，但食物中即使只含少量的糖也会让你的体重增加。我们如何才能将二者区分开来呢？

血糖指数和血糖负荷指数

加拿大多伦多大学的戴维·詹金斯博士于1981年首次采用血糖指数来解决这个问题。他根据不同食物提高血糖水平的能力对它们进行分类。由于饮食中的蛋白质和脂肪不会明显提高血糖水平，它们被排除在血糖指数列表之外，因此他只测量含碳水化合物的食物的血糖指数。

血糖指数用含50克碳水化合物的食物进行测量。例如，抽取含50克碳水化合物的胡萝卜、西瓜、苹果、面包、煎饼、糖果和麦片等，测量其对人体血糖水平的影响。然而，一份标准的食物含有的碳水化合物可能不是50克。例如，西瓜的血糖指数为72，但它所含的碳水化合物只占总重量的5%，而水占绝大部分。需要吃1千克西瓜才能摄入50克碳水化合物，这远远超过了人们的日常摄入量。玉米的血糖指数为52。玉米饼中的碳水化合物占总重量的48%，因此我们只需吃104克玉米饼（接近一顿饭的量）就可摄入约50克碳水化合物。

血糖负荷指数可以通过调整摄入的食物的量来纠正这一偏差。西瓜的血糖负荷指数极低，仅为5，而玉米的血糖负荷指数高达25。但无论衡量标准是血糖指数还是血糖负荷指数，我们都能发现精制碳水化合物和非精制碳水化合物的明显差异。西方饮食中深加工食物的血糖指数和血糖负荷指数都非常高。与深加工食物相比，尽管传统的全麦食物含有相近数量的碳水化合物，但其血糖负荷指数并不高，二者有本质的区别（见图16.1[1]）。碳水化合物本身不会让人发胖，问题在于加工方式。

碳水化合物通过提纯和浓缩等深加工过程使血糖指数明显升高。去除脂肪、膳食纤维和蛋白质意味着精制碳水化合物可以非常快速地被人体消化和吸收。以小麦为例，现代磨粉机基本上已完全替代了原始的石磨工艺，可将小麦研磨成非常精细的白色粉状物质——我们熟知的面粉。精制面粉的摄入会使人体内的血糖水平突然升高，随后胰岛素水平也跟着升高。

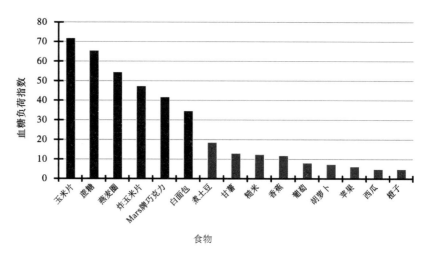

图16.1　一些常见食物的血糖负荷指数

　　另外，深加工食物还易引起进食过量。例如，一杯橙汁需要榨4~5个橙子。一杯橙汁喝起来很方便，但吃四五个橙子没那么容易。去除不是碳水化合物的有关成分后，我们的饮食往往会过量。我们吃四五个橙子时就得把纤维和大块果肉一起吃下去，在吃之前我们就会先考虑一下。对于主食和蔬菜来说，道理也一样。

　　问题在于平衡。我们的身体已经适应了摄入天然食物，其中的各种营养成分比较平衡。而深加工食物只包含某种或某些特定的营养成分，完全破坏了平衡状态。人类几千年来一直吃非精制的碳水化合物，没有出现肥胖症和糖尿病。近年发生了什么变化？问题在于我们现在将经过深加工的谷物作为主要的碳水化合物来源。

小麦：西方人选择的主食

　　小麦一直被视为营养丰富的食物。与水稻和玉米一样，小麦也是人类历史上最早被人工种植的农作物之一。近年来，由于麸质过敏和肥胖症的关系，没有人为支持种植小麦发声。小麦的名声怎么变得这么糟糕？

正如第9章中提到的，小麦种植有悠久的历史。20世纪50年代，马尔萨斯关注的人口过剩和世界饥荒问题再次出现。后来获得诺贝尔奖的诺曼·博洛格开始研究高产小麦品种，他随后培育出了矮秆小麦品种。

现在全世界大约99%的小麦是矮秆和半矮秆小麦。在博洛格博士自然培育出的小麦品种的基础上，后来的科学家迅速运用新技术增强基因变异的效果。很明显，如今的矮秆小麦品种与50年前的品种不同。英国的布罗德巴克小麦试验[2]研究了过去半个世纪小麦营养成分的变化。在"绿色革命"（译者注：发达国家在第三世界国家开展的农业生产技术革新活动）时期，谷物产量大幅提升，但微量营养物质的含量急剧下降。如今小麦品种的营养价值还不如前几代品种的营养价值，这肯定不是什么好消息。

小麦特性发生变化的另一条线索是乳糜泻的发病率明显升高，患有这种疾病的人食用含麸质蛋白的食物会导致小肠受损。在现代西方人的饮食中，小麦是麸质最主要的来源。研究人员研究了50多年间美国空军士兵的血液样本后发现，乳糜泻的发病率升高了3倍。[3]

几个世纪以来，小麦的加工方法发生了巨大的变化。传统的方法是由畜力或人力推动沉重的石磨将小麦磨成粉。现在，面粉厂替代了传统的磨坊。在面粉厂中，麸皮、胚芽和油脂被有效地完全分离，留下的是纯白色的淀粉。大部分维生素、蛋白质、膳食纤维和脂肪随着外壳、麸皮和胚芽的剥离而流失。小麦被磨成精细的面粉后，肠道吸收的速度非常快。葡萄糖吸收率的提高增强了胰岛素效应。全麦面粉保留了胚芽和部分麸皮，但仍存在吸收速度过快的问题。

淀粉分子是由几百个甚至几千个单糖分子聚合而成的。面粉中支链淀粉占大多数（75%），剩下的是直链淀粉。支链淀粉分为3种类型：A型、B型和C型。豆类富含C型支链淀粉，这种淀粉极难被消化。当未消化的淀粉到达结肠时，肠道菌群会产生气体，这就是我们吃豆子容易放屁的原因。豆类的碳水化合物含量非常高，大部分难以消化。

在香蕉和土豆中发现的B型支链淀粉的易吸收性属于中等。你应该也猜到了，最容易被人体吸收的A型支链淀粉存在于小麦中。相对于其他类型的淀粉来说，小麦中的淀粉可以更有效地转化为葡萄糖。

尽管本章讨论了小麦的所有负面影响，但观察性研究一致表明摄入全谷物可预防肥胖症和糖尿病。区别在哪里呢？答案是膳食纤维。

膳食纤维的好处

膳食纤维属于食物中不能被消化的部分，通常是碳水化合物中不能被消化的部分。膳食纤维主要由纤维素、半纤维素、果胶、β-葡聚糖、果聚糖和树胶等构成。

根据能否溶于水，膳食纤维分为可溶性膳食纤维和不可溶性膳食纤维。可溶性膳食纤维主要存在于豆类、燕麦麸皮、鳄梨和各类浆果等中。不可溶性膳食纤维主要存在于小麦、豆类、亚麻籽、绿叶蔬菜和坚果等中。膳食纤维还可分为可发酵膳食纤维和不可发酵膳食纤维。一般大肠内的细菌具有使某些不能被消化的膳食纤维发酵的能力，这些膳食纤维发酵成乙酸、丙酸和丁酸等短链脂肪酸，而这些脂肪酸可作为能量使用。它们还能对内分泌系统产生影响，如减少肝脏中的葡萄糖。[4]一般来说，可溶性膳食纤维比不可溶性膳食纤维更容易发酵。

据称膳食纤维有多种保健功效，但对于每一种功效的重要性，我们还不清楚。富含膳食纤维的食物需要咀嚼的次数更多，有助于减少摄入量。霍勒斯·弗莱彻（1849—1919）坚定地认为将每一口食物咀嚼100次能治疗肥胖症，增强肌肉力量。这样做使他的体重减轻了18千克，而"弗莱彻咀嚼法"也成为20世纪初流行的一种减肥方法。

膳食纤维可能会降低食物的可口度，从而减少摄入量。它使食物的体积增大，能量密度降低。可溶性膳食纤维吸收水分形成胶质，体积进一步增大。这一效应让胃部膨胀，因此可增强饱腹感。（胃部膨胀会通过迷走神经发出饱腹感信号。）体积增大还意味着胃部排空的时间延长。因此，吃一顿膳食纤维含量高的正餐后，血糖和胰岛素水平升高得较慢。某些研究发现，不同淀粉类食物的葡萄糖应答水平一半与膳食纤维的含量有关。[5]

在大肠中，粪便体积增大可导致排出的热量增加。另外，结肠的发酵作用可以产生短链脂肪酸。[6]大约40%的膳食纤维可能以这种方法进行新陈代谢。一项研究表明，饮食中的膳食纤维含量低可使热量吸收率提高8%[7]。简而言之，膳食纤维可减少食物摄入量，降低食物在胃部和小肠中的吸收速度，经过大肠更快地排出体外。这些机制在对抗肥胖症的过程中具有潜在的好处。

几个世纪以来，膳食纤维的摄入量大幅减少。在旧石器时代，每人每天的摄入量为77~120克[8]。在传统饮食中，每人每天摄入的膳食纤维约为50克[9]，而现在每个美国人每天的摄入量只有15克[10]。事实上，美国心脏协会建议每个健康的北美成年人每天仅需摄入25~30克膳食纤维[11]。食品加工过程中的一个重要环节就是去除其中的膳食纤维，改善外观，提升口感，促进销售，从而直接增加食品厂商的利润。

膳食纤维在20世纪70年代引起了公众的注意。1977年出版的《美国膳食指南》建议人们"食用含足量的淀粉和膳食纤维的食物"。膳食纤维自此得以进入传统营养学界的圣殿。膳食纤维对我们的健康有利，但我们很难准确地描述它是如何发挥功效的。

起初，人们认为膳食纤维摄入量大可降低结肠癌的发病率，但后续的跟踪结果让人有点失望。在1999年启动的一项前瞻性研究——"护士健康研究"[12]中，研究人员用16年时间跟踪了88757名女性，结果发现膳食纤维对降低结肠癌的发病率没有明显作用。同样，2000年的一项随机研究表明膳食纤维摄入量大不能减少癌前病变（即腺瘤）。[13]

如果膳食纤维不能降低癌症的发病率，那么它是否有助于降低心脏病的发病率呢？1989年，"饮食与再梗死试验"随机抽取2033名心脏病第一次发作后的男性作为试验对象，观察他们采用3种不同节食法的效果。[14]让研究人员惊讶的是，美国心脏协会推荐的低脂节食法看起来不能降低人们患心脏病的风险。那么，高膳食纤维节食法呢？也不能降低人们患心脏病的风险。

地中海节食法（脂肪含量高）却能有效地降低人们患心脏病的风险。安塞尔·基斯博士在多年前就曾对此提出疑问。最近的试验（如PREDIMED试验[15]）证实，人们摄入更多的坚果和橄榄油等天然脂肪可降低患心脏病的风险。因此，吃更多的脂肪有益于健康。

但膳食纤维在某种程度上对身体有益，这个观点很难反驳。相关研究（包括皮马印第安人研究和加拿大土著人研究）都发现，体重指数低与膳食纤维摄入量大有关。[16, 17, 18]最近，历时10年的"观察性卡尔迪亚研究"[19]发现，摄入的膳食纤维越多，体重增加的可能性越小。短期研究显示，增加膳食纤维的摄入量能增强饱腹感，减弱饥饿感，还能减少热量摄入。[20]膳食纤维补充剂的随机试验表明它具有一定的减肥效果，食用者的体重在12个月内会小幅下降，减轻1.3~1.9千克。目前还没有可靠的长期研究报告。

抗营养物质

当谈到食物的营养价值时，我们首先想到的是食物中所含的维生素、矿物质和其他营养成分。我们考虑的是食物为身体提供的营养成分，但膳食纤维的情况不同。若要理解膳食纤维的作用，首先要认清它不是一种营养物质，而是一种抗营养物质，这才是它的作用所在。膳食纤维具有降低消化、吸收功能的作用。膳食纤维做的是减法，而不是加法。这对我们摄入糖和胰岛素来说是好事情。可溶性膳食纤维能降低人体对碳水化合物的吸收能力，进而降低血糖和胰岛素水平。

在一项研究[21]中，2型糖尿病患者被分成两组，对照组被给予标准的流食，另一组在上述食物中增加了膳食纤维。尽管两组受试者摄入的碳水化合物和热量几乎完全一样，但增加了膳食纤维的那一组受试者的葡萄糖和胰岛素水平的峰值均有所下降。因为高胰岛素水平是肥胖症和糖尿病的主要驱动因素，所以降低胰岛素水平的峰值对人体有益。从本质上说，膳食纤维的作用像碳水化合物的解毒剂。在这个比喻里，碳水化合物是"有毒"的。（碳水化合物，更确切地说是糖，并不是真的有毒，这里是为了帮助大家理解膳食纤维的作用。）

几乎所有处于天然状态的植物性食物在未经过深加工时都含有膳食纤维。大自然母亲在给我们"毒药"的同时还给了"解毒剂"。因此，过去人们按照传统的饮食习惯，摄入大量碳水化合物，却没有患上肥胖症和2型糖尿病。在传统的饮食习惯中，碳水化合物未经过深加工，人们在摄入碳水化合物的同时摄入了大量膳食纤维。

西方饮食的一项定义性特征不是脂肪、盐、碳水化合物和蛋白质的摄入量，而是大量经过深加工的食物的摄入量。亚洲的传统菜市场中堆满了新鲜的肉类和蔬菜。亚洲的许多地区的人们每天都购买新鲜食物，在那里为了延长保质期而将食物深加工处理后再售卖完全没有必要，也不受人们的欢迎。相反，北美的超市中则摆满了盒装的深加工食品和冷冻的深加工食品。仓储式零售商店开市客（Costco）的货架就是这样摆放的。北美人会一次购买一周甚至几周的食品。

在深加工过程中，膳食纤维和脂肪这两种重要的营养成分被去除。去除膳食纤维可改善口感，使食物的味道"更好"；而去除天然脂肪可延长保质期，因为脂肪容易变质。我们在摄入"毒药"的同时没有吃"解毒剂"。也就是说，膳食纤维被从食物中去除后，它的保护作用也一并消失。

未经过深加工的全谷物食物几乎总是含有膳食纤维，而蛋白质和脂肪几乎不含膳食纤维。人类现在已演化到消化这些食物时不需要膳食纤维了。没有"毒药"也就不需要"解毒剂"了。这再一次证明大自然母亲比人类聪明得多。

食用去掉蛋白质和脂肪的食物可导致进食过量,因为天然的增强饱腹感的激素(多态YY和胆囊收缩素)会对食物中的蛋白质和脂肪做出反应。食用纯碳水化合物不会激活这一应答系统,从而导致进食过量(这就是"第二个胃"现象)。

天然食物中的营养成分和膳食纤维保持平衡,人类经过上千年的演化已经适应了这些食物。现在的问题与摄入某种特定成分的多少无关,而与整体的平衡有关。举例来说,假设我们制作一份蛋糕,配方中含有特定比例的黄油、鸡蛋、面粉和糖。现在我们决定完全去掉面粉,用双倍的鸡蛋代替它。蛋糕一定会变得很难吃。这里不是说鸡蛋不好,也不是说面粉不好,而是平衡被破坏了。碳水化合物的情况也是如此。包含膳食纤维、脂肪、蛋白质和碳水化合物的未精制食物整体上没有什么不好,但去除上述所有其他成分而只留下碳水化合物,将破坏人体复杂的平衡系统,对健康有害。

膳食纤维和 2 型糖尿病

肥胖症和2型糖尿病都是由胰岛素水平过高引起的。随着时间的推移,胰岛素抵抗情况越来越严重,导致胰岛素水平长期过高。如果膳食纤维可以防止胰岛素水平升高,它也应该可以对2型糖尿病起到抑制作用,对吗?这正是科学研究的结果。[22]

"护士健康研究"I期和II期项目监测了数以千计的女性几十年的饮食记录,证实了谷物纤维的保护性作用。[23, 24]采用高血糖指数节食法的女性同时摄入大量的谷物纤维,可以起到预防2型糖尿病的作用。从本质上说,这一节食法是同时摄入较高比例的"毒药"和"解毒剂"。两种效果互相抵消,净效果为零。采用低血糖指数节食法(摄入较少的"毒药")的女性同时摄入少量的谷物纤维(摄入较少的"解毒剂"），也起到了预防2型糖尿病的作用。两种效果再次相互抵消。

然而采用高血糖指数节食法（摄入较多的"毒药"）的女性同时摄入少量的谷物纤维（摄入较少的"解毒剂"），这种组合是致命的，这些女性患2型糖尿病的风险达到了可怕的75%。这个组合反映了深加工碳水化合物的确切效果，即深加工过程提升了血糖指数，但减少了膳食纤维的含量。

1997年启动的"健康专业人士跟踪研究"历时6年，跟踪了42759名男性，研究结果也基本相同。[25]受试者在采用高血糖负荷指数节食法的同时摄入少量的膳食纤维，患2型糖尿病的风险增加了217%。

"黑人女性健康研究"证明，高血糖指数节食法与2型糖尿病的发病率上升有关，上升幅度达23%。相比之下，高膳食纤维饮食与糖尿病发病风险降低有关，降低幅度达18%。

碳水化合物（可能只有蜂蜜除外）在天然状态下未经深加工时总是含有膳食纤维，这也恰恰说明为什么垃圾食品对身体有害。加工过程和化学添加剂改变了食物的形态，而人体还没有演化到适应这些食物的程度。这正是它们对人体有害的原因。

高胰岛素水平是现代社会的恶魔，但是还有一种传统食物可能起到击退恶魔的作用，那就是醋。

醋的传奇

在英语中，"vinegar"（"醋"）这个词源于拉丁语中的"vinum acer"，意思是"发酸的酒"。如果将酒静置不动，它最后就会变成醋（主要成分是醋酸）。古人很快就发现了醋的多种用途。醋作为一种清洁剂被广泛使用。在抗生素发明之前，传统的治疗师还利用醋的抗菌性清洗伤口。未过滤的醋含有母液，母液包括蛋白质、酶和起发酵作用的细菌。

长期以来，人们用醋来腌制和保存食物。醋的酸味浓郁。作为一种饮料，它不可能受到普遍欢迎。不过，据说克娄巴特拉（译者注：埃及女王）将珍珠溶解在醋里当饮料喝。喜爱醋的人还不少，人们用它来做炸薯条的调味品，在制作寿司时也要用到醋。

稀释后的醋是一种传统的减肥饮品，这种民间的减肥方法可以追溯到1825年。英国诗人拜伦曾经表示醋是一种不错的减肥饮品，据说他曾经连续好几天吃用醋浸泡过的饼干和土豆。[26]其他用醋减肥的方法还包括：饭前喝几勺醋，或睡前服用稀释过的醋。苹果醋似乎受到了特别的关注，因为它不仅含有醋酸，而且含有果胶（一种可溶性膳食纤维）。

没有长期试验的数据证明醋有助于减轻体重，然而一些小型的短期人类研究表明，醋可能有助于减少胰岛素抵抗的出现。[27]采用高碳水化合物饮食法时喝两勺醋，可使血糖和胰岛素水平降低34%。研究还表明，即将吃饭时喝醋的效果比饭前5小时喝醋的效果更好。[28]制作寿司时添加醋可使米饭的血糖指数降低近40%。[29]在米饭中添加腌制的食物或发酵的黄豆（纳豆）也可显著降低其血糖指数。同理，用腌制的黄瓜代替新鲜黄瓜与米饭同时食用，可使血糖指数降低35%。[30]

用醋作为调味剂制作凉拌土豆沙拉，可使其血糖指数明显低于用常规烹饪方法制作的土豆的血糖指数。土豆冷藏有助于抗性淀粉的生成，而添加醋又增强了降低血糖指数的效果。研究表明，受试者摄入这种食物时，其血糖和胰岛素水平分别下降了43%和31%。[31]试验中两种食物的总碳水化合物含量是相同的。醋不能取代碳水化合物，但是在血清胰岛素反应中似乎起到了保护作用。

还有研究发现2型糖尿病患者在睡前喝两勺稀释的苹果醋可降低次日清晨的空腹血糖水平。[32]更高剂量的醋似乎还能增强饱腹感，可使我们在当天接下来的时间内摄入的热量减少（减少837~1151千焦）。花生制品也有类似的功效。有趣的是，花生还可使葡萄糖应答能力降低55%。[33]

现在，我们还不知道醋酸是如何产生这些效果的，原因可能是醋酸会抑制唾液淀粉酶的分泌，从而影响淀粉的消化。醋还可能降低胃排空的速度。但还有研究得出了不一致的结论，至少有一项研究表明葡萄糖应答能力降低了31%，但胃排空的速度没有明显下降。

将油和醋一起作为调味品与降低心血管疾病的发病风险相关。[34]人们最开始以为这一效果与油醋混合物中含有亚油酸有关。哈佛大学的弗兰克·胡博士指出，蛋黄酱中的亚油酸含量与此类似，但没有起到保护心血管的作用。[35]它们的区别可能在于前者添加了醋。尽管远没有到得出结论的时候，但这无疑是一个有趣的假设。不要指望食用醋可以使体重迅速减轻，毕竟这一方法的倡导者声称体重只是略微减轻。

血糖指数存在的问题

将碳水化合物按血糖指数分类是合乎逻辑的，曾经取得了一定的效果。设计血糖指数的初衷是为糖尿病患者服务，以帮助他们更好地选择食物。但在治疗肥胖症时，低血糖指数节食法只取得了部分成功，无法获得明确的减肥效果。这是因为低血糖指数节食法存在一个特别难以克服的问题。

高血糖水平不是体重增加的驱动因素，而较高的激素水平，特别是较高的胰岛素和皮质醇水平才是体重增加的驱动因素。

高胰岛素水平导致肥胖症。我们的目标是降低胰岛素水平，而不是降低血糖水平。不言而喻，这里隐含了一个假设，即葡萄糖是胰岛素分泌的唯一刺激物。事实完全不是这样的。影响胰岛素水平升高或降低的因素很多，其中蛋白质就是一个重要的影响因素。

第 17 章

正确认识蛋白质

CHAPTER 17 ————————————————————————

20世纪90年代中叶，舆论风向开始转变，可怜的碳水化合物遭到了人们的嫌弃。这时医疗系统发出反对的声音，有关人士急切地表示："减少碳水化合物的摄入会导致营养不均衡。"这听起来很有道理。三大营养物质是指蛋白质、脂肪和碳水化合物。过分限制上述任何一种营养物质，都有可能导致营养"不均衡"。当然，营养学界从来没有因提倡尽量减少脂肪的摄入表示过类似的歉意。这不是我们要讨论的重点。可以肯定的是，上述饮食方法都会导致营养不均衡，但更重要的是上述饮食方法是否会对健康造成影响。

为了论证这一点，我们假设低碳水化合物节食法会造成营养不均衡。这是否意味着碳水化合物对健康至关重要呢？

食物中含有人体必不可少的某些营养成分，而且它们无法通过人体合成获取。如果不能获取这些营养成分，我们就会得病。这些营养成分包括脂肪酸（如 ω－3 和 ω－6 脂肪酸等）和氨基酸（如苯丙氨酸、缬氨酸和苏氨酸等），但是碳水化合物并非人体必不可少的营养物质，不是人类生存必需的营养物质。

碳水化合物只是由长链的糖分子聚合而成的，本身没有营养价值。低碳水化合物节食法的重点在于不吃精制谷物和糖，身体应该更健康。营养可能不均衡，但是更健康。

还有人质疑采用低碳水化合物节食法时初期减轻的体重都是水分，这是对的。高碳水化合物节食法会使胰岛素水平升高，高胰岛素水平会刺激水分的重吸收。因此，通过降低胰岛素水平可将多余的水分排出体外。这不是件好事吗？试问谁想让脚踝肿胀呢？

20世纪90年代末，"新的"低碳水化合物节食法与流行的低脂节食法相结合，由此诞生了阿特金斯节食法2.0版。这是一种低碳水化合物低脂高蛋白饮食法。原来的阿特金斯节食法提倡高脂饮食，这种新版的阿特金斯节食法则提倡高蛋白饮食。大部分高蛋白食物中的脂肪含量也高。不过，新版的阿特金斯节食法提倡吃脱骨、不带皮的鸡胸肉和纯蛋白卷。如果你吃这些食物厌烦了，则只能选择蛋白质补充条和奶昔。高蛋白饮食可能让许多人担心引起潜在的肾脏损伤风险。

对于慢性肾病患者，不推荐高蛋白饮食，因为肾功能受损时，肾脏处理蛋白质分解物的能力减弱。不过，肾功能正常的人不存在这个问题。最近的几项研究证明高蛋白饮食没有导致明显的肾功能损伤。[1]所谓肾功能损伤的说法有些言过其实。

高蛋白饮食最大的问题在于不能真正达到减肥效果。为什么呢？胰岛素水平升高导致体重增加，而减少精制碳水化合物的摄入会降低血糖和胰岛素水平。这个推理看起来很有道理，但所有食物都会促进胰岛素分泌。阿特金斯节食法2.0版假设膳食蛋白不会提高胰岛素水平，因为它们不会提高血糖水平。这个论述是不正确的。

人们可以对特定食物的胰岛素应答情况进行测量和排序。血糖指数是指机体对一份标准分量的食物产生应答而使血糖水平升高的程度。苏珊娜·霍尔特于1997年提出胰岛素指数的概念，胰岛素指数是指机体对一份标准分量的食物产生应答而使胰岛素水平升高的程度。胰岛素指数与血糖指数存在巨大的差异。[2]精制碳水化合物会使胰岛素水平快速升高，这不足为奇，而让人吃惊的是膳食蛋白也能引起胰岛素水平产生类似的变化。血糖指数完全没有将蛋白质和脂肪涵盖在内，因为它们不会导致血糖水平升高。这种方法基本上忽略了三大主要营养物质中蛋白质和脂肪的增肥效果。胰岛素水平升高可能与血糖水平升高不同步。

碳水化合物摄入与血糖和胰岛素水平都有非常紧密的联系。总的来说，血糖水平只能反映胰岛素应答能力变化的23%。与胰岛素应答相关的大部分影响因素（77%）与血糖水平无关。高胰岛素水平而非高血糖水平导致体重增加，这改变了一切。

血糖指数减肥法失败的关键就在这里。它假设血糖水平可反映胰岛素水平，根据血糖应答情况采取减肥方案。但这个假设是错的，你可能降低了血糖应答能力，但不一定能相应地降低胰岛素应答能力。归根结底，胰岛素应答才是解决问题的关键。

什么才是影响胰岛素应答的因素呢？肠促胰岛素效应和第一时相（又称头期）是两个可能的影响因素。

肠促胰岛素效应和第一时相

人们通常认为血糖是影响胰岛素分泌的唯一因素，但学术界早就发现这个观点是错的。1966年的一项研究表明，通过口服或静脉注射亮氨酸（一种氨基酸）可刺激胰岛素的分泌。[3]这项研究很快就被人们遗忘了，几十年后类似的研究出现时它才再次被人们提起。[4]

1986年，米夏埃尔·瑙克博士发现了一些不寻常的事。[5]一位受试者无论是口服还是静脉注射葡萄糖，他的血糖应答情况都是相同的。尽管采用这两种方法时他的血糖水平相同，但他的胰岛素水平相差很大，口服葡萄糖时他的胰岛素应答能力明显提高。

在大多数情况下，口服的效果没有静脉注射的效果好。静脉注射的生物利用度是100%，即静脉注射后所有药物直接进入血液。而许多口服药在药物进入血液前已有部分被消化道吸收，或者在进入肝脏时被灭活。因此，静脉注射的效果往往要好得多。

但是，这项研究得出了相反的结论。通过口服葡萄糖刺激胰岛素分泌的效果要好得多，而且这一机制与血糖水平无关。这个现象有史以来第一次被提及。深入研究后，人们发现胃分泌一类被称为肠促胰岛素的激素，这类激素会促进胰岛素的分泌。由于静脉滴注葡萄糖没有经过胃部，因此无法产生肠促胰岛素效应。口服葡萄糖后，50%~70%的胰岛素分泌可能由肠促胰岛素效应引起。

胃肠道不仅起消化和吸收食物中的营养成分以及排泄的作用，它还与神经细胞、受体和激素一起发挥类似"第二脑部"的功能。到目前为止，人们发现的两种肠促胰岛素分别叫作胰高血糖素样肽-1（glucagon-like peptide-1，GLP-1）和葡萄糖依赖性促胰岛素多肽（glucose-dependent insulinotropic peptide，GIP）。这两种激素都可以被一种称为二肽基肽酶-4（dipe ptidyl peptidase-4，DPP-4）的激素灭活。胃和小肠对食物产生应答，分泌肠促胰岛素。GLP-1和GIP均可促进胰腺分泌胰岛素。脂肪酸、氨基酸和葡萄糖都会刺激肠促胰岛素的分泌，从而提升胰岛素水平。不含任何热量的非营养性甜味剂也会刺激胰岛素应答。例如，人们摄入三氯蔗糖时可将胰岛素水平提高22%。[6]

肠促胰岛素效应在人体吸收营养成分的几分钟内开始显现，大约60分钟后达到峰值。肠促胰岛素还有其他重要作用，它可降低胃排空的速度，延长营养物质进入小肠的时间，从而降低葡萄糖吸收的速度。

第一时相是一条与葡萄糖无关的胰岛素分泌通路。从食物入口那一刻起，身体就开始为消化食物做准备，这个行为在营养物质进入胃部之前就已开始。即使你快速喝一口含蔗糖或者糖精的水，然后马上把它吐出来，这也会使你的胰岛素水平升高。[7]尽管我们还不清楚第一时相的重要性，但它反映出一个重要的事实，即胰岛素分泌存在多条与葡萄糖无关的通路。

这些新通路的发现令人兴奋。肠促胰岛素效应解释了脂肪酸和氨基酸是如何促进胰岛素分泌的。不仅仅是碳水化合物，所有食物都能刺激胰岛素分泌。因此，所有食物都可以导致体重增加。我们对热量的理解存在巨大的偏差。高蛋白食物可能导致体重增加，不是因为它们所含的热量多，而是因为它们产生了刺激胰岛素分泌的效果。如果碳水化合物不是唯一甚至不是主要的刺激胰岛素分泌的营养物质，那么限制碳水化合物的摄入也许不像我们想象的那样有效。用刺激胰岛素分泌的蛋白质代替刺激胰岛素分泌的碳水化合物起不到任何效果，不过膳食脂肪刺激胰岛素分泌的效果最弱。

乳制品、肉类和胰岛素指数

不同蛋白质刺激胰岛素分泌的能力有很大的差异，[8]特别是乳制品具有较强的刺激胰岛素分泌的能力。[9]摄入乳制品后，人体内血糖效应和胰岛素效应的反差最大。试验测得乳制品的血糖指数非常低（15~30），然而胰岛素指数非常高（90~98）。牛奶中的糖主要以乳糖的形式存在，然而试验表明纯乳糖对血糖指数和胰岛素指数的影响都非常小。

牛奶主要含有两种乳蛋白：酪蛋白（80%）和乳清（20%）。奶酪中的蛋白质主要是酪蛋白。乳清是在生产奶酪的过程中从凝乳中留下的副产品。健美训练者经常食用乳清蛋白补充剂，因为它富含高支链氨基酸，而高支链氨基酸被认为在肌肉形成过程中发挥重要作用。

因为肠促胰岛素效应，摄入乳蛋白特别是乳清蛋白可使体内的胰岛素水平升高，比摄入全麦面包后的胰岛素水平还高。[10]乳清蛋白补充剂可使GLP-1水平升高298%。[11]

尽管各种营养物质的胰岛素指数相差很大，但存在一些普遍规律。碳水化合物摄入量增加可促进胰岛素分泌。这个结论是许多低碳水化合物和低血糖指数节食法的理论基础，同时也可以解释淀粉和含糖食物易导致肥胖的现象。

脂肪类食物也会刺激胰岛素分泌，但纯脂肪（如橄榄油等）并不会刺激胰岛素分泌和血糖水平升高。人们很少把纯脂肪当作食物。脂肪类食物中的蛋白质可能是引起胰岛素应答的因素。脂肪的剂量反应曲线平缓，这是个有趣的发现。当脂肪摄入量越来越大时，胰岛素应答没有明显的改变。尽管脂肪所含的热量多于碳水化合物和蛋白质所含的热量，但在脂肪刺激下的胰岛素分泌水平低于在碳水化合物和蛋白质刺激下的胰岛素分泌水平。

让人惊讶的是各种膳食蛋白，它们的胰岛素应答情况呈现巨大的差异。蔬菜蛋白仅最低限度地提高胰岛素水平，而乳清蛋白和肉类（包括海鲜）可明显促进胰岛素分泌。乳制品和肉类有没有增肥效果呢？答案很复杂。肠促胰岛素还能产生一种重要的效应——饱腹感。

饱腹感

肠促胰岛素在胃排空的过程中发挥重要作用。通常来说，我们吃进去的食物到达胃部时，与胃液混合，然后缓慢排出胃部。GLP-1可显著降低胃排空的速度。营养物质的吸收速度同时降低，导致血糖和胰岛素水平也降低。另外，GLP-1还能使人感觉吃饱了，即产生饱腹感。

2010年的一项研究[12]比较了受试者摄入4种含不同蛋白质的食物（鸡蛋、火鸡肉、金枪鱼和乳清蛋白）后胰岛素水平的差异。正如预期的一样，乳清蛋白导致受试者的胰岛素水平升高得最多。4小时后，他们享用了自助午餐。乳清蛋白组受试者的热量摄入远远低于其他三组的，见图17.1[13]。乳清蛋白抑制了食欲，增强了饱腹感。换句话说，这组受试者觉得"饱了"。

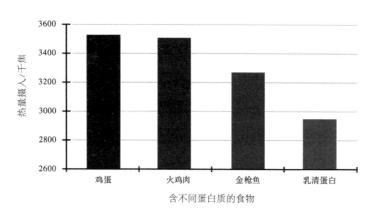

图17.1 受试者摄入含不同蛋白质的食物4小时后的热量摄入情况比较

因此，肠促胰岛素产生两种相反的效果。促进胰岛素分泌会使体重增加，而增强饱腹感又可防止体重增加，这与人们的经验相符。动物蛋白可以让人长时间不觉得饿，乳清蛋白就是最明显的例子。让我们比较两份热量相同的食物：一小份牛排和一大份含糖汽水。哪一份食物可以让你长时间不觉得饿呢？显然是前者——小份牛排，它让人产生更强的饱腹感。这份牛排长时间"停留"在你的胃部，你能感觉到降低胃排空速度的肠促胰岛素效应。而那份含糖汽水不能长时间"停留"在你的胃部，你很快就会饿。

促进胰岛素分泌会使体重增加，产生饱腹感使体重减轻，两种相反的效果让人们围绕肉类和乳制品发生了激烈的争论。问题的焦点在于哪一种效果占上风。某种特定的肠促胰岛素产生的刺激可能对确定体重是增加还是减轻起重要作用。例如，药物艾塞那肽对GLP-1分泌的选择性刺激可产生饱腹感，使体重减轻的效果大于使体重增加的效果。

因此，我们必须分别对不同的蛋白质进行评估，因为各种蛋白质对体重的影响有很大的不同。人们研究的主要膳食蛋白是乳制品和肉类，评估的两个主要指标为肠促胰岛素效应和膳食蛋白所占的比例。

肉类

传统观点认为摄入肉类会导致体重增加，因为肉类富含蛋白质和脂肪，所含热量多。[14]然而最近许多人认为它的碳水化合物含量低，所以会使体重减轻。这种说法正确吗？其实很难回答，因为唯一可用的数据来自关联分析，可以有多种不同的解释，而且无法建立因果关系。

"欧洲癌症与营养关系的前瞻性研究"是1992年欧洲启动的一项大规模前瞻性队列研究。研究人员从10个国家选取521448名志愿者，在跟踪他们5年后发现，肉类总摄入量以及红肉、禽肉和经过深加工的肉类的摄入量都与体重增加明显相关，即使调整总热量摄入后，情况也是如此。[15, 16]即使控制热量摄入，在一年时间里每天额外多吃三份肉与体重增加约0.45千克相关。

在北美可以从"护士健康研究"Ⅰ期和Ⅱ期以及"健康专业人士跟踪研究"中获得综合数据。[17]摄入经过深加工的红肉和摄入未经过深加工的红肉都与体重增加相关。在一年时间里，每天额外多吃一份肉可使体重增加约0.45千克。这一效果甚至超过了甜食的增重效果！因此，总的来说，增加体重的结论占主导地位，不过还有一些可能的影响因素。

首先，现在大多数牛是在养殖场中长大的，以谷物为食。但牛是草食性反刍动物，饮食的变化可能让肉质也发生变化。[18]野生动物的肉质与草饲牛的肉质类似，但与吃谷物长大的牛的肉质不同。养殖场的牛还服用大量抗生素。人工饲养的鱼也与野生鱼类有很大的不同。人工饲养的鱼吃的食物包含谷物和其他廉价替代物，而非野生鱼类吃的天然食物。

其次，尽管我们了解吃全谷物食物的好处，但是我们没有将这一理论运用到肉类食物上。我们现在倾向于吃动物的肌肉部分，而不是吃动物的所有可食用部分。

乳制品

乳制品的情况完全不同。尽管摄入乳制品会使胰岛素水平大幅升高，但大规模观察研究表明摄入乳制品与体重增加没有关联。如果一定要讨论二者的关系的话，研究人员在"瑞典乳腺钼靶检查队列研究"[19]中发现，乳制品可以防止体重增加，特别是全脂牛奶、酸奶、奶酪和黄油都与体重减轻相关，但低脂牛奶没有这种效果。为期10年的"前瞻性卡尔迪亚研究"[20]发现，乳制品摄入量最大的人群与肥胖症和2型糖尿病的发病率最低相关。其他大规模人群研究[21, 22]也证实了这一相关性。

从"护士健康研究"和"健康专业人士跟踪研究"[23]中获得的数据显示，总体来看，在4年多的时间里，受试者的平均体重增加1.5千克，即每年体重增加约0.4千克。牛奶和奶酪本质上对体重不产生影响。酸奶看起来具有特别的减肥效果，这可能与酸奶的发酵过程有关。黄油对体重增加的影响很小。

为什么乳制品和肉类的区别如此之大呢？一个原因是摄入量不同。多吃点肉不难，你可以吃一大块牛排、半只烤鸡，或者一大碗辣味牛肉粒，可是摄入与肉类蛋白含量相同的乳制品是很困难的。你能在晚餐时吃掉一大块奶酪吗？能喝十几升牛奶吗？能在午餐时吃掉两大罐酸奶吗？这些都很难做到。如果不吃乳清蛋白奶昔或其他同类的深加工食品，人们就很难增加乳蛋白的摄入量。每天多喝一杯牛奶是没有用的。因此，即使乳蛋白刺激胰岛素分泌的能力特别强，但牛奶中的蛋白质含量很低，从总体上看不会对胰岛素水平产生较大的影响。

阿特金斯节食法的拥护者喝大量脱脂牛奶，摄入大量瘦肉和蛋白质补充条，无意间又将胰岛素提高到原先的水平。他们用大量瘦肉（通常是经过深加工的肉制品）来替代碳水化合物是不可能获得成功的。[24]减少糖和白面包的摄入是不错的减肥方法，但用午餐肉来代替这些食物不是好办法。另外，增加进食次数反而使肠促胰岛素的保护作用消失了。

肥胖症的激素理论

现在我们可以修改肥胖症的激素理论了，通过添加肠促胰岛素效应的内容，形成一个完整的理论体系，如图17.2所示。

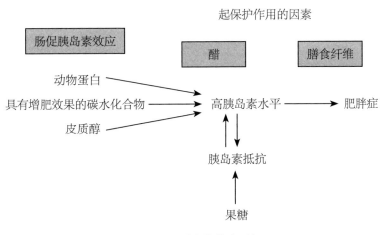

图17.2 肥胖症的基础理论

动物蛋白可以带来饱腹感，防止体重增加，而我们不应忽视肠促胰岛素效应防止体重增加的保护作用。它会降低胃排空的速度，增强饱腹感，使我们更不容易感到饿，下顿饭吃得更少，甚至不吃，给自己留下"消化的时间"。这是一种本能的行为。孩子们在不饿的时候是不会吃饭的，野生动物也会做出同样的反应，而我们养成了到吃饭时间不管饥饱都坐到餐桌旁的习惯，忽略了身体发出的饱腹感信号。

减轻体重有一个很容易理解而被很多人忽视的小窍门：如果不饿，就不要吃东西。身体会告诉我们什么时间不应该吃东西。比如，你在感恩节大吃一顿，却固执地认为下顿饭不能不吃，害怕少吃一顿饭会破坏体内的新陈代谢。这种想法不合常理。我们无论如何都严守一日三餐外加零食的习惯，却无视肠促胰岛素产生的保护性效应。

还有很多未知的领域有待人们去探索。血糖水平只反映胰岛素应答情况的23%，膳食脂肪和蛋白质仅反映胰岛素应答情况的10%，还有67%的胰岛素应答情况不清楚。正如第2章所述，肥胖症的成因近70%与遗传因素有关。其他可能的因素包括食物中膳食纤维的含量、直链淀粉与支链淀粉的比例、植物性食物的完整性、有机酸的含量（发酵）、醋（醋酸）的添加比例以及辣椒（辣椒素）的添加比例等。

"碳水化合物会使人发胖""热量会使人发胖""红肉会让人发胖""糖会让人发胖"，这些听起来简单的论调都不能完整地反映肥胖症的复杂性。肥胖症激素理论提供了理解多种因素相互作用的框架。

所有食物都会刺激胰岛素的分泌，因此所有食物都有致肥效果，这就是热量理论有缺陷的原因。由于所有食物都有致肥效果，所以人们认为所有食物都可以用一个统一的物理量——热量来测量。不过，这个物理量不应该是热量。热量不会导致肥胖症，而高胰岛素水平才是导致肥胖症的因素。如果我们不理解胰岛素的框架理论体系，那么就不可能理解流行病学证据中的不一致性。减少热量摄入的低脂节食法被证明是失败的，随后出现的高蛋白节食法也是失败的，此后许多人重新采用无效的减少热量摄入的节食法。

一种新的减肥方法——原始节食法（也称为穴居人节食法或者原始人节食法）渐渐开始流行。采用这种节食法的人只食用旧石器时代或上古时期可以获得的食物。他们不摄入精制碳水化合物、乳制品、谷物、植物油、甜味剂、酒精以及有关含糖食品，不过水果、蔬菜、坚果、种子、香料、药草、肉类、海鲜和鸡蛋是可以食用的。原始节食法没有限制碳水化合物、蛋白质和脂肪的摄入，但限制深加工食品的摄入。要知道西方饮食的一个定义性特征就是食物的加工过程，而非三大营养物质的含量。天然食物对身体无害，对身体有害的是加工过程。

低碳水化合物高脂肪或者低碳水化合物健康脂肪节食法（the low carb,high fat or low carb,healthy fat，LCHF）与原始节食法类似，要求人们只吃真正的食物。它与原始节食法的主要区别在于允许摄入乳制品，但限制水果的摄入，因为水果中碳水化合物的含量比较高。LCHF有一定的道理，因为一般来说乳制品与体重增加无关。这一点使人们可以选择更多的食物，我们希望更多的人因此长期坚持下去。

原始节食法和LCHF的设计理念建立在一个简单的观察基础之上，即人们可以吃多种多样的食物，而不会患上肥胖症和糖尿病。人们不需要计算摄入的食物中所含的热量，不需要计算碳水化合物的含量，不需要使用计步器和其他任何人工手段。饥饿时进食，吃饱就停止进食。人类几千年来都在吃未经过深加工的天然食物，没有发现什么问题。这些食物经得起时间的检验，它们才应该是节食的基础。

天然食物对身体无害，对身体有害的是经过深加工的食物。离真正的天然食物越远，你的处境就越危险。我们应该吃蛋白质补充条吗？不应该。我们应该吃代餐食品吗？不应该。我们应该喝代餐奶昔吗？绝对不应该。我们应该吃经过深加工的肉类、脂肪和碳水化合物吗？不应该，不应该，不应该。

在理想状态下，我们应该吃草饲牛肉和有机草莓。但我们得现实一点，有时候我们还是会吃经过深加工的食物的，因为它们的价格低廉，购买方便，而且说真的，味道也不错（比如冰激凌）。在过去的几个世纪里，人们不断探索新的饮食策略，如禁食解毒和身体净化。这些策略在时间的迷雾中渐渐消失。人们很快就将解开这些古老的谜团，不过现在能做的就是吃真正的天然食物。

某些天然食物含有大量的饱和脂肪。这个事实让我们不禁想到一些问题：这些饱和脂肪是堵塞血管的罪魁祸首吗？它们是引起心脏病发作的元凶吗？答案是否定的。

原因是什么呢？这就是下一章的主题。

第 18 章
脂肪恐惧症

CHAPTER 18

人们逐渐认识到低脂节食法没有什么科学依据，而且会引起无法预料的健康问题。

——摘自哈佛大学研究员弗兰克·胡博士和沃尔特·威利特博士于2001年的发言

安塞尔·基斯博士（1904—2004）是现代营养学界的泰斗，他取得了海洋生物学博士学位，又在剑桥大学获得生理学博士学位。他的大部分职业生涯是在明尼苏达大学度过的，在这里他为开创现代营养学理论做出了巨大贡献。

在第二次世界大战中，基斯博士领导开发了美国军队的"K-战斗口粮"，奠定了美国军队食品营养学的基础。他在著名的"明尼苏达饥饿试验"（见第3章）中观察严格控制热量摄入对人体的影响。不过，他被公认的最高成就是"七国研究"，这是一项饮食与心脏病长期观察性研究。

在第二次世界大战之后几年，很多地区出现了饥饿和营养不良问题。基斯博士发现了一些不寻常的现象。尽管美国人的营养状况远远好于其他国家的人的营养状况，但他们的心脏病和中风的发病率持续升高。在饱受战争蹂躏的欧洲，这一比例却保持较低的水平。[1]基斯博士在1951年注意到意大利劳工的心脏病发病率较低。他在意大利的那不勒斯发现地中海饮食中的脂肪含量（约占总能量摄入的20%）远远低于同期的美国饮食中的脂肪含量（约占总能量摄入的45%）。[2]更引人注目的是，在地中海饮食中动物性食物和饱和脂肪的比例非常低。他推测高血胆固醇水平是导致心脏病发作的因素，而低脂饮食能起到预防作用。1959年，他发表了预防心血管疾病的膳食建议。[3]他提出的建议可以概括为以下几项。

- 不要变胖，如果变胖，就要减肥（说起来容易，做起来难）。
- 限制饱和脂肪的摄入，饱和脂肪包括牛肉、猪肉、羊肉、人造黄油、固体酥油和乳制品中的脂肪。
- 选择植物油而不是固体脂肪，保持总脂肪含量占总能量摄入的30%以下。

这些建议被相对完整地保留下来，成为此后半个世纪正统营养学的基础。1977年，这些建议被载入《美国膳食指南》。[4]其中透露的主要信息是所有脂肪都对身体都有害，饱和脂肪尤其如此，这些观念延续至今。膳食脂肪被认为会"堵塞血管"，引起心脏病发作。

雄心勃勃的"七国研究"比较了不同国家中不同饮食习惯对冠心病发病率的影响。1970年，研究人员获得了5年的有效数据，得出如下与脂肪相关的主要结论。[5]

- 可根据体内的胆固醇水平预测患心脏病的风险。
- 可根据饮食中饱和脂肪的含量预测体内的胆固醇水平。
- 可通过摄入单不饱和脂肪预防心脏病。
- 坚持地中海饮食可预防心脏病。

显然，总膳食脂肪与心脏病不相关。当然，饱和脂肪对健康不利，但单不饱和脂肪可起到预防心脏病的效果。胆固醇也没有被列为引起心脏病的风险因素。

膳食脂肪和心脏病

一些心脏病是由动脉粥样硬化引起的，斑块在心脏动脉中沉积而导致其变窄、硬化。动脉粥样硬化不能简单地理解为高胆固醇水平引起动脉阻塞。现在的观点认为动脉斑块的形成是对损伤的反应：动脉管壁受损导致炎症，反过来胆固醇和炎症细胞渗透进入动脉管壁，同时促使平滑肌增殖。动脉变窄，可能导致胸部疼痛（也称为心绞痛）。斑块破裂会形成血栓，引起动脉突然堵塞，结果造成缺氧，导致心脏病发作。心脏病和中风主要是炎症性疾病，不能被简单地认为是胆固醇水平过高所致。

然而，这个解释出现得太晚了。20世纪50年代，人们想当然地认为胆固醇在血液中循环并沉积在动脉中，就像污泥沉积在管道内。（因此，人们的普遍看法是膳食脂肪堵塞了动脉。）当时人们普遍认为摄入饱和脂肪会导致胆固醇水平升高，胆固醇水平升高导致心脏病发作。这一系列猜想被称为饮食–心脏假说，即高饱和脂肪饮食导致胆固醇水平升高，从而引发心脏病。

血液中的胆固醇大多数（80%）由肝脏合成，只有20%来自食物。胆固醇经常被描绘成对身体有害的物质，必须清除。这种说法实在太离谱了。胆固醇是包裹在人体所有细胞外的细胞膜的重要组成成分。事实上，胆固醇非常重要，除了脑部外，人体内其他部位的细胞都具有合成胆固醇的能力。即使减少胆固醇的摄入，人体也很容易通过自身合成胆固醇。

"七国研究"存在两个主要问题，但这两个问题在当时均不易被发现。第一个主要问题是这项研究是一项关联研究，因此不能证明因果关系。关联研究可能带来麻烦，因为它非常容易得出错误的因果关系结论，然而它往往是可用的长期数据的唯一来源。关联研究只能做出假设，需要更严格的试验进行验证，认识到这一点非常重要。在低脂节食法被写入营养学教材约30年后，2006年随着题为《妇女健康倡议膳食改良试验：低脂饮食模式与心血管疾病风险研究》的研究报告[6]的发表，低脂饮食对身体有益的观点才被证明是错误的，但那时低脂节食法的宣传已深入人心，像超级游轮一样难以掉头。

心脏病和饱和脂肪的摄入有关联不能证明摄入饱和脂肪会引起心脏病。有人立即认识到这一致命缺陷，[7]反对在证据不确凿的情况下仓促提出这条膳食建议。心脏病和饱和脂肪的摄入之间看似紧密的联系，并非源自科学、可靠的证据，而是通过引用和重复数据伪造出来的。"七国研究"可能有多种解释。心脏病与动物蛋白、饱和脂肪和糖的摄入都有关。基斯博士自己也承认，很容易解释蔗糖摄入量增加与心脏病的相关性。

工业化也可能是影响因素，动物蛋白、饱和脂肪和糖的摄入量增加都不过是工业化的标志。在工业化程度越高的国家中，人们所吃的动物性食品（如肉类和乳制品）越多，患心脏病的概率也越大。所有这些假设都可以从相同的数据中推导出来，而人们看到的只有饮食–心脏假说，并由此发起了低脂饮食运动。

第二个主要的问题是无意间促成了营养主义的成功。"营养主义"这个词因迈克尔·波伦[8]（一位记者兼作家）的宣传而被人们熟悉。营养主义不讨论单独的食物（如菠菜、牛肉、冰激凌等），而是将食物概括为三大营养物质——碳水化合物、蛋白质和脂肪。它们还会被继续细分，如脂肪分为饱和脂肪和不饱和脂肪，碳水化合物分为简单碳水化合物和复杂碳水化合物，等等。这种简单的分析方法并不能反映食物中数以百计的营养成分和其他植物性化学物质，而每一种食物都会影响人类的新陈代谢。营养主义忽视了食物和人类生物学的复杂性。

以牛油果为例，因为它的脂肪含量高，数十年来营养还原论者认为它是"坏食物"，而现在人们认为它是"超级食物"。从营养学角度来讲，即使一块奶糖和一份羽衣甘蓝的碳水化合物含量相同，二者也无法进行简单的比较。同样，即使一勺含反式脂肪的人造黄油和一份牛油果的脂肪含量相同，二者也无法进行简单的比较。

基斯博士曾经无意间声称，所有的饱和脂肪、不饱和脂肪、膳食胆固醇等都是一样的。这个不起眼的表述存在根本性错误，导致数十年间的研究和理解都存在缺陷。营养主义者没有区别对待不同的食物，其实每种食物都有自己好的一面和坏的一面。即使羽衣甘蓝和白面包的碳水化合物含量相同，它们的营养价值也是不同的。

这两个基本而难以被察觉的错误判断使饮食-心脏假说成为普遍流行的观点，即使它的论据完全站不住脚。自然界中的大多数动物脂肪主要由饱和脂肪酸组成，而植物油（如玉米油）的主要成分是 ω-6脂肪酸（多不饱和脂肪酸）。

1900年至1950年间，人们摄入的动物脂肪的量相对稳定，此后开始持续下降。20世纪90年代末，高脂饮食逐渐流行，潮流开始转变。饱和脂肪酸摄入量的减少无意间导致 ω-6脂肪酸的摄入量明显增加，能提供热量的碳水化合物的摄入量也明显增加。（更准确地说，这是预期的结果，但人们未预料到这样做会损害身体健康。）

ω-6脂肪酸是一个多不饱和脂肪酸家族，可以转化为高度炎症介质——类花生酸。植物油的大量使用可以追溯到20世纪开始出现的现代生产方式和技术进步。由于天然玉米的油脂含量不高，正常来说，吃玉米时 ω-6脂肪酸的摄入量非常低。然而现在人们为了提炼玉米油，可以处理上千吨玉米。

ω-3脂肪酸是另一个多不饱和脂肪酸家族，它主要具有抗炎作用。富含 ω-3脂肪酸的食物有亚麻籽、核桃和多脂鱼（如沙丁鱼和鲑鱼）等。ω-3脂肪酸可减少血栓的形成，被认为可预防心脏病。最初的研究发现因组特人的心脏病发病率较低，后来发现在所有常吃鱼的族群中心脏病发病率普遍较低。

膳食中 ω-6脂肪酸与 ω-3脂肪酸的比例高会使患炎症的概率增大，可能使心血管疾病恶化。人类在演化过程中形成的饮食习惯是 ω-6脂肪酸与 ω-3脂肪酸的比例接近1：1。[9]然而在现代西方饮食中，这一比例为15：1～30：1。不是 ω-3脂肪酸的摄入过少，就是 ω-6脂肪酸的摄入过多，或者两种情况兼而有之。1990年出版的

《加拿大营养指南》第一次指出 $\omega-6$ 脂肪酸和 $\omega-3$ 脂肪酸的重要区别，并分别对这两种脂肪酸的摄入提出建议。含有 $\omega-6$ 脂肪酸这种高度炎症介质的植物油代替了动物脂肪，被广泛宣传为对"心脏健康有利"。具有讽刺意义的是，现在人们认为动脉粥样硬化主要是一种炎症性疾病。

为了替代黄油，美国人越来越多地使用人造黄油。在针对这一产品的大型宣传推广中，含有反式脂肪的人造黄油被描绘成全部由植物性成分加工而成，是有益于健康的食物。可以说人造黄油出现在了正确的时间和正确的地点。作为廉价的黄油替代品，人造黄油最初于1869年由牛脂和脱脂牛奶加工而成。人造黄油的颜色本来是让人倒胃口的白色，但被染成了黄色。人造黄油生产厂商很恼火，因为几十年来政府通过各种关税和法律限制人造黄油的使用。但是，这一切由于第二次世界大战的爆发和由此造成的黄油短缺而改变。由于黄油严重短缺，有关限制使用人造黄油的绝大部分法律和税收政策被废止。

这些措施为人造黄油在20世纪60年代至70年代的广泛使用扫清了障碍，当时反对饱和脂肪的呼声正高。具有讽刺意味的是，作为"更健康"的替代品，人造黄油的主要成分是反式脂肪，实际上会让人丢掉性命。谢天谢地，在消费者的主导下，商家不得不把反式脂肪从货架上撤下。

认为植物油有利于健康，这真是个小奇迹。从非油性植物中提取油脂，工业化加工的难度相当大，要经过挤压、溶剂萃取、精炼、脱胶、漂白和除臭等工序。人造黄油根本不是天然食品，只有在相信深加工的产品就是好产品的年代，人造黄油才会得以流行。我们喝人造果汁（如果珍），我们给孩子喝人工配方奶粉，我们喝人造含糖汽水，我们生产吉露果冻，我们认为自己比大自然母亲更聪明。不管生产什么，我们都能做得更好。用工业化生产、人工染色、含反式脂肪的人造黄油替代纯天然黄油，食用经过溶剂萃取、漂白、除臭等工序处理的植物油，这还能不出问题吗？

饮食－心脏假说

1948年，哈佛大学在马萨诸塞州弗雷明汉镇开展了一项关于饮食习惯的前瞻性研究。在这项历时20年的研究中，每隔两年那里的所有居民都要进行抽血检查并填写调查问卷。血液中的胆固醇水平高与心脏病有关联，但是什么导致胆固醇水平升高呢？主流观点认为过多摄入膳食脂肪可能是胆固醇水平升高的主要原因。20世纪60年代早期，"弗雷明汉饮食研究"已获得数据。人们希望找到饱和脂肪摄入量与血液中胆固醇水平和心脏病之间的关系，但结果一无所获。

没有任何相关性。摄入饱和脂肪并不会提高血液中的胆固醇水平。"弗雷明汉饮食研究"的结论是："通过脂肪摄入的热量的占比与血液中的胆固醇水平不相关，植物油和动物脂肪的摄入比例与血液中的胆固醇水平也不相关。"

摄入饱和脂肪是否会增加患心脏病的风险呢？回答是不会。这项研究像一颗被遗忘的珍珠，它得出的最终结论是：简单来说，没有迹象表明在研究组中饮食和之后出现的冠心病有关联。[10]

这个否定性的结论在此后半个世纪的研究中被反复确认。无论我们如何努力，都不能发现膳食脂肪和血液中的胆固醇水平之间存在相关性。[11]某些试验（如"波多黎各心脏健康计划"等）吹嘘有1万多名患者参与，另一些试验持续的时间超过20年。它们的结论都是相同的，即饱和脂肪的摄入与心脏病不相关。[12]

研究人员就像喝了酷爱牌饮料一样。他们完全相信饮食–心脏假说，以至于宁愿忽视自己的研究成果。例如，在被广泛引用的"西方电气研究"[13]中，作者注意到"饮食中饱和脂肪的摄入量与冠心病的死亡风险无显著相关性"。尽管缺乏相关性结论，但还是不能阻止作者最后总结出"结论支持含脂食物影响血液中的胆固醇水平并增加冠心病死亡风险"。

按道理来说，所有这些研究结果应该可以否定饮食–心脏假说，但再多的数据也不能阻止顽固派相信摄入膳食脂肪会导致心脏病。研究人员只看他们想看到的内容。研究人员拯救了饮食–心脏假说，搁置了自己的研究成果。尽管耗费无数精力，花费大量金钱，"弗雷明汉饮食研究"的结果从来没有在同行评议的杂志上发表，一直被束之高阁。我们受到了惩罚，随后50年因为低脂饮食，糖尿病和肥胖症成为流行病。

人造反式脂肪是另一种让人混淆的产品。

反式脂肪

饱和脂肪酸之所以这样命名是因为在它们的化学结构中，氢原子的数量达到最大值（即饱和）。这使它们的化学结构很稳定。多不饱和脂肪酸（如大多数植物油的主要成分）的化学结构中有一些"孔"，即氢原子是"缺失"的。它们的化学结构没有那么稳定，所以它们易腐烂，保质期短。人们的解决办法是生产人造反式脂肪。

自然界中存在天然的反式脂肪，乳制品中含有3%~6%的天然反式脂肪，牛肉和羊肉中含有略少于10%的天然反式脂肪。[14]这些天然反式脂肪不会对人体造成危害。

1902年，威廉·诺曼发明油脂氢化技术，将植物油"饱和化"，使多不饱和脂肪酸变成饱和脂肪酸。在食物标签上，这种脂肪被称为部分氢化植物油。反式脂肪不易腐烂，它们在室温下呈半固态，因此易于推广，而且可以提升口感。反式脂肪适用于油炸食品，在油炸过程中可反复使用而不用更换。

反式脂肪的最大优点是价格低廉。商家将动物饲料中剩余的大豆经过加工处理后还能生产出植物油。加点氢，用点化学工艺……就生产出了反式脂肪。假如它是导致上百万人因心脏病死亡的元凶，则会怎样呢？答案将在未来几年揭晓。

反式脂肪在20世纪60年代得到大规模使用，当时人们认为饱和脂肪是导致心脏病的主要因素。反式脂肪生产厂商很快指出，反式脂肪是从多不饱和脂肪（即"对心脏病有益的脂肪"）中提炼而来的。即使反式脂肪是杀人凶手，它们依然披着"对健康有益"的外衣。人造黄油是另一种完全由人工制造的食品，它与反式脂肪捆绑在一起，像一对失散多年的恋人。

饱和脂肪（黄油、牛油和猪油等）的摄入量开始稳步减少。麦当劳将油炸食品用油从"不健康的"牛油换成了含反式脂肪的植物油。电影院的小零食用油也从原来的天然饱和椰子油换成了人造饱和反式脂肪。其他含反式脂肪的食物包括油炸食品、冷冻食品和烘焙食品等。

1990年，封杀反式脂肪的行动开始了。丹麦的研究人员指出，受试者增加反式脂肪摄入量使低密度脂蛋白胆固醇（称为"坏"胆固醇）水平升高，高密度脂蛋白胆固醇（称为"好"胆固醇）水平降低。[15]进一步的健康效应分析发现，增加2%的反式脂肪摄入量，可导致患心脏病的风险增加23%。[16]到2000年，整个潮流突然逆转。大部分消费者拒绝食用反式脂肪，而丹麦、瑞士和冰岛等国则明令禁止含有反式脂肪的食物出售。

认识到反式脂肪的危害促使人们重新审视之前的饱和脂肪研究。以前的研究将反式脂肪与饱和脂肪归为一类，现在人们将二者分开，研究它们各自的健康效应，结果颠覆了我们以往对饱和脂肪的认知。

对心脏病和中风的预防效应

认识到反式脂肪的危害后，研究人员发现高脂饮食不会危害健康。[17]大规模的"护士健康研究"历时16年跟踪了88757位护士。在去除反式脂肪的影响后，研究结论是"总脂肪摄入量与冠心病的发病风险没有显著的相关性"。[18]摄入膳食胆固醇也是安全的。"瑞典马尔默饮食和癌症研究"[19]和2014年发表在《美国内科医学年鉴》上的一项元分析的报告[20]也得出了类似的结论。

此后，对饱和脂肪有利的消息陆续传来。R. 克劳斯博士发表了一项涵盖347747位患者、历时21年的研究的结论，该研究发现"没有明确证据证实摄入饱和脂肪与冠心病的发病风险增加有关"。[21]事实上，饱和脂肪还对中风有微弱的预防作用。历时14年、有58543人参与的"日本癌症评估合作队列研究"以及历时6年、有42759名男性参与的"健康专业人士跟踪研究"都发现了饱和脂肪的预防作用。[22, 23, 24]

具有讽刺意味的是，含反式脂肪的人造黄油的生产厂商总是标榜其生产的人造黄油中饱和脂肪的含量低，有利于心脏健康。"弗雷明汉饮食研究"的20年跟踪数据显示，人造黄油摄入量与心脏病发病率的相关性较高。相反，摄入更多的黄油与心脏病发病率的相关性较低。[25, 26]

在夏威夷瓦胡岛进行的一项为期10年的研究[27]发现饱和脂肪对预防中风有一定的效果，"弗雷明汉饮食研究"的20年跟踪数据证实了这一结论。[28]食用饱和脂肪的人中风的概率最低，但摄入多不饱和脂肪酸没有预防中风的效果，摄入单不饱和脂肪酸也没有这种效果，这是几十年的研究得出的一致结论。

膳食脂肪和肥胖症

多年的研究一致证明，膳食脂肪和肥胖症不相关。人们过去一直关注的是膳食脂肪和心脏病的关系，而肥胖症只是被附带关注的目标。

当膳食脂肪被标记为坏东西时，就会出现很多认知失调。碳水化合物既是好的（不含脂肪）又是坏的（会使人发胖）。在没有人注意的情况下，碳水化合物不再被定性为致肥物质，热量才会使人肥胖。单位质量的膳食脂肪所含热量高，因此易导致体重增加，然而没有任何证据证明这一假设。

"美国国家胆固醇教育计划"也承认"总脂肪在饮食中的比例与摄入的热量无

关，也没有证据表明它与体重增加相关"。[29]对这句话的解释是：尽管过去50年来人们试图证明膳食脂肪导致肥胖症，但我们仍然无法找到任何证据。很难找到证据的原因是它们根本不存在。

一份针对高脂乳制品所有研究的全面分析报告发现它与肥胖症不相关，[30]该报告同时指出全脂牛奶、酸奶和奶酪对健康的益处比低脂乳制品的益处多。[31]摄入脂肪不仅不会让你变胖，而且可能防止你变胖。将脂肪与其他食物一起食用有降低血糖和胰岛素水平峰值的倾向。[32]如果真要说到作用，脂肪可能有预防肥胖症的作用。

尽管研究人员重新检查这些数据并发表了数以千计的研究报告，但哈佛大学陈曾熙公共卫生学院的沃尔特·威利特博士在2002年发表的评论文章的标题说得最好："膳食脂肪在肥胖症进展中发挥的主要作用是：不起作用"。[33]作为全世界营养学界最权威的专家之一，他写道：

体脂过多在西方成为普遍现象，但这不是由高脂饮食导致的；减少从脂肪中摄入能量并没有明显的益处，反而可能使问题更加严重。过分强调减少总脂肪摄入量会严重干扰肥胖症控制工作的正常开展，影响人们的身体健康。

从"女性健康倡议膳食改良试验"[34]中可以清楚地看到低脂节食法的失败。在这项试验中，低脂节食法对减轻体重没有起到任何作用，也没有起到预防心脏病的作用，癌症、心脏病和中风的发病率没有降低；它没有保护心血管系统的功效，患者的体重没有减轻。低脂节食法完全失败了。人们最终发现，"皇帝"身上没有穿衣服。

第6部分

解决方案

第 19 章

吃什么

CHAPTER 19 ————————————————————

多年来的节食研究发现了两个重要的事实： 第一，所有的节食法都有作用；第二，所有的节食法都失败了。

这是什么意思呢？所有减肥者的减重曲线基本上是一致的。无论是地中海饮食法、阿特金斯节食法还是老式的低脂低热量节食法，它们在短期内都可以使体重减轻。当然，它们减轻的程度略有不同，有的多点，有的少点，但是所有节食法都能发挥作用。然而6~12个月后，减肥进入平台期，随后即使沿用原来的节食法，体重依然无情地反弹。例如，为期10年的"糖尿病预防计划"[1]发现一年之后受试者的体重平均减轻7千克，接着进入可怕的平台期，然后出现反弹。

所以，所有的节食法都失败了。为什么会这样？

体重减轻的过程实际上分为短期和长期（时间依赖性）两个阶段。下丘脑负责设置体重的设定点，它是脂肪的"恒温调节器"。（有关体重设定点的更多内容，请查看第5章、第6章和第10章。）胰岛素的作用是调高体重设定点。在短期内，我们采用不同的节食法都可以减轻体重。然而一旦体重低于设定点，体内的体重反弹机制就会启动，这就是长期要解决的问题。

188

经验告诉我们，人体具有对抗体重减轻的机制，这一点已被科学研究证实。[2]由于减肥者的新陈代谢率大大降低，食欲增强，他们为了减轻体重，只能摄入更少的热量。人体具有主动对抗长期体重减轻的机制。

疾病形成的多因素性

研究肥胖症形成的多因素性是缺失的关键环节。肥胖症的形成不是由某一个因素造成的。是摄入的热量导致肥胖的吗？是的，但只说对了一部分。是碳水化合物导致肥胖的吗？是的，但也只说对了一部分。摄入糖会导致肥胖吗？会，但依旧只说对了一部分。所有这些因素共同作用，通过几条不同的激素通道导致体重增加，而胰岛素是其中起主要作用的激素。低热量节食法控制所有食物的摄入量，可减少胰岛素的分泌。原始节食法和LCHF可减少胰岛素的分泌。卷心菜汤节食法可减少胰岛素的分泌。弱化食物奖励效应节食法也可减少胰岛素的分泌。

几乎所有人类疾病的形成都具有多因素性。例如，心血管疾病的形成与家族史、年龄、性别、吸烟情况、高血压、运动量等因素都相关，当然这些因素在疾病发展过程中所起的作用可能有大有小。癌症、中风、阿尔茨海默病、慢性肾功能衰竭等疾病的形成也与多种因素有关。

肥胖症的形成也与多种因素有关。我们需要的是完整的框架结构理论，以理解这些因素如何共同发挥作用。我们现在看到的肥胖症模型往往只有一个致病因素，不存在其他影响因素。随后，人们就会陷入无休止的争论之中。过多热量导致肥胖症。不对，过多碳水化合物导致肥胖症。不对，过多饱和脂肪导致肥胖症。不对，过多红肉导致肥胖症。不对，是过多经过深加工的食品。不对，是过多高脂乳制品。不对，是过多面食。不对，是太多的糖。不对，是太多太好吃的食物。不对，是外出用餐……数不胜数。这些都只说对了一部分。低热量节食者贬低低碳水化合物高脂节食者，低碳水化合物高脂节食者嘲笑素食主义者，素食主义者嘲笑原始节食者，原始节食者嘲笑低脂节食者。所有的节食法都有效，因为它们都解决了肥胖症的部分问题；但没有一种方法可以长期有效，因为没有一种方法可以解决肥胖症的所有问题。如果不能理解肥胖症的多因素性，我们注定要陷入无休止的相互责备之中。这一点非常关键。

大部分节食试验有视野狭窄的致命缺陷。关于低碳水化合物节食法和低热量节食法的比较研究提出的问题都是错误的。这两种节食法并不互相排斥。如果二者都是有效的方法，又将怎样呢？二者减轻的体重应该是一样的。低碳水化合物节食法能降低胰岛素水平，通过降低胰岛素水平会降低肥胖症发病率，然而所有食物都会在一定程度上提高胰岛素水平。由于《美国膳食指南》推荐的食物中精制碳水化合物的比例达到50%以上，而低热量节食法限制总食物摄入量，同样可将胰岛素保持在较低水平。这两种节食法都有效，至少在短期内是这样的。

这正是哈佛大学教授弗兰克·萨克斯博士关于4种不同节食法的随机比较研究[3]得出的结论。在这4种节食法的食谱中，碳水化合物、脂肪和蛋白质的含量各有不同，尽管它们的区别不大，但减轻的体重是相同的。节食6个月时，节食者减轻的体重最多，此后体重渐渐反弹。2014年开展的一项膳食试验也得出相同的结论。[4]节食者采用不同节食法时，体重减轻的差异非常小。有时，某一种节食法的效果比另一种的略好，但节食者体重减轻的差异一般都小于1千克，而且这一效果通常在一年后消失。让我们面对现实吧。我们已经尝试过低热量节食法和低脂节食法，但它们没有效果。我们又尝试了阿特金斯节食法，也没有达到预期的轻松减肥效果。

有时，这些结果被解释为吃每一种食物都要适度，这种说法甚至没有考虑到人类体重增加的复杂性。"适度"是一种逃避责任的说法，它避开了为寻找正确的节食法所要做的艰苦工作。例如，适度吃花椰菜和适度吃冰激凌一样吗？显然不一样。适度喝牛奶与适度喝含糖饮料一样吗？显然也不一样。人们早就认识到一个事实，必须严格控制某些食物（如含糖饮料和糖果等）的摄入量，而不需要限制的食物包括羽衣甘蓝和花椰菜等。

还有人得出错误的结论——"这些都与热量有关"。实际上完全不是那么回事，热量只是多因素性肥胖症的一个影响因素。让我们面对现实吧。我们一次又一次地尝试低热量节食法，但每一次都以失败告终。

其他的一些言论也是不正确的，如"没有最好的节食法""选择一种适合你的节食法""最好的节食法是你能坚持下去的节食法"。如果营养学家和医生都不知道哪一种是正确的节食法，我们怎么会知道呢？我能按照《美国膳食指南》进食，但它是不是最好的节食法？饮食中可以有含糖的燕麦片或者比萨吗？答案显然是否定的。

例如，对心血管疾病患者来说，"选择一种适合你的治疗方法"不可能是一个让人满意的答案。如果戒烟和增加活动量都可以降低心脏病的发病率，我们一定会努力同时做到，而不是只选其中一种。我们不会说"心脏病患者最好的生活方式是你能坚持下去的生活方式"。不幸的是，许多所谓的肥胖症专家却认同这种说法。

事实上，肥胖症是由多条重叠的通路导致的。这些通路的共同点是高胰岛素血症导致的激素分泌失调。对某些患者来说，减少精制碳水化合物的摄入是主要问题，低碳水化合物节食法是最好的选择。对另一些患者来说，主要的问题可能是胰岛素抵抗，改变就餐时间或者间歇性禁食可能更有效。还有一些患者的主要问题可能在于皮质醇通路，这时采用缓解压力或改善睡眠的方法会相当有效。缺乏膳食纤维可能是其他一些患者的主要病因。

大多数节食法一次只能解决部分问题。为什么呢？以癌症为例，治疗方案会结合多种放疗和化疗手段，这样成功的概率要比单一治疗方法高得多。以心血管疾病为例，多种药物共同发挥作用。我们有治疗高血压、高脂血症和糖尿病的药物，可以同时服用这些药物。在治疗高血压的同时，还需要戒烟。在被病毒（如艾滋病病毒）感染时，联合使用多种抗病毒药物（即鸡尾酒疗法），可以最大限度地起到治疗作用。

同样的思路也适用于治疗肥胖症，可解决多个层面的问题。不是针对肥胖症多因素性的某一个问题，而是多靶点，采用几种方法共同进行治疗。我们不需要选择支持某一种立场，不需要选择某一种饮食策略。比如，低热量节食法和低碳水化合物节食法哪一个更好？为什么不两种都选呢？没有理由不这样做。

由于各位患者的高胰岛素水平的致病因素可能不同，根据个体情况调整治疗方案也是非常重要的。如果长期睡眠不足导致体重增加，则减少精制谷物的摄入可能起不到什么作用。如果摄入的糖过多是主要问题所在，那么采用冥想的方法不会特别有用。

肥胖症是调节脂肪的激素分泌失调方面的疾病。胰岛素是导致体重增加的主要激素，因此合理的治疗方案是降低胰岛素水平。有多种方法可以达到这个目的，每一种方法都要好好利用。我将利用本章余下的篇幅，为大家讲述达到这一目的的具体步骤。

第一步：减少多余糖的摄入

糖会刺激胰岛素的分泌，但是它的危害远不止这些。糖的致肥效果在于它可以立即提高胰岛素水平，而且这一效果会维持很长时间。正如第14章所述，果糖会直接导致肝脏的胰岛素抵抗。随着时间的推移，胰岛素抵抗会使胰岛素水平进一步升高。

因此，蔗糖和高果糖玉米糖浆有特别的致肥效果，其效果远超过其他食物的致肥效果。糖的致肥效果的独特性在于它可以直接导致胰岛素抵抗。食物中添加的糖不含其他营养成分，在所有节食法中，它通常都是最先被禁止摄入的物质之一。

许多天然的、未经过深加工的食物含有糖分，例如水果含有果糖，牛奶含有乳糖。食物本身含有的糖和添加的糖是不同的，二者在数量和浓度上有明显区别。

很明显，你首先应该将糖罐从餐桌上拿走。我们没有理由在食物和饮料中添加糖，但往往在准备食物的过程中添加糖，这意味着少吃糖是件非常困难的事。我们可能在完全不知情的情况下摄入大量的糖。糖往往在加工或烹饪过程中被加进食物中，这使减肥人士要面临几种不同的陷阱。首先，添加的糖可能很多。其次，深加工食品中糖的浓度可能比天然食物中糖的浓度要高得多。某些深加工食品几乎完全是糖。在天然食物中，这种情况几乎不存在，除了蜂蜜可能是个例外。糖果基本上就是经过调味的糖。再次，糖可能会自动分解，被人体吸收，从而导致人们摄入过多的糖，因为糖中没有其他物质可以产生饱腹感。一般来说，含糖食物中没有膳食纤维帮助抵消其有害影响。基于上述原因，我们的主要目的是减少添加的糖，而不是减少食物中的天然糖分。

仔细阅读食品标签

几乎所有的深加工食品中都含有糖，但糖并不一定出现在这些食品的标签上。糖的其他名称包括蔗糖、葡萄糖、果糖、麦芽糖、右旋糖、糖蜜、水解淀粉、蜂蜜、转化糖、高果糖玉米糖浆、红糖、玉米甜味剂、枫糖、饴糖、棕榈糖浆和龙舌兰糖浆等。在食品标签上使用糖的不同名称是一个普遍存在的问题，这种小伎俩可防止"糖"被列为主要成分。

深加工食品中添加的糖不仅有神奇的提味效果，而且几乎没有成本。酱汁中的糖也不易被发现，烧烤汁、李子酱、蜂蜜蒜酱、海鲜酱、甜酸酱和其他蘸酱中都含有大量的糖。每罐意大利面酱中可能含有10~16克糖（2.5~4茶匙）。这些糖可以中和番茄的酸味，因此味蕾可能不会马上察觉到。市场上卖的沙拉酱和其他调味品（如番茄酱和开胃小菜）通常也含有大量的糖。说到底，如果是包装食品，它们可能就添加有糖。

问摄入多少糖合适，就像问吸几支烟合适一样。理想情况是最好完全不摄入添加的糖，但很难做到这一点。在下一节中，我们将提出一些合理的建议。

对待甜品的方法

大多数甜品很容易被识别并从减肥食谱中去除。甜品主要是添加了大量糖的食品，如蛋糕、布丁、饼干、果酱派、冰激凌、糖果等。

那么，我们应该如何对待甜品呢？看看过去的人们是怎么吃甜品的。他们最好的甜品是新鲜的时令水果，尤其是当地的时令水果。一碗当季的浆果或者樱桃配上奶油就是一份美味的餐后甜点。饭后吃一小份坚果和奶酪也很不错，不用担心其中添加了过多的糖。

令人惊讶的是，摄入可可含量超过70%的黑巧克力对健康有利。巧克力是由可可豆制成的，本身不含糖。（然而大多数牛奶巧克力确实含有大量的糖。）黑巧克力和半甜巧克力含有的糖比牛奶巧克力和白巧克力所含的糖少。黑巧克力还含有大量膳食纤维和抗氧化剂（如多酚和黄烷醇等）。食用黑巧克力的相关研究表明，它可降低血压，[5]改善胰岛素抵抗症状，[6]预防心脏病。[7]大多数牛奶巧克力不过是糖果，因可可含量太少而起不到相应的功效。

坚果是另一种不错的饭后零食。大多数坚果富含健康的单不饱和脂肪酸，含少量或完全不含碳水化合物，还富含对健康有潜在益处的膳食纤维。澳洲坚果、腰果和核桃都是健康食物。许多研究表明，增加坚果摄入量与身体更健康有关，其好处包括降低心脏病和糖尿病的发病率[8, 9]。地中海饮食中常见的开心果富含抗氧化剂 γ - 生育酚和多种维生素、矿物质（如锰、钙、镁和硒等）。最近西班牙的一项研究发现，每日饮食中增加100克开心果可以有效改善空腹血糖水平和胰岛素水平，改善胰岛素抵抗症状。[10]

这不是说完全不能吃糖。食物一直在各种庆祝活动（如婚礼、生日聚会、毕业庆典、感恩节聚会等）中发挥着重要作用。这里的关键词是"偶尔"，甜品不能每天都吃。

不过要注意，如果你的目的是减轻体重，首先要做的就是严格控制糖的摄入。不要用甜味剂代替糖，它们与糖一样会提高胰岛素水平，并且同样容易导致肥胖症（见第15章）。

不要吃零食

"健康零食"这种说法是最具有欺骗性的谎言之一。"放牧式"节食法是健康的，这种说法被奉为圭臬。如果真的采用"放牧式"节食法，我们就变成牛了。"放牧式"节食法与几乎所有的饮食传统完全相反。即使在20世纪60年代，大多数人仍然每天吃三顿饭。胰岛素的持续刺激最终会导致胰岛素抵抗。（有关吃零食的危害的具体内容，参见第10章和第11章。）

解决方案是什么呢？不要一直吃东西。

零食通常不过是伪装的小份甜点。大多数零食含有大量精制面粉和糖。这些带包装的方便食品占据了超市的许多货架。饼干、小松饼、布丁、果冻、水果卷、巧克力棒、麦片条和燕麦棒，以上食品最好都不要吃。为了调味，被标榜为低脂食品的米糕中也添加了糖。打着健康水果的旗号，罐装水果和其他经过深加工的水果中也含有大量的糖。一份苹果酱中包含5.5茶匙（约22克）糖，一份罐装水蜜桃含有4.5茶匙（约18克）糖。

问自己一个问题，我们需要吃零食吗？回答是不需要。你是真的饿了还是无聊？把零食放在看不到的地方。如果你有吃零食的习惯，换一种更有利于健康的习惯吧。你可以在下午喝一杯绿茶，把这当成你的新习惯。在零食时间，你应该吃点什么？这个简单问题的答案是：什么都不吃。不要吃零食，让生活简单一点吧。

让早餐随意一点

毫无疑问，早餐是一天中最有争议的一顿饭。从起床那一刻起，你就会听到关于早上吃什么的建议。但是，早餐需要从"一天中最重要的一顿饭"降级为"普通的一顿饭"。不同国家有不同的早餐习俗。"美式大早餐"与"法式小午餐"形成了强烈的反差。这里的关键字是"小"。

与零食一样，早餐最大的问题在于早餐食物通常不过是伪装的甜点，含有大量高度精制的碳水化合物。早餐麦片，尤其是儿童营养麦片是最没营养的食物。儿童营养麦片的含糖量比成人麦片的含糖量高40%。[11]不出意外的是几乎所有儿童营养麦片都含有糖，而且有10种麦片的含糖量超过50%。只有5.5%的儿童营养麦片达到"低糖"标准。在美国8岁以下的儿童食品中，早餐营养麦片的含糖量已经列在糖果、饼干、冰激凌和含糖饮料之后，成为儿童饮食中糖的主要来源之一。

遵循一条简单的原则：不要吃含糖的早餐麦片。如果一定要吃麦片，选择每份含糖量低于0.8茶匙（约3克）的麦片。面包店提供的许多早餐食物（如小松饼、蛋糕、丹麦糕饼和香蕉面包等）都有很大的问题，这些食品含有大量精制碳水化合物。面包通常含有糖，而且一般与含糖的果酱或果冻搭配食用。花生酱中通常也添加了糖。

传统酸奶和希腊酸奶的营养丰富，但市面上出售的酸奶中通常添加了大量的糖和水果调味料。一份水果酸奶中可能含有8茶匙（约32克）糖。燕麦是传统的健康食物。全燕麦粒和钢切燕麦粒是不错的选择，但烹饪时间较长，因为它们含有大量的膳食纤维，需要通过长时间加热使其分解。不要吃调味即食燕麦片，它们是经过深加工的精制食品，虽然烹饪方便，但添加有大量的糖和其他调味品，而且大部分营养物质已经流失。每份调味即食燕麦片可能含有3.25茶匙（约13克）糖。速溶奶油小麦也存在同样的问题，一份速溶奶油小麦含4茶匙（约16克）糖。

以前人们担心吃鸡蛋会引起胆固醇水平升高，其实鸡蛋有多种食用方法，如炒蛋、煎蛋、全熟煮蛋、半熟煮蛋等。蛋清富含蛋白质，而蛋黄含有大量的维生素和矿物质。鸡蛋中含有丰富的叶黄素和玉米黄质，这两种抗氧化剂可能有助于预防老年性黄斑变性、白内障等眼部疾病。[12]鸡蛋中的胆固醇可以改善人体内胆固醇的比例，将胆固醇颗粒变成体积更大的颗粒，减轻动脉粥样硬化状况。[13]事实上，大型流行病学研究发现，没有证据表明增加鸡蛋摄入量与心脏病发病率上升有关。[14, 15]最重要的是，鸡蛋不但美味，而且是未经过深加工的全食物。

在考虑早餐吃什么时不妨这样想：如果不饿，就不要吃任何东西。中午用一份煎三文鱼和沙拉来结束禁食状态是完全可以接受的。当然，吃早餐也没有什么错。早餐与其他两顿正餐一样，没有什么区别。由于早上匆忙，许多人贪图方便而选择了包装好的、经过深加工的高糖食品。一日三餐吃未经过深加工的全食物，包括早餐。如果没有时间吃饭，怎么办呢？那就不要吃。再说一遍，简化你的生活。

喝不加糖的饮料

含糖的甜味饮料是饮食中糖的主要来源。这些饮料包括汽水、含糖茶饮、果汁、混合水果饮料、维生素水、冰沙、奶昔、柠檬水、调味牛奶、冰镇咖啡饮料和能量饮料等，热巧克力、加糖咖啡等热饮也被包括在内。时尚的酒精饮料，如"硬"柠檬水、调味冰镇果酒等中也添加了大量的糖。许多传统饮料，如爱尔兰百利甜酒、玛格丽塔酒、台克利鸡尾酒、冰镇果汁朗姆酒、冰酒、甜雪利酒和利口酒等中同样添加了大量的糖。

酒精饮料是如何制成的？酒由不同食物中的糖和淀粉经过发酵制成。酵母"吃下"糖和淀粉，将它们中的一部分转化成酒精，剩下的糖成为调味剂。含糖甜酒显然不是健康食品，因为其中含有大量的糖。

不过，适度饮用红酒不会提高胰岛素水平，不会对胰岛素敏感性产生影响，因此红酒可以适当享用。[16]即使每天喝两杯红酒也与体重显著增加无关，[17]而且可以增强胰岛素敏感性。[18]含糖量较少的酒本身（即使是啤酒）似乎对胰岛素分泌和胰岛素抵抗的影响也很小。有些人认为不是这类酒而是喝酒时吃的食物让人变胖。这也许有一定的道理，但现在并没有太多的相关数据证实这一点。

那么，还剩下什么可以喝呢？最好的饮品是普通的水和苏打水。加几片柠檬、橘子或者黄瓜可以起到提神的作用。下面提到的一些美味的传统饮料也是不错的选择。

咖啡比我们想象的更健康

由于咖啡中咖啡因的含量较高，有人认为咖啡对健康不利，然而最近的研究得出相反的结论，可能因为咖啡是抗氧化剂、镁、木质素和绿原酸的主要来源。[19~22]

咖啡，即使不含咖啡因的咖啡也具有预防2型糖尿病的作用。2009年的一份报告显示，每天多喝一杯咖啡可使患糖尿病的风险降低7%。[23]"欧洲癌症和营养前瞻性调查研究"估计每天喝至少3杯咖啡或茶可使患糖尿病的风险降低42%。[24]"新加坡华裔健康研究"显示喝咖啡可使患糖尿病的风险降低30%。[25]

喝咖啡与总死亡率降低10%~15%相关。[26]大型研究发现，喝咖啡可使患死亡率较高的疾病（如心脏病等）的风险降低。[27]咖啡还可以预防阿尔茨海默病、帕金森病、肝硬化和肝癌等。[28~33]要提醒一点，这些相关性研究只能提供建议，不能证明咖啡对健康有益。不过，这也表明咖啡可能没有我们想象的那么有害。

将咖啡豆存放在密闭的容器里，避免受潮、温度升高和阳光照射。咖啡豆研磨后的味道很快就会消失，因此购买一台质量可靠的研磨机是值得的。在冲泡咖啡前再研磨咖啡豆。天热的时候做一杯冰咖啡，操作简单，成本不高。只需简单地冲一壶普通咖啡，并在冰箱中放置一晚就可以制成冰咖啡。咖啡中可以添加肉桂、椰子油、香草提取物、杏仁提取物或奶油来调味，其健康属性不会改变，但不要加入糖和任何甜味剂。

随时喝茶

茶是除了水之外世界上最受欢迎的饮料之一。茶可分为几大类，其中红茶是最常见的类型，约占全球茶叶总消费量的75%。使采摘的茶树芽叶完全发酵，待其颜色变成特有的红褐色或黑色等时就制成了红茶。红茶的咖啡因含量比其他品种的高。乌龙茶是半发酵茶，发酵时间比红茶的短。绿茶是非发酵茶，由新采的茶树芽叶炒制而成。绿茶不需发酵，其口感更加细腻清新。绿茶的咖啡因含量比咖啡的低得多，是对咖啡因过敏的人士非常理想的饮料。

绿茶中含有大量的强效抗氧化剂——儿茶素，特别是含有一种称为表没食子儿茶素-3-没食子酸酯的物质。儿茶素可能在抑制碳水化合物消化酶的活性方面发挥重要作用，可降低血糖水平[34]并保护胰岛 β 细胞[35]。红茶将儿茶素转化为几种茶黄素[36]，其抗氧化性的潜力可与绿茶的相媲美。绿茶中的多酚被认为可促进新陈代谢，[37]可能有助于分解脂肪。[38]喝绿茶的好处很多，如促进脂肪氧化，[39]增加静息能量消耗，[40]降低癌症的发病风险，等等。[41]

一项元分析研究证明喝绿茶有助于减轻体重，尽管这一效应非常微弱，减重幅度为1~2千克。[42]"新加坡华裔健康研究"等一些研究表明，喝茶可使2型糖尿病的发病率降低14%~18%。[43, 44]

所有种类的茶都可以做成热饮或冷饮。茶的品种数不胜数，可满足人们不同的需要。茶中可以添加柠檬、橘皮、肉桂、豆蔻、香草荚、薄荷或生姜等，以增添风味。

花草茶是在热水中添加药草、香料或其他植物的某一部分冲泡而成的。花草茶其实不含茶叶成分，不是真正的茶。只要不添加糖，它们就是很好的饮品，可以制成冷饮或者热饮，供人们尽情享用。花草茶的种类很多，如薄荷茶、洋甘菊茶、姜茶、薰衣草茶、香蜂草茶、芙蓉茶和玫瑰茶等。我们还可以根据自己的口味搭配肉桂或其他香料冲饮花草茶。

骨头汤

几乎每一种饮食文化都推崇营养丰富且美味的骨头汤。可将动物的骨头与蔬菜、药草和香料一起炖煮，再加入不同的调味料。经过长时间炖煮（4~48小时）后，大部分矿物质、明胶和其他营养物质会析出。在炖煮过程中加一点醋，有助于析出部分储存的矿物质。骨头汤中氨基酸（如丙氨酸、精氨酸和甘氨酸等）和矿物质（如钙、镁、硒等）的含量非常丰富。

骨头处理起来非常方便，不需要太多的时间。我们可以一次多处理一些骨头，将它们冷冻起来，以备下次食用。市场上售卖的骨头汤与家庭自制的骨头汤完全不同。带包装的骨头汤通常靠人工香料和味精提味。许多肉汤罐头中不含矿物质、明胶和其他营养物质。

第二步：减少精制谷物的摄入

精制谷物（如白面粉等）刺激胰岛素分泌的能力几乎高于其他所有食物的。

如果减少精制谷物的摄入，可大大降低减肥的难度。可将白面粉等从食谱中完全去除，或者减少其用量，这不会对健康产生不利影响。营养强化面粉的营养成分在加工过程中已经流失，但是厂商为了塑造"健康食品"的形象，又在后期添加了一些营养物质。

全麦面粉相对于白面粉来说是一大改进，其维生素和膳食纤维的含量更高。麸皮纤维可有效防止胰岛素水平大幅升高，然而全麦面粉依然是现代面粉厂深加工的产物。用传统的石磨工艺加工的面粉才是最好的。用现代工艺生产的面粉颗粒超细，即使全麦面粉也很容易被肠道吸收，从而强化了胰岛素的作用。

避免吃经过深加工的烘焙食品，如百吉饼、印度薄饼、小圆面包、长棍面包、薄脆面包、饼干、玉米饼、蛋糕和甜甜圈等，它们中的绝大多数是用面粉或其他淀粉类食材制成的。大部分意大利面和其他种类的面条也是精制碳水化合物的主要来源，我们要最大限度地减少这些食物的摄入。现在市场上售卖的全麦意大利面是不错的选择，尽管它远非理想的选择。

应该摄入未经过深加工的完整碳水化合物食物。许多含碳水化合物的传统食物不会引发健康问题，更不会导致肥胖症。请记住，许多西方食物的"毒性"来自加工过程，而不是食物本身。西方饮食中的绝大部分碳水化合物由精制谷物制成，从而导致严重的肥胖问题。茄子、甘蓝、菠菜、胡萝卜、西兰花、豌豆、西红柿、芦笋、甜椒、西葫芦、花椰菜、牛油果、生菜、黄瓜和卷心菜等都是非常健康的食物。

藜麦原产于南美，被称为"所有谷物的母亲"。藜麦主要有红、白、黑三个品种。藜麦富含膳食纤维、蛋白质和多种维生素。此外，藜麦的血糖指数较低，还含有大量的抗氧化剂，如皮质激素和山梨醇等。这两种物质被认为具有抗炎作用。

奇亚籽原产于南美和中美，它曾是阿兹克特人和玛雅人的食物。在英文中，"Chia"（奇亚）一词来源于古老的玛雅文字，意思是"力量"。奇亚籽富含膳食纤维、维生素、矿物质、ω−3脂肪酸、蛋白质和抗氧化剂等。它们通常浸泡在液体中，吸水膨胀后体积会增大10倍，形成可食用的胶状物质。

许多传统饮食中都有豆类，它们富含膳食纤维。豆类是非常好的蛋白质来源，对素食主义者来说尤其如此。日本料理中的纳豆很受欢迎，每份含9克膳食纤维和11克蛋白质。

第三步：适度摄入蛋白质

与精制谷物不同的是，蛋白质既不能也不应该从食谱中去除。（有关蛋白质的详细信息，参见第17章。）我们应该将摄入的蛋白质总量控制在总能量摄入的20%~30%。

以高蛋白食物为主的节食法不可取，而且难以坚持，因为很少有纯蛋白食物。含蛋白质的食物（如乳制品和肉类等）往往含有大量脂肪。含植物蛋白的食物（如豆类等）往往含有大量碳水化合物，通常味道不大好。在以高蛋白食物为主的节食法中，人们一般以蛋白和瘦肉为主要食物。不用说，这种节食法可选择的食物非常有限，节食者很难长期坚持。有些节食者转而食用代餐奶昔、代餐棒或蛋白粉，而这些食物真的只是经过深加工的"假食品"。优体纤（Optifast）、快速瘦体奶昔（Slim-fast）、安素（Ensure）等只是繁荣的代餐奶昔市场上的一些常见品牌。这些产品的减肥效果不能持久，厂商的目的只是让你迷上它们。

第四步：增加天然脂肪的摄入

在三大营养物质（碳水化合物、蛋白质和脂肪）中，脂肪对胰岛素分泌的刺激作用最小。因此，脂肪不会使人肥胖，反而可能有潜在的抑制肥胖的作用。摄入脂肪时尽可能选择天然脂肪。未经过深加工的天然脂肪包括橄榄油、黄油、椰子油、牛油和猪油等。利用深加工工艺制造的植物油含有大量的ω-6脂肪酸，这种物质有引起炎症的副作用，对健康不利。

人们普遍认为地中海饮食对健康有利，当地人以富含油酸（一种单不饱和脂肪酸）的橄榄油作为食用油。橄榄原产于地中海地区，早在公元前4500年人们就掌握了橄榄油的榨取工艺。成熟的橄榄果实被碾碎成糊状，经压榨后分离出其中的油脂。初榨橄榄油就是采用这种工艺制成的，它肯定是最好的橄榄油。精炼橄榄油是在高温状态下经化学工艺提炼而成的，口感经过了改良，所用的原料是次等橄榄果实。请注意，所谓的纯橄榄油经常指的是精炼橄榄油。特级初榨橄榄油未经提炼，具有水果香味，而且符合一定的质量标准。

橄榄油对健康有益，这一点早已被人们认同。橄榄油富含多种抗氧化剂，如多酚和刺激醛（一种抗炎症物质）等。[45]据说橄榄油对健康的益处包括减少炎症、降低胆固醇水平、[46]预防血栓形成、[47]降低血压等。[48]这些潜在的作用可降低心血管疾病的总发病率，尤其是可降低心脏病和中风的发病率。[49]

橄榄油在高温和光照下易发生氧化反应，因此橄榄油必须存放在阴凉的地方。深绿色玻璃瓶可减少阳光照射，有助于橄榄油的长期保存。轻质橄榄油经过精细过滤去除了大部分味道、香气和颜色。这种处理工艺使轻质橄榄油更适合不需要水果香味的烘焙制作。

坚果也是地中海饮食中的主要食物，长期以来因为脂肪含量高而不受重视，但现在人们已经认识到它的多种健康功效。坚果富含健康脂肪和膳食纤维，而碳水化合物的含量低。核桃中含有大量的ω-3脂肪酸。

全脂乳制品不仅美味，而且不会产生增肥效果。在一份针对29项随机对照试验的回顾报告[50]中，人们发现全脂乳制品既没有增肥作用也没有减肥效果。食用全脂乳制品与患2型糖尿病的风险降低62%相关。[51]

近年来人们认识到，在任何节食法中，牛油果都是非常健康的食物。牛油果是牛油树的果实，味道不甜，但富含维生素和矿物质，尤其是钾的含量特别高。牛油果的特别之处在于碳水化合物的含量特别低，而油酸这种单不饱和脂肪酸的含量特别高。此外，它还富含可溶性和不可溶性膳食纤维。

第五步：增加相关保护因子的摄入

膳食纤维可减小碳水化合物对胰岛素分泌的刺激作用，因此它是肥胖症患者的主要保护因子之一。不过，北美人每天的膳食纤维摄入量远低于推荐标准。（有关膳食纤维作为保护因子的详细信息，详见第16章。）大量研究和观察报告证实膳食纤维具有减轻体重的效果。天然食物含有大量膳食纤维，但膳食纤维往往在深加工过程中被去除。水果、蔬菜、全麦食品、亚麻籽、奇亚籽、豆类、爆米花、坚果和燕麦等都含有大量膳食纤维。

魔芋原产于亚洲，它的根部含有葡甘露聚糖，这是一种可溶解、可发酵、高黏性的膳食纤维。葡甘露聚糖吸收的水分可达自身重量的50倍，是目前已知最黏稠的膳食纤维之一。[52]几个世纪以来，魔芋的块茎是一种养生药材，还被制成多种传统食物，如魔芋软糖、魔芋豆腐和魔芋丝等。

醋也是一种保护因子。许多传统的食物中都添加了醋，可避免摄入者的胰岛素水平迅速升高。意大利人在吃面包时经常蘸油醋汁，这就是摄入高碳水化合物时添加保护因子的一个典型案例。制作寿司时也要添加醋，可将寿司的血糖指数降低20%~40%。[53]西方人在吃鱼和薯条时经常搭配麦芽醋一起食用。苹果醋可以在稀释后直接饮用。

最后一块拼图

以下是减轻体重的5个基本步骤。

- 减少在食物加工过程中所添加的糖的摄入。

- 减少精制谷物的摄入。

- 摄入适量的蛋白质。

- 增加天然脂肪的摄入。

- 增加膳食纤维和醋的摄入。

谈到吃什么的问题时，你几乎已经知道答案了。许多节食法都是非常相似的，它们的共同点远多于不同点。在食谱中去掉糖和精制谷物，吃更多的膳食纤维，多吃蔬菜，吃有机食物，吃未经过深加工的食物。不要吃添加人工色素和人工香料的食物，不要吃经过深加工的食品。无论你采用的是低碳水化合物（或低热量）节食法还是阿特金斯节食法，或者其他主流的节食法，大部分饮食建议都非常相似。当然，各种节食法有一些差别，尤其是对待膳食脂肪的态度，在大多数情况下它们都不持赞同态度。

在各种节食法之间达成共识，对增加书和杂志的销量没有帮助。我们总是关注新近"发掘"的"超级"食物，如巴西莓和藜麦等。我们也会关注新近"发现"的食物元凶，如糖、小麦、脂肪、碳水化合物和热量等。《时尚》杂志不会采用诸如"你已经知道的节食建议"这样的标题。

所有节食法在短期内都能起作用，但我们一直忽视了胰岛素抵抗的长期效应。现在还有最后一块拼图，那就是人们在几个世纪前就已经找到的解决方法。这种方法在世界各地的饮食文化中几乎都有体现，但这个传统正在迅速消失。

下一章的主题就是这方面的内容。

第 20 章
什么时候吃

CHAPTER 20

太阳底下没有什么新鲜事，你没见过的只不过是被人一时遗忘的罢了。

——玛丽·安托瓦妮特

长期节食是徒劳的。减肥初期体重减轻后就会进入可怕的平台期，接着是更可怕的体重反弹。身体对体重减轻的反应是试图回到原来的体重设定点。人们希望体重设定点随着时间的推移逐渐降低，但减轻体重的希望还是落空了。即使我们吃的都是正确的食物，胰岛素水平也仍然居高不下。

因为我们只解决了一半问题。长期减轻体重其实是一个分两步走的过程。使胰岛素保持在较高水平的影响因素主要有两个，第一个是所吃的食物，在采用某种节食法时人们通常会改变自己的食谱。但我们没办法正确对待第二个影响因素，即引起胰岛素抵抗的长期问题，吃饭的时机与胰岛素抵抗相关。

胰岛素抵抗使胰岛素保持在较高水平，较高的胰岛素水平又使体重设定点偏高，体重设定点偏高必然会削弱人们努力减肥的成果，他们会觉得越来越饿。这时总能量消耗不可避免地减少，直到它低于能量摄入。减肥进入平台期后，即使节食者还保持原来的节食状态，其体重也会无情地反弹到原来的设定点。很明显，只改变食谱并不够。

为了成功减肥，我们必须打破胰岛素抵抗的恶性循环，但怎样才能做到呢？人体对胰岛素抵抗的下意识反应是提高胰岛素水平，接着出现更强的胰岛素抵抗。为了打破胰岛素抵抗的恶性循环，我们必须让身体经常处于胰岛素水平极低的状态。（记住，胰岛素抵抗的出现需要胰岛素水平长时间保持在高位。）

但是，如何才能让身体暂时进入胰岛素水平极低的状态呢？

我们知道通过摄入适当的食物可以防止胰岛素水平过高，但没有办法降低胰岛素水平。有些食物使胰岛素水平升高的幅度比其他食物的小，然而所有食物都会促进胰岛素的分泌。如果所有食物都会提高胰岛素水平，那么降低胰岛素水平的唯一办法就是完全不吃任何食物。

这就是我们寻找的答案，简单来说就是禁食。

我们所说的禁食是指24~36小时的间歇性禁食。关于完成这一进食目标的可行性计划，参见附录2。研究发现禁食对身体有益，本章余下的内容将讨论与禁食相关的健康问题。

禁食：一种古老的治疗方法

有助于打破胰岛素抵抗恶性循环的方法并不是外来的、我们从未见过的传奇减肥方法，而是一种久经时间考验的传统疗法。禁食是人类历史上最古老的疗法之一，而且世界上几乎每一种文化都有禁食传统。

当提到禁食的时候，总有人翻翻白眼反问道，你说的是挨饿吗？非也。禁食与挨饿是两个完全不同的概念。挨饿是被迫吃不上饭，不是有意不吃饭，完全没有自主性。挨饿的人不知道在什么时间和什么地点可以吃到饭。禁食是出于精神、健康或者其他方面的原因而自觉地不吃食物。禁食时间长短不等，可以是几小时，也可以是几个月。从某种意义上说，禁食是日常生活的一部分。

禁食作为一种治疗手段已经有很长的历史了。生于希腊科斯岛的希波克拉底（前460—前370）被西方人称为"医学之父"。他开出的处方和倡导的治疗方法中就有禁食和食用苹果醋。希波克拉底写道："生病的时候吃东西是在助长病气。"古希腊作家、历史学家普卢塔克（约46—120以后）也认同这一说法。他写道："与其用药，不如从现在开始禁食。"柏拉图和他的学生亚里士多德也是禁食的坚定支持者。

古希腊人认为可以通过观察自然界发现治疗人类疾病的方法。和大多数动物一样，人类在生病时也不愿意吃东西。试想一下你上次得流感时的感受，也许你最不想做的事情就是吃饭。患上不同的疾病时，禁食似乎是人类根深蒂固的传统，是一种普遍现象，贯穿整个人类发展史。从某种意义上说，禁食是一种本能。

古希腊人认为禁食可以提高认知能力。想一下你上次吃了一顿丰盛的感恩节大餐时的感受。吃完大餐后，你会觉得活力四射、反应敏捷吗？还是感觉相反，神情倦怠，昏昏欲睡？后者的可能性更大。由于摄入大量食物，较多的血液分流到消化系统，供给脑部的血液就会相应减少。禁食的情况正好相反，供给脑部的血液相对较多。

帕拉塞尔苏斯（1493—1541）是另一位支持禁食的先驱，他是毒理学的奠基人。他写道："禁食是最好的治疗方法，它是人们体内的医生。"美国的本杰明·富兰克林（1706—1790）以知识渊博而著称。在谈到禁食时，他说："最好的药物就是休息和禁食。"

人们将禁食方法广泛用在各种精神修炼中，世界上几乎每一种主要的宗教都要求禁食。基督教、佛教等都相信禁食的力量。从精神层面上讲，禁食通常被称作"净化"；从现实层面上讲，它也确实有净化的作用。在不同的文化中，人们认为禁食并非对身体不利，而对身体和精神都有深远的正面影响。[1]佛教徒一般在早晨吃当天的第一顿饭，从午饭后开始禁食，直到第二天早晨才结束禁食。此外，还有持续几天或几周时间只喝水的禁食方法。安塞尔·基斯博士总是将克里特岛的地中海饮食视为健康饮食的典范，然而他完全忽略了一个重要的影响因素，即克里特岛上的大部分人遵循希腊东正教的禁食传统。

禁食期间的身体反应

葡萄糖和脂肪是人体主要的能量来源。当葡萄糖不可用时，人体会从脂肪中提取能量，不会损害健康。这一补偿机制是人体的正常生理功能。人类历史的发展过程往往伴随着周期性的食物短缺，人类的演化已适应了旧石器时代以来出现的食物短缺状况。从摄取食物到禁食的状态转变需要经过以下几个过程。[2]

1.摄取食物：用餐时胰岛素水平升高，肌肉和脑部等组织和器官吸收葡萄糖，将其直接转化为能量。多余的葡萄糖以糖原的形式储存在肝脏中。

2.吸收后阶段（禁食开始后6~24小时）：胰岛素水平下降，糖原分解并释放出葡萄糖，以供给能量。糖原储存的最长时间约为24小时。

3.糖原异生（禁食开始后24小时至2天）：肝脏将氨基酸和甘油转化为新的葡萄糖。对于非糖尿病患者来说，血糖水平将降至正常值以下。

4.酮症（禁食开始后1~3天）：以甘油三酯形式储存的脂肪被分解成甘油和脂肪酸。甘油是糖原异生的原料。脂肪酸可以被除脑部以外的许多组织和器官直接作为能量利用。由脂肪酸生成的酮体可穿过血脑屏障被脑部利用。酮体可为脑部提供高达75%的能量。[3]酮体主要包括两种物质：β-羟基丁酸酯和乙酰乙酸。这两种物质的含量在禁食期间可增加70倍以上。[4]

5.蛋白质保护阶段（禁食开始5天后）：高水平的生长激素可保证肌肉质量和肌肉组织的稳定。游离脂肪酸和酮体基本上满足了基础代谢的能量需要。高水平的去甲肾上腺素可防止新陈代谢率降低。

人体有一套应对食物短缺的适应机制。我们在这里描述的是人体从代谢葡萄糖（短期）到代谢脂肪（长期）的转换过程。生成脂肪是人体储存食物能量的一种方式。在食物短缺时脂肪会被分解，以补充能量的不足。直到储存的所有脂肪被消耗完之后，身体才会"燃烧肌肉"以维持生命。

值得注意的是，任何减少热量的节食法都不会出现以上对身体有益的变化。

禁食期间的激素变化

胰岛素

几十年前有研究[5]发现，禁食是降低胰岛素水平最有效和最持久的方法。此后，这一观点被广泛接受。所有食物都会提高胰岛素水平，因此降低胰岛素水平最有效的方法就是远离食物。当身体切换成通过代谢脂肪获取能量的模式时，血糖保持正常水平。当禁食持续24~36小时后，这一效果会出现。禁食时间越长，降低胰岛素水平的效果越显著。最近的研究发现，隔天禁食是降低胰岛素水平的一种可接受的治疗手段。[6]

研究发现，通过定期禁食，可以定期降低胰岛素水平，从而显著提升胰岛素敏感性。[7]这就是减肥拼图中缺失的那一块。大多数节食法限制能大幅提高胰岛素水平的食物的摄入量，但不能解决胰岛素抵抗问题。所以，人们一开始可以减轻体重，但胰岛素抵抗使胰岛素水平居高不下，体重设定点也保持在高位。禁食可有效缓解胰岛素抵抗状况，因为胰岛素抵抗需要持续的高胰岛素水平。

胰岛素使盐和水分潴留在肾脏中，因此降低胰岛素水平可使身体排出多余的盐和水分。禁食往往伴随体重快速下降。在最初的5天里，体重平均每天下降约0.9千克，远远超过限制热量节食法引起的体重下降。利尿作用可能是导致这一结果的主要因素。利尿作用不但可以减轻腹胀，还可以使血压略有下降。

生长激素

众所周知，生长激素可以增加脂肪作为能量的机会，提高能量的利用效率。它还有助于保持肌肉质量和骨密度。[8]生长激素的分泌是间歇性的，很难准确测量。随着年龄的增长，生长激素的分泌量逐步减少。刺激生长激素分泌的一种最有效的方法就是禁食。[9]在5天的禁食期内，生长激素的分泌量增加了1倍多。在禁食期间，生长激素的生理作用就是保持肌肉和骨骼组织的质量。

肾上腺素

禁食开始约24小时后，肾上腺素水平升高。禁食48小时后，新陈代谢率提高3.6%，[10]而采用限制热量节食法时经常出现新代谢率下降的情况。在4天的禁食期内，人体做出的反应是静息能量消耗提高到14%，新陈代谢率不会下降，反而上升。[11]这大概是因为身体需要更多的精力去寻找更多的食物。

电解质

许多人担心禁食可能会导致营养不良，但这种担心是不必要的。对于大多数人来说，脂肪储备是充足的，可以满足身体的基本需要。即使长期禁食研究也没有发现营养不良和缺乏微量营养物质的证据。钾元素水平可能略微下降，但即使在长达两个月的持续禁食期间，在没有服用任何营养补充剂的情况下，钾元素水平也没有降至正常水平以下。[12]请注意，这种禁食是在没有医疗人员跟踪的情况下进行的，它比正常的禁食时间要长得多。

在禁食期间，镁、钙和磷元素的水平是稳定的，[13]原因可能是这些元素大量储存在骨骼中。人体内99%的钙和磷元素储存在骨骼中。多种维生素补充剂可提供人体每天所需的多种微量元素。在一项研究中，一位患者仅靠服用多种维生素，坚持禁食治疗382天，健康没有受到任何不良影响。事实上，这位患者在整个禁食期间的感觉非常棒。[14]他没有出现低血糖症状，因为血糖水平维持在正常范围内。唯一的问题可能是禁食期间尿酸水平略有升高。[15]

关于禁食的错误观点

有许多关于禁食的错误观点经常被提起，容易让人误以为这些是绝对可靠的真理。下面列出了一些错误观点。

- 禁食会使肌肉流失，蛋白质分解。
- 脑部需要补充葡萄糖才能正常发挥功能。
- 禁食使人进入饥饿模式，降低基础代谢率。
- 在禁食期间，你会无法忍受饥饿。
- 禁食结束后恢复进食时，易暴饮暴食。
- 禁食会导致营养不良。
- 禁食会引起低血糖。
- 禁食是个疯狂的想法。

如果这些观点是正确的，人类早就灭绝了。过去在漫长的冬季，很多时候人们无法获得食物。假设人们在没有食物的情况下是通过分解肌肉获得能量的，那么在开始阶段人们就会变得非常虚弱。重复几次之后，人们会因过于虚弱而不能进行狩猎和采集活动。这样，人类是不可能在地球上继续生存的。比较合适的问题是：如果人类通过分解蛋白质获得能量，为什么还要将能量储存在脂肪中？显然，这是因为在食物短缺时人类的肌肉不会流失。所谓肌肉流失的观点是错误的。

禁食使人体进入饥饿模式，这也是一个广为流传的错误观点。人们因为害怕不敢错过一顿饭，这真的很荒谬。只有体脂率相当低（约为4%）时才可能出现肌肉组织分解的情况，大多数人不需要担心这一点。在长期的演化过程中，人类已经适应了周期性食物短缺状况。脂肪用来储存能量，而肌肉组织保证人体的正常功能。身体首先消耗脂肪中储存的能量。储存了大量柴火，却通过烧沙发来取暖，是很愚蠢的行为。人体怎么会这么愚蠢呢？人体只有在体脂率非常低、别无选择的情况下才会消耗非脂肪组织。

例如，关于隔天禁食的研究表明肌肉流失的说法在很大程度上是错误的。[16]隔天禁食70天后，体重减轻6%，脂肪减少11.4%，而非脂肪组织（包括肌肉和骨骼等）完全没有变化；低密度脂蛋白胆固醇和甘油三酯指标显著改善；生长激素水平升高，以维持肌肉质量。研究发现，尽管热量摄入相同，每天只吃一顿饭时的脂肪消耗量明显高于每天吃三顿饭时的脂肪消耗量。[17]值得注意的是，没有发现明显的肌肉流失现象。

还有一个长期存在的错误观点，即脑细胞需要葡萄糖才能正常发挥作用。这是不对的。与动物不同，长期饥饿时，人类的脑部可利用酮体作为主要的能量来源，使骨骼肌等蛋白质不被分解。再试想一下，如果葡萄糖是人类生存的必需品，则会出现什么后果？人类将无法生存。24小时之后，葡萄糖就会消耗殆尽。如果没有其他备选方案的话，脑部将停止工作，我们会变成白痴。人类与野生动物相比唯一的优势也就不存在了。人体利用脂肪长期储存能量，使用葡萄糖和糖原作为短期能量储备。当短期储备用尽之后，身体转而消耗长期能量储备，这不会带来什么问题。

肝脏通过糖原异生作用合成身体必需的少量葡萄糖。

有关饥饿模式的另一个长期存在的错误观点是它会导致基础代谢率过低，身体机能无法正常运转。如果这是事实的话，这种应答就非常不利于人类生存。如果周期性食物短缺导致新陈代谢率下降，人们出去狩猎或采集食物时所需的能量就会减少，他们进而更不愿意外出获取食物。随着一天天过去，他们越来越虚弱，越来越不愿意出门获取食物。这是一个导致人类无法继续生存的恶性循环，是愚蠢的。事实上，没有哪一种动物（包括人类）需要每天吃三顿饭。

我不清楚这些错误观点是从哪里来的。每天限制热量摄入确实会导致新陈代谢率下降，因此人们认为完全不摄入食物时这一效果会被放大，但这是错误的。减少食物摄入对应的是能量消耗减少。然而，当完全不摄入食物时，能量的来源从食物转为储存的脂肪。这种模式使"食物"的可用性显著增加，对应的是能量消耗增加。

因此，在"明尼苏达饥饿试验"（见第3章）中到底发生了什么呢？那些受试者不是在禁食，而是在采用减少热量节食法减肥。与禁食相关的激素变化（如为维持总能量消耗而使肾上腺素水平升高，为保持肌肉质量而提高生长激素水平，为给脑部提供能量而合成酮体）都不会在减少热量节食法中得到体现。

详细的生理测试数据显示，禁食期间总能量消耗增加。[18]一项为期22天的隔天禁食研究发现受试者在禁食期间没有进入饥饿模式，新陈代谢率没有下降，脂肪氧化率提高58%，碳水化合物氧化率降低53%。人体从消耗葡萄糖转化为消耗脂肪，总能量消耗没有明显降低。实际上，连续禁食4天后总能量消耗增加了12%。[19]为了维持能量供应，去甲肾上腺素水平提高117%。当人体转换为消耗脂肪时，脂肪酸水平提高370%以上，胰岛素水平降低17%，血糖水平略有下降，但仍在正常范围内。

人们一再担心禁食可能引起暴饮暴食。研究显示，受试者结束禁食后第一顿饭摄入的热量确实略有增加，一天进食结束后平均热量摄入从10197千焦增加到12198千焦。不过，整整两天时间内总热量摄入减少8196千焦。禁食后第二天增加的热量摄入不能弥补禁食当天所减少的热量摄入。[20]根据我们的诊所接待患者的经验可知，食欲往往随着禁食持续时间的延长而减弱。

禁食：极端案例和性别差异

位于费城的宾夕法尼亚医院的加菲尔德·邓肯博士在1960年介绍了他采用间歇性禁食法治疗107位肥胖症患者的经验。这些患者采用控制热量节食法无法减轻体重，希望通过禁食减肥。

其中一位患者（W. H.）在禁食前的体重达147千克，他每天吃3粒降压药。在接下来的14天里，他坚持不吃食物，只喝水、茶和咖啡，吃一粒多种维生素补充剂。他发现前两天过得比较辛苦，但是令他惊讶的是后来饥饿感消失了。在第一个14天内，他减掉了11千克。随后他又进行短期禁食，在接下来的6个月里又减掉了37千克。

最让人惊讶的可能是他在长期禁食期间感受到了生命的活力。[21]邓肯博士写道："（他）在禁食的同时能感受到健康。"[22]虽然大多数人认为禁食期可能非常难过，但临床医生看到了相反的情况。E. 德雷尼克博士写道："这一研究最让人惊讶的地方是长期忍受饥饿的容易程度。"[23]其他文献也曾描述过这一温和、愉悦的感受。[24]这些体验与限制热量节食法带来的饥饿、虚弱和寒冷形成了鲜明的对比。限制热量节食法的这些体验在"明尼苏达饥饿试验"中曾有详细的记录。数百位患者参与了我们的强化膳食管理诊所开展的禁食试验，他们的禁食体验符合上述文献的描述。

早在19世纪中叶医生就开始提倡禁食，[25]1915年现代医学就有关于禁食的记载。[26]此后，禁食渐渐淡出人们的视线。位于亚特兰大的皮埃蒙特医院的W. L. 布卢姆博士于1951年"重新发现"禁食可用于治疗严重的肥胖症。[27]其他医生随后跟进了这项研究，其中就包括邓肯博士和德雷尼克博士，他们在《美国医学会杂志》上发表文章，肯定了禁食的治疗效果。在1973年的一个极端案例中，一名男性在医生的指导下进行了长达382天的治疗性禁食。这位患者的体重在禁食前达到207千克，禁食结束后体重仅为82千克。患者没有出现体内电解质异常的现象，他在整个禁食期间感觉良好。[28]

不同性别在禁食效果方面存在差异。女性的血糖水平下降得更快，[29]进入酮症的速度也更快。然而随着体重增加，性别差异逐渐消失。[30]更重要的是两性之间体重减轻的速度没有明显差异。[31]数以百计的男性和女性的禁食经验使我相信两性之间在这方面没有本质上的差异。

间歇性禁食和限制热量摄入

区分禁食与节食的一个关键点是禁食的间歇性。节食法的失败在于它的持续性。内稳态是地球生命的典型特征。持续限制热量的节食法会导致人体适应这一状况，人体最终的反应是减少总能量消耗，从而出现可怕的减重平台期，最后体重反弹。

2011年的一项研究比较了部分控制法和间歇性禁食法的效果。[32]部分控制组的受试者每天减少25%的热量摄入。如果一位受试者以前每天正常摄入8400千焦热量，那么在试验期间他每天仅摄入6300千焦热量。在一周里，他采用地中海饮食法共摄入44100千焦热量。一般来说，这是健康的饮食方式。间歇性禁食组的受试者则在一周内有5天完全按正常饮食摄入热量，而其他两天只摄入25%的热量。比如，他们在一周内有5天时间每天摄入8400千焦热量，而另外两天每天只摄入2100千焦热量。这种禁食法与迈克尔·莫斯利博士倡导的5∶2节食法类似。一周内，这一组中每位受试者摄入的总热量为46200千焦，略高于部分控制组中每位受试者摄入的总热量。

6个月内，两组受试者体重减轻的幅度大致相等（6.5千克），与我们过往的经验一样——短期内所有节食法都有效。但间歇性禁食组中受试者的胰岛素水平明显较低，胰岛素抵抗状况得到明显改善。这一组受试者在间歇性禁食期间出现了胰岛素水平极低的现象，减轻了胰岛素抵抗的症状，这对身体健康更加有利。进一步的研究证明，间歇性禁食法结合限制热量节食法对减轻体重非常有效。[33, 34]看起来先减掉的似乎是更危险的腹部脂肪，其他风险因素（如低密度脂蛋白胆固醇水平、低密度脂蛋白胆固醇颗粒的大小和甘油三酯水平）也得到控制。

相反的情况也是对的。是进食量增加还是用餐频率增加会导致肥胖症呢？最近的一项随机对照试验对二者进行了比较，结果发现只有用餐频率增加的受试者肝脏内的脂肪显著增加。[35]脂肪肝会加剧胰岛素抵抗。增加用餐频率会增加体重，并且这一负面影响长期存在。然而人们长期专注于吃什么的问题，几乎完全忽略了用餐时间的重要性。

体重并非匀速增加。北美人平均每年体重增加约0.6千克，但不是匀速增加。在年终假期仅仅6周的时间内，增加的体重占全年增加的总体重的60%。[36]假期结束后，体重会略有回落，但不足以抵消之前体重增加的效果。换句话说，盛宴之后必须禁食。不禁食而只大吃大喝，一定会长胖。

这就是古代的秘方，这就是生命变化的周期。饮食必须具有间歇性，而不是定期定量。食物是大自然对生命的馈赠，世界上每一种文化中都有饱餐一顿庆祝节日的习俗。这再正常不过了，无可厚非。不过各种文化也通过"赎罪""悔改"或"净化"等方式提醒我们必须使大吃大喝与禁食保持平衡。这些说法由来已久，经过了时间的检验。我们在生日聚会上能否大吃大喝呢？当然可以。我们在婚礼上能饱餐一顿吗？当然可以。这是人们欢聚一堂、放松自我的时刻。不过还有禁食期，我们不能改变生命周期，不能一直大吃大喝，也不能一直禁食。这不应该发生。

你能否做到

从来没有尝试过禁食的人可能会被吓倒。不过和大多数事情一样，禁食一旦开始就会容易得多。此外，事实证明禁食不会产生长期的副作用。恰恰相反，禁食的好处很多。

禁食可以与我们能想象到的任何节食法相结合。人们不管是否吃肉、乳制品或面筋，都可以禁食。食用草饲有机牛肉对健康有益，但是其价格过高，让人望而却步。禁食没有任何隐藏的成本，反而能帮你省钱。自己动手做出来的家常饭无疑是健康的，但对忙碌的现代人来说时间成本太高。禁食没有任何时间限制，它反而可以节省时间，省下买菜、做饭、吃饭、洗碗的时间。

你不用担心下一顿饭吃什么，生活变得更加简单。禁食的概念也非常简单。讲解禁食的基本要素只需要两分钟。我可以吃全麦食物吗？这片面包的热量是多少？那块馅饼含多少碳水化合物？牛油果是否对健康有利？所有这些问题都不会出现。最主要的是我们可以禁食，而且应该禁食。如何将禁食融入我们的日常生活，请参阅附录2。

现在两个没有提到的问题已经有了答案。禁食对健康不利吗？答案是否定的。科学研究证明禁食对健康有很多好处，如新陈代谢率加快、能量提升、血压降低等。

剩下的问题是你能不能禁食。人们一直在问这个问题。答案是肯定的。实际上，自人类这个物种出现以来，禁食就是人类文化的一部分。

"少吃几顿饭"

如果你问一个小孩如何减轻体重，那么他很可能说少吃几顿饭。这可能是最简单、最正确的答案。

实际上，我们制定了各种各样的复杂规则。

- 每天吃三顿饭。
- 吃丰盛的早餐。

- 吃低脂食物。

- 写饮食日志。

- 计算每天摄入的热量。

- 阅读食品标签。

- 不吃任何经过深加工的食品。

- 不吃白色食物，如蔗糖、精制面粉、米饭等。

- 多吃膳食纤维。

- 多吃水果和蔬菜。

- 关注你体内的菌群。

- 吃简单的食物。

- 吃有机食物。

- 每顿要吃蛋白质。

- 吃生食。

- 计算每天的饮食运动点值（由美国某肥胖症治疗机构创建的减肥计算体系）。

- 计算每天摄入的碳水化合物。

- 增加运动量。

- 做抗阻训练和有氧运动。

- 测量新陈代谢率，摄入的热量要比代谢的热量少。

这类复杂的规则可以列出很多，而且每天还有新的规则不断涌现。但即使遵循这些规则，我们也会变得越来越胖，这真是一种讽刺。只有理解了肥胖症的激素理论才能使体重减轻，这是简单的事实。

高胰岛素水平是主要的驱动因素。肥胖症是由激素不平衡造成的，而不是热量摄入与消耗不平衡所致。

与食物相关、影响体重的主要因素有以下两个，而不是一个。

1. 吃什么。

2. 什么时间吃。

关于第一个问题，要遵循一些简单的指导原则。减少精制谷物和糖的摄入，适度摄入蛋白质，增加天然脂肪的摄入。最大限度地增加保护因子（如膳食纤维和醋等）的摄入。只选择未经过深加工的天然食物。

关于第二个问题，需要平衡胰岛素显性期和胰岛素缺乏期，平衡进食时间和禁食时间。持续进食会使体重增加，间歇性禁食是解决吃饭时间问题的一种有效方法。最后的问题是：如果不吃饭，体重会不会减轻？当然会减轻。毫无疑问，这是有效的方法，可以使人成功减肥。

还有其他影响胰岛素和体重的因素，如睡眠不足，压力大（皮质醇效应），等等。如果这些是引起肥胖症的主要因素，我们必须有针对性地找到解决方案，如良好的睡眠习惯的养成、冥想或按摩等。

对不同的人来说，会有一些相对重要的影响因素。对某些人来说，糖的摄入可能是导致肥胖症的主要因素；对另一些人来说，睡眠不足是主要因素。有一些人可能是因为摄入过多的精制谷物而发胖，而另一些人是因为进食时机不对而发胖。如果潜在的问题是慢性睡眠障碍，那么减少糖的摄入就不会起作用。同理，养成良好的睡眠习惯也不会对糖摄入过多的患者有效。

我们的目的是希望帮助人们理解人类肥胖症的复杂性。深入透彻地理解肥胖症的病因，可以帮助我们理性、成功地治疗这一疾病。新的希望已经出现。根治2型糖尿病和代谢综合征这个梦想重新起航。未来让我们变得更瘦、更健康！

新的世界，新的梦想。新的愿景将从现在开启。

附录 1

饮食计划

7 天饮食计划范例：24 小时禁食方案

时间	周一	周二	周三	周四	周五	周六	周日
早餐	（禁食日）水、咖啡	西式煎蛋卷、青苹果	（禁食日）水、咖啡	全麦营养早餐配牛奶、混合浆果	（禁食日）水、咖啡	两个鸡蛋、早餐香肠或培根、草莓	（禁食日）水、咖啡
午餐	（禁食日）水、绿茶、一碗蔬菜汤	芝麻菜沙拉配核桃、梨、山羊奶酪	（禁食日）水、绿茶、一碗鸡汤	老姜鸡、一盘生菜、炒蔬菜	（禁食日）水、绿茶、一碗牛肉汤	嫩菠菜配扁豆沙拉	（禁食日）水、绿茶、一碗蔬菜汤
晚餐	香草鸡配四季豆	香煎五花肉、炒小白菜	牛油椰子油煎大比目鱼	咖喱鸡、花椰菜、蔬菜沙拉	烤鲶鱼、橄榄油蒜蓉炒花椰菜	黑胡椒牛排、芦笋	鸡肉沙拉
甜点	混合浆果	无	无	无	应季水果	无	黑巧克力

*该饮食方案仅供参考，无须严格执行。未注明分量者，可根据自身情况选择。

221

7天饮食计划范例：36小时禁食方案

时间	周一	周二	周三	周四	周五	周六	周日
早餐	（禁食日）水、咖啡	一杯酸奶配半杯蓝莓和覆盆子混合浆果汁、一汤匙亚麻籽	（禁食日）水、咖啡	两个鸡蛋、培根、苹果	（禁食日）水、咖啡	钢切燕麦粥配混合浆果、一汤匙亚麻籽	（禁食日）水、咖啡
午餐	（禁食日）水、绿茶、一碗蔬菜汤	鸡肉凯撒沙拉	（禁食日）水、绿茶、一碗鸡汤	老姜鸡配一盘生菜、炒蔬菜	（禁食日）水、绿茶、一碗牛肉汤	肋眼牛排、扒时蔬	（禁食日）水、绿茶、一碗蔬菜汤
晚餐	（禁食日）水、绿茶	橄榄油快炒多种绿色蔬菜、辣根酱烤三文鱼	（禁食日）水、绿茶	咖喱鸡、花椰菜、绿色沙拉	（禁食日）水、绿茶	黑胡椒牛排、炒小白菜	（禁食日）水、绿茶
甜点	无	花生酱拌芹菜段	无	黑巧克力	无	两块西瓜	黑巧克力

*该饮食方案仅供参考，无须严格执行。未注明分量者，可根据自身情况选择。

附录2
禁食建议

一般来说，禁食是指自愿在特定的时间不吃食物，但可以喝水或茶等不含热量的饮料。绝对的禁食是指既不吃食物也不喝饮料，这种行为往往出于宗教目的。如果只是出于减肥目的，则不建议这样做，因为这会导致脱水。

禁食的持续时间因人而异，持续12小时、3个月或者更长时间都是可以的。一周禁食一次，一个月禁食一次，或者一年禁食一次也是可以的。间歇性禁食是指定期在较短时间内禁食，通常较短时间禁食的频率更高。有些人喜欢每天禁食16小时，也就是说他们在8小时内吃完两顿饭或三顿饭后不再吃东西。较长时间禁食一般是指24小时或36小时禁食，频率为每周2~3次。长时间禁食是指禁食持续一周至一个月不等。

24小时禁食从第一天晚餐后开始，直到第二天晚餐前结束。实际上，这意味着你在禁食日不吃早餐、午餐和零食，只吃一顿晚餐。从本质上说，你从第一天晚上7点禁食到第二天晚上7点，少吃了两顿饭。也可以从第一天的早餐后或午餐后开始禁食。

36小时禁食是指从第一天晚餐后开始，直到第三天早餐前结束。这意味着一整天不吃早餐、午餐、晚餐和任何零食。你从第一天晚上7点禁食到第三天早上7点，少吃了三顿饭。（关于饮食计划和禁食方案，详见附录1）。

长时间禁食可使胰岛素保持在较低水平，体重减轻得更多，糖尿病患者的血糖水平也降低得更多。在我们的强化膳食管理诊所中，一般每周进行两至三次24小时或36小时禁食。严重的糖尿病患者则采用一到两周的长时间禁食方案，但这是在严密的医疗监督下进行的。如果担心缺乏微量营养物质，则可每天服用一粒多种维生素补充剂。

在禁食期间如何调整饮食

在禁食期间不能摄入任何含热量的食物和饮料（译者注：作者在附录1中提到，禁食者在禁食期间可以喝蔬菜汤、鸡汤、牛肉汤、咖啡等），不过必须补充足够的水分。喝白开水或苏打水是不错的选择。每天的目标是喝两升水。每天早上喝250毫升水是不错的做法，可保证体内有足够的水分。挤一个柠檬或者酸橙可以使水的味道更好。将几片橙子或者黄瓜泡在一壶水里，可以享用一整天。还可以将苹果醋稀释在水中，可能有降低血糖水平的作用。不过，不能添加人工香料和甜味剂，也不能喝酷爱牌饮料、果珍等。

所有类型的茶（如绿茶、红茶、乌龙茶、花草茶等）都对减肥有利。通常几种茶可以混合饮用，既可以当热饮喝，也可以当冷饮享用。还可以用肉桂或肉豆蔻调制茶饮。在茶中添加少量奶油或牛奶也可以，但不能添加糖、甜味剂和香料。绿茶是特别好的饮品，绿茶中的儿茶素被认为有助于抑制食欲。

普通咖啡和不含咖啡因的咖啡也可以饮用，可添加少量奶油或牛奶，尽管它们含有一些热量。也可以添加一些香料（如肉桂），但不能添加甜味剂、糖和人工香料。天气热的时候喝杯冰咖啡也不错。如前文所述，咖啡对身体的好处多多。

在禁食日可以喝用牛、猪、鸡或鱼骨自制的骨头汤，蔬菜汤也是合适的替代品，不过骨头汤的营养更丰富。在骨头汤中添加少量海盐有助于保持体内的水分。尽管许多人担心体内盐分过多，但缺少盐分的危害更大。对24小时或36小时的短期禁食来说，是否添加少量的盐可能没有太大差别。所有的蔬菜、香料和药草都可以作为调料加入汤中，但不要添加人工调味品，因为人工调味品含有大量的人工香料和味精。要小心罐头汤，它们的效果和自制骨头汤的效果相差很远。（有关骨头汤食谱的内容，请参阅后面的内容。）

禁食结束后的饮食要非常注意。禁食后马上过量饮食，会导致胃部不适。虽然症状不严重，但你也会感到不好受。禁食后可以吃一把坚果或者一份沙拉，身体往往会自动适应这一变化。

我在禁食期间会觉得饿，这可怎么办

这可能是世界各地的禁食者最关心的问题。人们认为他们会被饥饿感压倒，无法控制自己。实际上，饥饿感并不持久，它是呈波浪状出现的。如果你现在感觉饥饿，这种感觉会渐渐消失。在禁食期间让自己忙起来是个好办法。在繁忙的工作日，工作会让你忘记饥饿。

禁食开始后，身体逐渐适应，消耗脂肪获取能量，饥饿感慢慢消失。许多禁食者发现，当他们开始禁食后，食欲没有增强，反而开始减弱。在进行更长时间的禁食时，许多人注意到他们的饥饿感在第二天或第三天完全消失了。

有些天然食物有助于抑制饥饿感，以下是我列出的5种天然食欲抑制剂。

- 水：每天早晨起床以后喝一大杯凉开水。补充水分有助于抑制饥饿感（饭前喝一杯水也有助于减轻饥饿感）。矿物质苏打水也有助于抑制饥饿感，而且可以防止胃痉挛。

- 绿茶：富含抗氧化剂和多酚，对节食者非常有好处。抗氧化剂可有力地刺激新陈代谢，帮助减轻体重。

- 肉桂：可以减缓胃排空的速度，可能有助于抑制饥饿感。[1]它也有助于降低血糖水平，对减轻体重有利。肉桂还可以作为调味剂添加到茶和咖啡中。

- 咖啡：许多人以为咖啡因具有抑制饥饿感的作用，但研究表明这一效果很可能与抗氧化剂有关。不含咖啡因的咖啡和普通咖啡抑制饥饿感的作用都强于含有咖啡因的水溶液。[2]由于咖啡对健康有利（见第19章），我们没有理由限制咖啡的摄入。咖啡中的咖啡因可能也有助于提高新陈代谢率，进一步促进脂肪分解。

- 奇亚籽：富含可溶性膳食纤维和ω-3脂肪酸。奇亚籽在液体中浸泡后会吸收水分，30分钟之后形成凝胶，可能有助于抑制食欲。奇亚籽可以直接食用，也可以制成凝胶和布丁食用。

禁食期间可以运动吗

绝对可以，没有理由停止你的日常运动计划。应该鼓励人们进行所有类型的运动，其中包括力量训练和有氧运动等。人们以往认为，运动时身体需要能量，因此必须吃东西。这是普遍存在的一种误解，是不对的。肝脏可以通过糖原异生作用供应能量。在较长时间的禁食期间，肌肉可以直接利用脂肪酸作为能量来源。

由于肾上腺素水平升高，禁食期间非常适合做运动。禁食期间生长激素水平升高可能会促进肌肉生长。这些优势使人们尤其是健身爱好者对禁食期间的运动投入巨大的热情。正在服药的糖尿病患者则需采取特别的预防措施，因为在禁食期间运动可能导致血糖水平过低。（有关详细内容，请参阅下文内容"如果患有糖尿病，怎么办"。）

禁食容易让我累吗

根据强化膳食管理诊所的经验，结论是相反的。许多人发现在禁食期间精力更加充沛，可能是因为肾上腺素水平升高。禁食期间的基础代谢率没有下降，反而升高。在禁食时，可以进行日常的所有正常活动，不会出现持续的疲劳状态。如果你觉得过度疲劳，就应该立即停止禁食，去看医生。

禁食会让我迷糊或者健忘吗

不会。在禁食期间，记忆力和专注力都不会减退。古希腊人认为禁食可以显著提升认知能力，使伟大的思想家的思维更敏锐，思路更清晰。从长远来看，实际上禁食可能有助于增强记忆力。有一种理论认为禁食会激活一种称为自体吞噬的细胞自清理模式，这有助于缓解年龄增大导致的记忆力下降问题。

禁食会让我头晕，怎么办

你很可能正处于脱水状态。为了预防头晕，需要同时摄入盐和水分。一定要喝大量的液体，禁食期间盐的摄入量减少可能会导致头晕。在汤中多加海盐或者多喝矿泉水，可以缓解头晕症状。

另一个可能的原因是血压过低，那些服用高血压药物的患者要与医生沟通，调整药物。

肌肉痉挛时，该怎么办

镁元素含量低于正常水平可能导致肌肉痉挛，这种现象对糖尿病患者来说尤其常见。你可以在药店购买镁元素补充剂，也可以泡个泻盐（硫酸镁）浴。在热水中放入一杯泻盐，然后浸泡半小时，身体会通过皮肤吸收镁元素。

在禁食期间头痛，怎么办

如上所述，增加盐的摄入。最初几次尝试禁食时，出现头痛是很常见的现象，原因可能是从原来的相对高盐饮食转换成盐的摄入量极低的状态时，身体一时不适应。头痛可能是暂时的。当你习惯禁食后，这一问题会自行消失。同时，在汤或矿泉水中加入一点盐。

总是饿得肚子咕咕叫，怎么办

试着多喝一些矿泉水。

开始禁食后出现便秘，怎么办

在非禁食期间多摄入富含膳食纤维的水果和蔬菜有助于缓解便秘。服用美达施纤维粉也可以增加膳食纤维的摄入，增加排便量。如果问题仍然存在，请咨询医生是否需要服用泻药。

有烧心的感觉，怎么办

不要吃大餐。一旦禁食结束，你就会发现自己很想大吃一顿，不过尽量正常吃饭。禁食结束以后，要慢慢适应。饭后不要马上躺下来，而是保持直立姿势至少半小时。放一些木块垫高床头，可以预防夜间出现烧心症状。如果这些方法都不起作用，请咨询医生。

我要随餐服用药物，在禁食期间怎么办

有些药物不能空腹服用。在空腹状态下，服用阿司匹林会引起消化不良，甚至可能引起胃溃疡；补充铁元素可能引起恶心、呕吐；糖尿病患者服用的二甲双胍可能引起恶心或腹泻。请向医生咨询禁食期间是否继续服用这些药物。你也可以在服用这些药物前吃一些绿色蔬菜。

如果患有糖尿病，怎么办

糖尿病患者以及正在服用或使用糖尿病药物的患者要特别小心。某些糖尿病药物（如二甲双胍等）也用于治疗其他疾病（如多囊卵巢综合征等）。密切监控你的血糖水平，对药物用量做出相应调整。必须有医生随时监测你的健康状况。如果做不到这一点，就不要禁食。

禁食会降低血糖水平，如果你正在服用或使用糖尿病药物（尤其是胰岛素），血糖会降到极低水平，你可能会有生命危险。这时必须吃一些糖，或者喝点果汁，使血糖水平恢复到正常值，即使这意味着必须暂停这一天的禁食。必须强制性地随时监测你的血糖水平。

你的空腹血糖水平会很低，所以服用糖尿病药物或使用胰岛素时，可能要减少用量。如果多次出现低血糖状况，则意味着服用的药物过量，而不是禁食不起作用。在我们的强化膳食管理项目中，考虑到由于禁食而可能出现低血糖症状，医生通常会减少药物用量。不过血糖反应有不确定性，因此必须有医生随时监控你的健康状况。

监控

医生要随时监控病人的健康状况，对糖尿病患者来说尤其如此。还应该定期监控血压，最好是每周量一次血压。定期看医生，检测血压和体内电解质水平。只要感觉不适，就要立即停止禁食，寻求医生的帮助。此外，糖尿病患者还应监控血糖水平，至少每天检测两次并做好记录。

在间歇性或长期禁食过程中持续出现恶心、呕吐、头晕、疲劳、高血糖、低血糖或嗜睡等不正常现象时，要特别予以注意。而饥饿感、便秘属于禁食的正常现象，可以通过调理得到改善。

间歇性禁食的小技巧

- 喝水。早晨起床后喝250毫升水。
- 让自己忙起来。这样可以忘记饥饿，忙碌工作一整天有助于禁食。
- 喝咖啡。咖啡是温和的食欲抑制剂。绿茶、红茶和骨头汤也有助于抑制食欲。
- 留意你的感觉。饥饿感是一阵一阵的，而不是持续性的。当饥饿感袭来时，慢慢地喝一杯水或者一杯热咖啡。往往在你喝完后，饥饿感就消失了。
- 你不用把禁食的事情告诉给所有人。总有人不理解禁食的好处，会动摇你的信心。周围有一群支持你的人是好事，但告诉所有人你正在禁食不是一个好主意。

- 给自己一个月的时间。身体需要一段时间来适应禁食，你在前几次禁食时可能会遇到困难，要有心理准备。不要灰心丧气，因为禁食慢慢就会变得容易。

- 在非禁食日注意营养摄入，继续节食。间歇性禁食不能成为你胡吃海塞的借口。在非禁食日，少吃含精制碳水化合物的食物。

- 不要自我放纵。禁食之后假装什么事情都没有发生，正常吃饭，就好像从来没有禁食一样。

最后也是最重要的一点是让禁食融入你的生活！不要因为你在禁食而限制自己的社交生活。安排好你的禁食时间，使它成为生活的一部分。有些时候，如旅游度假、参加婚礼或庆典时不可能禁食。这是放松和享乐的时间。不过，此后你要延长禁食时间，防止体重增加。合理安排你的禁食方案，协调好禁食与日常活动的关系。

预期目标

不同人的体重减轻的幅度相差很大。与肥胖症斗争的时间越长，体重越难减轻。某些减肥药也可能会增加体重减轻的难度。必须持之以恒，保持耐心。

最终一定会遇到减重的平台期。改变禁食计划或饮食习惯，或者在这两方面都做出改变，可能有助于度过平台期。有些患者从24小时禁食转换为36小时禁食或者48小时禁食，有些人可能改为一天只吃一顿饭，还有些人可能尝试持续禁食一周。改变禁食计划往往是打破平台期、继续减重的必要条件。

禁食与学习生活中的其他技能一样，需要不断练习和他人的支持。尽管禁食一直是人类文化的一部分，但许多北美人在一生中从来没有尝试过禁食。因此，主流营养学界害怕和排斥禁食，认为这是难以做到的和危险的行为。实际情况与此完全不同。

骨头汤食谱

所需食材如下。

- 适量蔬菜。

- 适量鸡骨、猪骨或牛骨。

- 一汤匙醋。

- 适量海盐。

- 适量胡椒。

- 适量生姜。

烹制方法如下。

- 在锅中加满水。

- 水开后煮两三小时。

- 撇去浮沫。

附录 3

冥想和睡眠：降低皮质醇水平的方法

正如本书第8章所述，皮质醇会提高胰岛素水平，这是体重增加的一个主要途径。因此，降低皮质醇水平是减轻体重时不可或缺的一部分。减轻压力、冥想、改善睡眠质量都是降低皮质醇水平的有效方法，下面介绍一些有用的技巧。

减轻压力

如果引起肥胖症的因素是压力过大或者皮质醇效应，那么治疗就要从减轻压力入手，不过说起来容易，做起来难。让自己远离有压力的环境很重要，但这样做不太现实。来自工作和家庭的压力不会自行消失。不过，幸运的是有一些方法经过了实践的检验，可以帮助我们缓解压力。

有一种流行的错误观点认为缓解压力时可以坐在电视机前，什么都不做。实际上，什么都不做无法缓解压力。缓解压力需要积极主动地采取行动。冥想、太极、瑜伽和按摩都是不错的选择。

经常运动可以有效缓解压力，降低皮质醇水平。战斗—逃跑反应的初始目的就是调动身体，增加体力消耗。运动还可以释放内啡肽，改善情绪。这一功效对人体的意义远远超过运动消耗的那点热量。

社交活动也可以使压力得到释放。如果你在高中阶段不合群，这段日子就会很难过。其实，任何年龄段都是如此。融入一个团体或社区是人类天性的一部分。触摸的功效也不可低估。基于这一点，按摩也有助于缓解压力。

冥想

通过冥想，我们可以对自己的思想有更清晰的认识。冥想的目的是让你跳脱自己的思想，从旁观者的角度认识它。从这个角度看，我们可以不带任何偏见，精准地观察所生活的世界。冥想可以帮助人们活在当下，缓解压力。它还可以唤醒过往的愉快经历，帮助我们渡过难关，取得成功。冥想的形式多种多样，但目的大致相同。（太极和瑜伽历史悠久，属于运动的冥想。）

我们不想摆脱自己的思想，只想对它们有清醒的认识。我们不想改变自我，只想认清现状，客观地了解自己的思想，无论对错。

冥想促使我们反复思考自己的想法，从而更有效地处理压力。冥想还可以有效缓解饥饿感，抑制食欲。通常冥想只需花20~30分钟，任何时候都可以进行。养成早晨起来喝一杯凉开水、开始冥想的好习惯。

冥想包括以下3个基本方面。

首先你要与身体进行连接。找一个30分钟之内不会被打扰的安静场所。坐在垫子或椅子上，或者直接坐在地上。坐在地上或者垫子上时，两腿交叉。坐在椅子上时，找一个让双脚放着舒服的姿势，或者在双脚下面垫一个枕头，让双脚不会碰到地面。重要的是你的坐姿能让你感到舒适和放松。

把手放在大腿上，掌心朝下。眼睛凝视前面两米左右的地板，把注意力放在鼻尖，然后轻轻地闭上眼睛。你会感觉心胸变得开阔，后背变得强壮。

以这个姿势开始冥想，花几分钟时间专注于感知身体和周围环境。如果分心想身体之外的事情，则轻轻地把你的思绪带回来，继续感知身体和周围环境。在整个冥想过程中，每一次分心时都要这样做。

一旦放松下来，就将注意力轻轻地转向呼吸。慢慢地用鼻子吸气，默数到6，然后慢慢地用嘴呼气，再默数到6。注意吸气和呼气时的身体感受。

你坐下来时可能会冒出许多想法，注意这些想法。如果这些想法让你产生负面情绪，则试着回想一下类似的经历，想想自己当时是如何克服困难的。找到解决方法，直到感觉身体变得更轻盈。

如果你发现自己迷失在这些想法中，忘了自己是谁，就轻轻地把思绪拉回来，关注你的呼吸。

改善睡眠质量

为了改善睡眠质量，要注意以下内容，这里不涉及药物的使用（药物会扰乱正常的睡眠周期，即快速眼动睡眠期和非快速眼动睡眠期）。简单而有效的改善睡眠质量的方法包括以下方面。

- 在完全黑暗的环境中睡觉。
- 睡觉时穿宽松的衣服。
- 入睡时间不要太晚。
- 尽量保证每晚睡足7~9小时。
- 早晨起来第一件事就是打开窗帘，让光线照进来。
- 让卧室内保持稍凉爽的温度。
- 不要在卧室里放电视机。

参考文献
References

——

前言

1. CBC News. 2014 Mar 3. Canada's obesity rates triple in less than 30 years.

第1章 肥胖症流行的原因

1. Begley S. America's hatred of fat hurts obesity fight. Reuters. 2012 May 11.

2. Centers for Disease Control and Prevention. Healthy weight: it's a diet, not a lifestyle!

3. National Heart, Lung, and Blood Institute. Maintaining a healthy weight on the go. 2010 Apr.

4. Brillat-Savarin JA. The physiology of taste. Trans. Anne Drayton. Penguin Books;1970. pp. 208–209.

5. William Banting. Letter on corpulence, addressed to the public.

6. Data source for Figure 1.1: Jones DS, Podolsky SH, Greene JA. The burden of disease and the changing task of medicine. N Engl J Med. 2012 Jun 2; 366（25）: 2333–2338.

7. Arias E. Centers for Disease Control and Prevention. National Vital Statistics Reports. United States life tables 2009. 2014 Jan 6.

8. Heart attack. New York Times.

9. Yudkin J. Diet and coronary thrombosis hypothesis and fact. Lancet. 1957 Jul 27; 273（6987）: 155–162.

10. Yudkin J. The causes and cure of obesity. Lancet. 19 Dec 1959; 274（7112）: 1135–1138.

11. USDA Factbook. Chapter 2: Profiling food consumption in America.

12. Data source for Figure 1.2: Centers for Disease Control, NCHS Health E-Stat. Prevalence of overweight, obesity, and extreme obesity among adults: United States, trends 1960–1962 through 2007–2008.

第2章 肥胖症的遗传

1. Bouchard C. Obesity in adulthood: the importance of childhood and parental obesity. N Engl J Med. 1997 Sep 25; 337（13）: 926–927.

2. Guo SS, Roche AF, Chumlea WC, Gardner JD, Siervogel RM. The predictive value of childhood body mass index values for overweight at age 35 y. Am J Clin Nutr. 1994 Apr; 59（4）: 810–819.

3. Stunkard AJ et al. An adoption study of human obesity. N Engl J Med. 1986 Jan 23; 314（4）: 193–198.

4. Stunkard AJ et al. The body-mass index of twins who have been reared apart. N Engl J Med. 1990 May 24; 322（21）: 1483–1487.

第 3 章　减少热量摄入是错误的

1. Wright JD, Kennedy-Stephenson J, Wang CY, McDowell MA, Johnson CL. Trends in intake of energy and macronutrients: United States, 1971—2000. CDC MMWR Weekly. 2004 Feb 6; 53（4）: 80–82.

2. Ladabaum U et al. Obesity, abdominal obesity, physical activity, and caloric intake in US adults: 1988 to 2010. Am J Med. 2014 Aug; 127（8）: 717–727.

3. Griffith R, Lluberas R, Luhrmann M. Gluttony in England? Long-term change in diet. The Institute for Fiscal Studies. 2013.

4. Kolata G. In dieting, magic isn't a substitute for science. New York Times.

5. Benedict F. Human vitality and efficiency under prolonged restricted diet. Carnegie Institute of Washington; 1919.

6. Keys A, Brožek J, Henschel A, Mickelsen O, Taylor HL. The biology of human starvation（2 volumes）. MINNE ed. St. Paul, MN: University of Minnesota Press; 1950.

7. Guetzkow HG, Bowman PH. Men and hunger: a psychological manual for relief workers 1946. Elgin, IL: Brethren Publishing House; 1946.

8. Kalm LM, Semba RD. They starved so that others be better fed: remembering Ancel Keys and the Minnesota Experiment. J Nutr. 2005 Jun 1; 135（6）: 1347–1352.

9. Ancestry Weight Loss Registry. Blog. They starved, we forgot. 2012 Nov 4.

10. Pieri J. Men starve in Minnesota. Life. 1945 Jul 30; 19（5）: 43– 46.

11. Rosenbaum et al. Long-term persistence of adaptive thermogenesis in subjects who have maintained a reduced body weight. Am J Clin Nutr. 2008 Oct; 88（4）: 906– 912.

12. Howard BV et al. Low fat dietary pattern and weight change over 7 years: the Women's Health Initiative Dietary Modification Trial. JAMA. 2006 Jan 4; 295（1）: 39– 49.

13. Kennedy ET, Bowman SA, Spence JT, Freedman M, King J. Popular diets: correlation to health, nutrition, and obesity. J Am Diet Assoc. 2001 Apr; 101（4）: 411– 420.

14. Suminthran P. Long-term persistence of hormonal adaptations to weight loss. N Engl J Med. 2011 Oct 27; 365（17）:1597–1604.

15. Rosenbaum M, Sy M, Pavlovich K, Leibel R, Hirsch J. Leptin reverses weight loss–induced changes in regional neural activity responses to visual food stimuli. J Clin Invest. 2008 Jul 1; 118（7）: 2583–2591.

16. O'Meara S, Riemsma R, Shirran L, Mather L, Ter Riet G. A systematic review of the clinical effectiveness of orlistat used for the management of obesity. Obes Rev. 2004 Feb; 5（1）: 51– 68.

17. Torgerson et al. Xenical in the Prevention of Diabetes in Obese Subjects（XENDOS）Study. Diabetes Care. 2004 Jan; 27（1）:155–161.

18. Peale C. Canadian ban adds to woes for P&G's olestra. Cincinnati Enquirer.

19. Chris Gentilvisio. The 50 Worst Inventions. Time Magazine.

第 4 章　运动的神话

1. British Heart Foundation. Physical activity statistics 2012. Health Promotion Research Group Department of public health, University of Oxford. 2012 Jul.

2. Public Health England. Source data: OE DC. Trends in obesity prevalence.

3. Countries that exercise the most include United States, Spain, and France. Huffington Post.

4. Dwyer-Lindgren L, Freedman G, Engell RE, Fleming TD, Lim SS, Murray CJ, Mokdad AH. Prevalence of physical activity and obesity in US counties, 2001–2011: a road map for action. Population Health Metrics.

5. Byun W, Liu J, Pate RR. Association between objectively measured sedentary behavior and body mass index in preschool children. Int J Obes（Lond）. 2013 Jul; 37（7）: 961–965.

6. Pontzer H. Debunking the hunter-gatherer workout. New York Times.

7. Westerterp KR, Speakman JR. Physical activity energy expenditure has not declined since the 1980s and matches energy expenditure of wild mammals. 2008 Aug; 32（8）: 1256–1263.

8. Ross R, Janssen I. Physical activity, total and regional obesity: dose-response considerations. Med Sci Sports Exerc. 2001 Jun; 33（6 Suppl）: S521–527.

9. Church TS, Martin CK, Thompson AM, Earnest CP, Mikus CR et al. Changes in weight, waist circumference and compensatory responses with different doses of exercise among sedentary, overweight postmenopausal women. PLoS ONE . 2009; 4（2）: e4515.

10. Donnelly JE, Honas JJ, Smith BK, Mayo MS, Gibson CA, Sullivan DK, Lee J, Herrmann SD, Lambourne K, Washburn RA. Aerobic exercise alone results in clinically significant weight loss: Midwest Exercise trial 2. Obesity（Silver Spring）. PubMed. 2013 Mar; 21（3）: E219–28.

11. Church TS et al. Changes in weight, waist circumference and compensatory responses with different doses of exercise among sedentary, overweight postmenopausal women. PLoS ONE . 2009; 4（2）: e4515.

12. McTiernan A et al. Exercise effect on weight and body fat in men and women. Obesity. 2007 Jun; 15（6）: 1496– 1512.

13. Janssen GM, Graef CJ, Saris WH. Food intake and body composition in novice athletes during a training period to run a marathon. Intr J Sports Med. 1989 May; 10（1 suppl.）: S17–21.

14. Buring et al. Physical activity and weight gain prevention, Women's Health Study. JAMA. 2010 Mar 24; 303（12）: 1173–1179.

15. Sonneville KR, Gortmaker SL. Total energy intake, adolescent discretionary behaviors and the energy gap. Int J Obes（Lond）. 2008 Dec; 32 Suppl 6 : S19–27.

16. Child obesity will NOT be solved by PE classes in schools, say researchers. Daily Mail UK.

17. Williams PT, Thompson PD. Increased cardiovascular disease mortality associated with excessive exercise in heart attack survivors. Mayo Clinic Proceedings.

第 5 章　进食过量的悖论

1. Sims EA. Experimental obesity in man. J Clin Invest. 1971 May; 50（5）:1005–1011.

2. Sims EA et al. Endocrine and metabolic effects of experimental obesity in man. Recent Prog Horm Res. 1973; 29 : 457– 496.

3. Ruppel Shell E. The hungry gene: the inside story of the obesity industry. New York: Grove Press; 2003.

4. Kolata G. Rethinking thin: the new science of weight loss—and the myths and realities of dieting. New York: Farrar, Straus and Giroux; 2008.

5. Levine JA, Eberhardt NL, Jensen MD. Role of nonexercise activity thermogenesis in resistance to fat gain in humans. Science. 1999 Jan 8; 283（5399）: 212–214.

6. Diaz EO. Metabolic response to experimental overfeeding in lean and overweight healthy volunteers. Am J Clin Nutr. 1992 Oct; 56（4）: 641–655.

7. Kechagias S, Ernersson A, Dahlqvist O, Lundberg P, Lindstrom T, Nystrom FH. Fastfood-based hyper-alimentation can induce rapid and profound elevation of serum alanine aminotransferase in healthy subjects. Gut. 2008 May; 57（5）: 649–654.

8. DeLany JP, Kelley DE, Hames KC, Jakicic JM, Goodpaster BH. High energy expenditure masks low physical activity in obesity. Int J Obes（Lond）. 2013 Jul; 37（7）: 1006–1011.

9. Keesey R, Corbett S. Metabolic defense of the body weight set-point. Res Publ Assoc Res Nerv Ment Dis. 1984; 62 : 87–96.

10. Leibel RL et al. Changes in energy expenditure resulting from altered body weight. N Engl J Med. 1995 Mar 9; 332（10）: 621–628.

11. Lustig R. Hypothalamic obesity: causes, consequences, treatment. Pediatr Endocrinol Rev. 2008 Dec; 6（2）: 220–227.

12. Hervey GR. The effects of lesions in the hypothalamus in parabiotic rat. J Physiol. 1959 Mar 3; 145（2）: 336–523.

13. Heymsfield SB et al. Leptin for weight loss in obese and lean adults: a randomized, controlled, dose-escalation trial. JAMA. 1999 Oct 27; 282（16）: 1568–1575.

第 6 章　新的希望

1. Tentolouris N, Pavlatos S, Kokkinos A, Perrea D, Pagoni S, Katsilambros N. Dietinduced thermogenesis and substrate oxidation are not different between lean and obese women after two different isocaloric meals, one rich in protein and one rich in fat. Metabolism. 2008 Mar; 57（3）: 313–320.

2. Data source for Figure 6.1: Ibid.

第 7 章　胰岛素的秘密

1. Polonski K, Given B, Van Cauter E. Twenty-four hour profiles and pulsatile patterns of insulin secretion in normal and obese subjects. J Clin Invest. 1988 Feb; 81（2）: 442–448.

2. Ferrannini E, Natali A, Bell P, et al. Insulin resistance and hypersecretion in obesity. J Clin Invest. 1997 Sep 1; 100（5）: 1166–1173.

3. Han TS, Williams K, Sattar N, Hunt KJ, Lean ME, Haffner SM. Analysis of obesity and hyperinsulinemia in the development of metabolic syndrome: San Antonio Heart Study. Obes Res. 2002 Sep; 10（9）: 923–931.

4. Russell-Jones D, Khan R. Insulin-associated weight gain in diabetes: causes, effects and coping strategies. Diabetes, Obesity and Metabolism. 2007 Nov; 9（6）: 799–812.

5. White NH et al. Influence of intensive diabetes treatment on body weight and composition of adults with type 1 diabetes in the Diabetes Control and Complications Trial. Diabetes Care. 2001; 24（10）: 1711–1721.

6. Intensive blood-glucose control with sulphonylureas or insulin compared with conventional treatment and risk of complications in patients with type 2 diabetes（UKPDS33）. Lancet. 1998 Sep 12; 352（9131）: 837–853.

7. Holman RR et al. Addition of biphasic, prandial, or basal insulin to oral therapy in type 2 diabetes. N Engl J Med. 2007 Oct 25; 357（17）: 1716–1730.

8. Henry RR, Gumbiner B, Ditzler T, Wallace P, Lyon R, Glauber HS. Intensive conventional insulin therapy for type Ⅱ diabetes. Diabetes Care. 1993 Jan; 16（1）: 23–31.

9. Doherty GM, Doppman JL, Shawker TH, Miller DL, Eastman RC, Gorden P, Norton JA. Results of a prospective strategy to diagnose, localize, and resect insulinomas. Surgery. 1991 Dec; 110（6）: 989–996.

10. Ravnik-Oblak M, Janez A, Kocijanicic A. Insulinoma induced hypoglycemia in a type 2 diabetic patient. Wien Klin Wochenschr. 2001 Apr 30; 113（9）: 339–341.

11. Sapountzi P et al. Case study: diagnosis of insulinoma using continuous glucose monitoring system in a patient with diabetes. Clin Diab. 2005 Jul; 23（3）: 140–143.

12. Smith CJ, Fisher M, McKay GA. Drugs for diabetes: part 2 sulphonylureas. Br J Cardiol. 2010 Nov; 17（6）: 279–282.

13. Viollet B, Guigas B, Sanz Garcia N, Leclerc J, Foretz M, Andreelli F. Cellular and molecular mechanisms of metformin: an overview. Clin Sci（Lond）. 2012 Mar; 122（6）: 253–270.

14. Klip A, Leiter LA. Cellular mechanism of action of metformin. Diabetes Care. 1990 Jun; 13（6）: 696 –704.

15. King P, Peacock I, Donnelly R. The UK Prospective Diabetes Study（UKPDS）: clinical and therapeutic implications for type 2 diabetes. Br J Clin Pharmacol. 1999 Nov; 48（5）: 643–648.

16. UK Prospective Diabetes Study（UKPDS）Group. Effect of intensive blood-glucose control with metformin on complications in overweight patients with type 2 diabetes（UKPDS34）. Lancet. 1998 Sep 12; 352（9131）: 854–865.

17. DeFronzo RA, Ratner RE, Han J, Kim DD, Fineman MS, Baron AD. Effects of exenatide（exendin-4）on glycemic control and weight over 30 weeks in metformin-treated patients with type 2 diabetes. Diabetes Care. 2004 Nov; 27（11）: 2628–2635.

18. Nauck MA, Meininger G, Sheng D, Terranella L, Stein PP. Efficacy and safety of the dipeptidyl peptidase-4 inhibitor, sitagliptin, compared with the sulfonylurea, glipizide, in patients with type 2 diabetes inadequately controlled on metformin alone: a randomized, double-blind, non-inferiority trial. Diabetes Obes Metab. 2007 Mar; 9（2）: 194–205.

19. Meneilly GS et al. Effect of acarbose on insulin sensitivity in elderly patients with diabetes. Diabetes Care. 2000 Aug; 23（8）: 1162–1167.

20. Wolever TM, Chiasson JL, Josse RG, Hunt JA, Palmason C, Rodger NW, Ross SA, Ryan EA, Tan MH. Small weight loss on long-term acarbose therapy with no change in dietary pattern or nutrient intake of individuals with non-insulindependent diabetes. Int J Obes Relat Metab Disord. 1997 Sep; 21（9）: 756–763.

21. Polidori D et al. Canagliflozin lowers postprandial glucose and insulin by delaying intestinal glucose absorption in addition to increasing urinary glucose excretion: results of a randomized, placebo-controlled study. Diabetes Care. 2013 Aug; 36（8）: 2154–2156.

22. Bolinder J et al. Effects of dapagliflozin on body weight, total fat mass, and regional adipose tissue distribution in patients with type 2 diabetes mellitus with inadequate glycemic control on metformin. J Clin Endocrinol Metab. 2012 Mar; 97(3): 1020–1031.

23. Nuack MA et al. Dapagliflozin versus glipizide as add-on therapy in patients with type 2 diabetes who have inadequate glycemic control with metformin. Diabetes Care. 2011 Sep; 34（9）: 2015–2022.

24. Domecq JP et al. Drugs commonly associated with weight change: a systematic review and meta-analysis. J Clin Endocrinol Metab. 2015 Feb; 100（2）: 363–370.

25. Ebenbichler CF et al. Olanzapine induces insulin resistance: results from a prospective study. J Clin Psychiatry. 2003 Dec; 64（12）: 1436 –1439.

26. Scholl JH, van Eekeren, van Puijenbroek EP. Six cases of（severe）hypoglycaemia associated with gabapentin use in both diabetic and non-diabetic patients. Br J Clin Pharmacol. 2014 Nov 11.

27. Penumalee S, Kissner P, Migdal S. Gabapentin induced hypoglycemia in a longterm peritoneal dialysis patient. Am J Kidney Dis. 2003 Dec; 42（6）: E3–5.

28. Suzuki Y et al. Quetiapine-induced insulin resistance after switching from blonanserin despite a loss in both bodyweight and waist circumference. Psychiatry Clin Neurosci. 2012 Oct; 66（6）: 534–535.

29. Kong LC et al. Insulin resistance and inflammation predict kinetic body weight changes in response to dietary weight loss and maintenance in overweight and obese subjects by using a Bayesian network approach. Am J Clin Nutr. 2013 Dec; 98（6）: 1385–1394.

30. Lustig RH et al. Obesity, leptin resistance, and the effects of insulin suppression. Int J Obesity. 2004 Aug 17; 28 : 1344–1348.

31. Martin SS, Qasim A, Reilly MP. Leptin resistance: a possible interface of inflammation and metabolism in obesity-related cardiovascular disease. J Am Coll Cardiol. 2008 Oct 7; 52（15）: 1201–1210.

32. Benoit SC, Clegg DJ, Seeley RJ, Woods SC. Insulin and leptin as adiposity signals.Recent Prog Horm Res. 2004; 59 : 267–285.

第8章　皮质醇的作用

1. Owen OE, Cahill GF Jr. Metabolic effects of exogenous glucocorticoids in fasted man. J Clin Invest. 1973 Oct; 52（10）: 2596 –2600.

2. Rosmond R et al. Stress-related cortisol secretion in men: relationships with abdominal obesity and endocrine, metabolic and hemodynamic abnormalities. J Clin Endocrinol Metab. 1998 Jun; 83（6）: 1853–1859.

3. Whitworth JA et al. Hyperinsulinemia is not a cause of cortisol-induced hypertension. Am J Hypertens. 1994 Jun; 7（6）: 562–565.

4. Pagano G et al. An in vivo and in vitro study of the mechanism of prednisoneinduced insulin resistance in healthy subjects. J Clin Invest. 1983 Nov; 72（5）: 1814–1820.

5. Rizza RA, Mandarino LJ, Gerich JE. Cortisol-induced insulin resistance in man: impaired suppression of glucose production and stimulation of glucose utilization due to a postreceptor detect of insulin action. J Clin Endocrinol Metab. 1982 Jan; 54（1）: 131–138.

6. Ferris HA, Kahn CR. New mechanisms of glucocorticoid-induced insulin resistance: make no bones about it. J Clin Invest. 2012 Nov; 122（11）: 3854–3857.

7. Stolk RP et al. Gender differences in the associations between cortisol and insulin in healthy subjects. J Endocrinol. 1996 May; 149（2）: 313–318.

8. Jindal RM et al. Posttransplant diabetes mellitus: a review. Transplantation. 1994 Dec 27; 58（12）: 1289–1298.

9. Pagano G et al. An in vivo and in vitro study of the mechanism of prednisone-induced insulin resistance in healthy subjects. J Clin Invest. 1983 Nov; 72（5）: 1814–1820.

10. Rizza RA, Mandarino LJ, Gerich JE. Cortisol-induced insulin resistance in man: impaired suppression of glucose production and stimulation of glucose utilization due to a postreceptor defect of insulin action. J Clin Endocrinol Metab. 1982 Jan; 54（1）: 131–138.

11. Dinneen S, Alzaid A, Miles J, Rizza R. Metabolic effects of the nocturnal rise in cortisol on carbohydrate metabolism in normal humans. J Clin Invest. 1993 Nov; 92（5）: 2283–2290.

12. Lemieux I et al. Effects of prednisone withdrawal on the new metabolic triad in cyclosporine-treated kidney transplant patients. Kidney International. 2002 Nov; 62（5）: 1839–1847.

13. Fauci A et al., editors. Harrison's principles of internal medicine. 17th ed. McGraw-Hill Professional; 2008. p. 2255.

14. Tauchmanova L et al. Patients with subclinical Cushing's syndrome due to adrenal adenoma have increased cardiovascular risk. J Clin Endocrinol Metab. 2002 Nov; 87（11）: 4872– 4878.

15. Fraser R et al. Cortisol effects on body mass, blood pressure, and cholesterol in the general population. Hypertension. 1999 Jun; 33（6）: 1364–1368.

16. Marin P et al. Cortisol secretion in relation to body fat distribution in obese premenopausal women. Metabolism. 1992 Aug; 41（8）: 882–886.

17. Wallerius S et al. Rise in morning saliva cortisol is associated with abdominal obesity in men: a preliminary report. J Endocrinol Invest. 2003 Jul; 26（7）: 616–619.

18. Wester VL et al. Long-term cortisol levels measured in scalp hair of obese patients. Obesity（Silver Spring）. 2014 Sep; 22（9）: 1956–1958.

19. Fauci A et al., editors. Harrison's principles of internal medicine. 17th ed. McGraw-Hill Professional; 2008. p. 2263.

20. Daubenmier J et al. Mindfulness intervention for stress eating to reduce cortisol and abdominal fat among overweight and obese women. Journal of Obesity. 2011.

21. Knutson KL, Spiegel K, Penev P, van Cauter E. The metabolic consequences of sleep deprivation. Sleep Med Rev. 2007 Jun; 11（3）: 163–178.

22. Webb WB, Agnew HW. Are we chronically sleep deprived? Bull Psychon Soc. 1975; 6（1）: 47–48.

23. Bliwise DL. Historical change in the report of daytime fatigue. Sleep. 1996 Jul; 19（6）: 462–464.

24. Watanabe M et al. Association of short sleep duration with weight gain and obesity at 1-year follow-up: a large-scale prospective study. Sleep. 2010 Feb; 33（2）: 161–167.

25. Hasler G, Buysse D, Klaghofer R, Gamma A, Ajdacic V, et al. The association between short sleep duration and obesity in young adults: A 13-year prospective study. Sleep. 2004 Jun 15; 27（4）: 661–666.

26. Cappuccio FP et al. Meta-analysis of short sleep duration and obesity in children and adults. Sleep. 2008 May; 31（5）: 619–626.

27. Joo EY et al. Adverse effects of 24 hours of sleep deprivation on cognition and stress hormones. J Clin Neurol. 2012 Jun; 8（2）: 146 –150.

28. Leproult R et al. Sleep loss results in an elevation of cortisol levels the next evening. Sleep. 1997 Oct; 20（10）:

865–870.

29. Spiegel K, Knutson K, Leproult R, Tasali E, Cauter EV. Sleep loss: a novel risk factor for insulin resistance and Type 2 diabetes. J Appl Physiol. 2005 Nov; 99（5）: 2008–2019.

30. VanHelder T, Symons JD, Radomski MW. Effects of sleep deprivation and exercise on glucose tolerance. Aviat Space Environ Med. 1993 Jun; 64（6）: 487–492.

31. Sub-chronic sleep restriction causes tissue specific insulin resistance. J Clin Endocrinol Metab. 2015 Feb 6; jc20143911.

32. Kawakami N, Takatsuka N, Shimizu H. Sleep disturbance and onset of type 2 diabetes. Diabetes Care. 2004 Jan; 27（1）: 282–283.

33. Taheri S, Lin L, Austin D, Young T, Mignot E. Short sleep duration is associated with reduced leptin, elevated ghrelin, and increased body mass index. PLoS Medicine. 2004 Dec; 1（3）: e62.

34. Nedeltcheva AV et al. Insufficient sleep undermines dietary efforts to reduce adiposity. Ann Int Med. 2010 Oct 5; 153（7）: 435– 441.

35. Pejovic S et al. Leptin and hunger levels in young healthy adults after one night of sleep loss. J. Sleep Res. 2010 Dec; 19（4）: 552–558.

第 9 章　阿特金斯的反击

1. Pennington AW. A reorientation on obesity. N Engl J Med. 1953 Jun 4; 248（23）: 959–964.

2. Bloom WL, Azar G, Clark J, MacKay JH. Comparison of metabolic changes in fasting obese and lean patients. Ann NY Acad Sci. 1965 Oct 8; 131（1）: 623–631.

3. Stillman I. The doctor's quick weight loss diet. Ishi Press; 2011.

4. Kolata G. Rethinking thin: the new science of weight loss—and the myths and realities of dieting. Picador; 2008.

5. Samaha FF et al. A low-carbohydrate as compared with a low-fat diet in severe obesity. N Engl J Med. 2003 May 22; 348（21）: 2074–2081.

6. Gardner CD et al. Comparison of the Atkins, Zone, Ornish, and LEARN diets for change in weight and related risk factors among overweight premenopausal women. JAMA. 2007 Mar 7; 297（9）: 969–977.

7. Shai I et al. Weight loss with a low-carbohydrate, Mediterranean, or low-fat die. N Engl J Med. 2008 Jul 17; 359（3）: 229–241.

8. Larsen TM et al. Diets with high or low protein content and glycemic index for weight-loss maintenance. N Engl J Med. 2010 Nov 25; 363（22）: 2102–2113.

9. Ebbeling C et al. Effects of dietary composition on energy expenditure during weight-loss maintenance. JAMA. 2012 Jun 27; 307（24）: 2627–2634.

10. Boden G et al. Effect of a low-carbohydrate diet on appetite, blood glucose levels, and insulin resistance in obese patients with type 2 diabetes. Ann Intern Med. 2005 Mar 15; 142（6）: 403–411.

11. Foster G et al. Weight and metabolic outcomes after 2 years on a low-carbohydrate versus low-fat diet. Ann Int Med. 2010 Aug 3; 153（3）: 147–157.

12. Shai I et al. Four-year follow-up after two-year dietary interventions. N Engl J Med. 2012 Oct 4; 367（14）:

1373–1374.

13. Hession M et al. Systematic review of randomized controlled trials of lowcarbohydrate vs. low-fat/low calorie diets in the management of obesity and its comorbidities. Obes Rev. 2009 Jan; 10（1）: 36–50.

14. Zhou BG et al. Nutrient intakes of middle-aged men and women in China, Japan, United Kingdom, and United States in the late 1990s: The INTERMAP Study. J Hum Hypertens. 2003 Sep; 17（9）: 623–630.

15. Data source for Figure 9.1 : Ibid.

16. Lindeberg S et al. Low serum insulin in traditional Pacific Islanders: the Kitava Study. Metabolism. 1999 Oct; 48（10）: 1216–1219.

第 10 章　胰岛素抵抗：主角登场

1. Tirosh A et al. Adolescent BMI trajectory and risk of diabetes versus coronary disease. N Engl J Med. 2011 Apr 7; 364（14）: 1315–1325.

2. Alexander Fleming. Penicillin. Nobel Lecture Dec 1945.

3. Pontiroli AE, Alberetto M, Pozza G. Patients with insulinoma show insulin resistance in the absence of arterial hypertension. Diabetologia. 1992 Mar; 35（3）: 294–295.

4. Pontiroli AE, Alberetto M, Capra F, Pozza G. The glucose clamp technique for the study of patients with hypoglycemia: insulin resistance as a feature of insulinoma. J Endocrinol Invest. 1990 Mar; 13（3）: 241–245.

5. Ghosh S et al. Clearance of acanthosis nigricans associated with insulinoma following surgical resection. QJM. 2008 Nov; 101（11）: 899–900.

6. Rizza RA et al. Production of insulin resistance by hyperinsulinemia in man. Diabetologia. 1985 Feb; 28（2）: 70–75.

7. Del Prato S et al. Effect of sustained physiologic hyperinsulinemia and hyperglycemia on insulin secretion and insulin sensitivity in man. Diabetologia. 1994 Oct; 37（10）: 1025–1035.

8. Henry RR et al. Intensive conventional insulin therapy for type II diabetes. Diabetes Care. 1993 Jan; 16（1）: 23–31.

9. Le Stunff C, Bougneres P. Early changes in postprandial insulin secretion, not in insulin sensitivity characterize juvenile obesity. Diabetes. 1994 May; 43（5）: 696–702.

10. Popkin BM, Duffey KJ. Does hunger and satiety drive eating anymore? Am J Clin Nutr. 2010 May; 91（5）: 1342–1347.

11. Duffey KJ, Popkin BM. Energy density, portion size, and eating occasions: contributions to increased energy intake in the United States, 1977–2006. PLoS Med. 2011 Jun; 8（6）: e1001050.

12. Bellisle F, McDevitt R, Prentice AM. Meal frequency and energy balance. Br J Nutr. 1997 Apr; 77 Suppl 1: S57–70.

13. Cameron JD, Cyr MJ, Doucet E. Increased meal frequency does not promote greater weight loss in subjects who were prescribed an 8-week equi-energetic energyrestricted diet. Br J Nutr. 2010 Apr; 103（8）: 1098–1101.

14. Leidy JH et al. The influence of higher protein intake and greater eating frequency on appetite control in overweight and obese men. Obesity（Silver Spring）. 2010 Sep; 18（9）: 1725–1732.

15. Stewart WK, Fleming LW. Features of a successful therapeutic fast of 382 days' duration. Postgrad Med J.

1973 Mar; 49（569）: 203–209.

第 11 章 大份食物、进食量及糖胖病

1. Center for Science in the Public Interest. Non-profit organizations receiving corporate funding.

2. Freedhoff, Y. Weighty Matters blog. Heart and Stroke Foundation Health Check on 10 teaspoons of sugar in a glass.

3. Lesser LI, Ebbeling CB, Goozner M, Wypij D, Ludwig D. Relationship between funding source and conclusion among nutrition-related scientific articles. PLoS Med. 2007 Jan 9; 4（1）: e5.

4. Nestle M. Food company sponsorship of nutrition research and professional activities: A conflict of interest? Public Health Nutr. 2001 Oct; 4（5）: 1015–1022.

5. Stubbs RJ, Mazlan N, Whybrow S. Carbohydrates, appetite and feeding behavior in humans. J Nutr. 2001 Oct 1; 131（10）: 2775–2781S.

6. Cameron JD, Cyr MJ, Doucet E. Increased meal frequency does not promote greater weight loss in subjects who were prescribed an 8-week equi-energetic energyrestricted diet. Br J Nutr. 2010 Apr; 103（8）: 1098–1101.

7. Wyatt HR et al. Long-term weight loss and breakfast in subjects in the National Weight Control Registry. Obes Res. 2002 Feb; 10（2）: 78–82.

8. Wing RR, Phelan S. Long term weight loss maintenance. Am J Clin Nutr. 2005 Jul; 82（1 Suppl）: 222S–225S.

9. Brown AW et al. Belief beyond the evidence: using the proposed effect of breakfast on obesity to show 2 practices that distort scientific evidence. Am J Clin Nutr. 2013 Nov; 98（5）: 1298–1308.

10. Schusdziarra V et al. Impact of breakfast on daily energy intake. Nutr J. 2011 Jan 17; 10 : 5.

11. Reeves S et al. Experimental manipulation of breakfast in normal and overweight/ obese participants is associated with changes to nutrient and energy intake consumption patterns. Physiol Behav. 2014 Jun 22; 133 : 130 –135.

12. Dhurandhar E et al. The effectiveness of breakfast recommendations on weight loss: a randomized controlled trial. Am J Clin Nutr. 2014 Jun 4.

13. Betts JA et al. The causal role of breakfast in energy balance and health: a randomized controlled trial in lean adults. Am J Clin Nutr. 2014 Aug; 100（2）: 539–547.

14. Diet, nutrition and the prevention of chronic disease: report of a joint WHO/FAO expert consultation. Geneva: World Health Organization; 2003. p. 68.

15. Kaiser KA et al. Increased fruit and vegetable intake has no discernible effect on weight loss: a systematic review and meta-analysis. Am J Clin Nutr. 2014 Aug; 100（2）: 567–576.

16. Muraki I et al. Fruit consumption and the risk of type 2 Diabetes. BMJ. 2013 Aug 28; 347 : f5001.

第 12 章 贫穷与肥胖症

1. Centers for Disease Control and Prevention. Obesity trends among U.S. adults between 1985 and 2010.

2. United States Census Bureau [Internet]. State and country quick facts. Updated 2015 Mar 24.

3. Levy J. Mississippians most obese, Montanans least obese. Gallup.

4. Michael Moss. Salt Sugar Fat: How the Food Giants Hooked Us. Toronto; Signal Publishing; 2014.

5. David Kessler. The End of Overeating: Taking Control of the Insatiable North American Appetite. Toronto: McClelland & Stewart Publishing; 2010.

6. Data source for Figure 12.2: Environmental Working Group（EWG）. EWG farm subsidies.

7. Russo M. Apples to twinkies: comparing federal subsidies of fresh produce and junk food.

8. Data source for Figure 12.3: Ibid.

9. Mills CA: Diabetes mellitus: is climate a responsible factor in the etiology? Arch Inten Med. 1930 Oct; 46（4）: 569–581.

10. Marchand LH. The Pima Indians: Obesity and diabetes. National Diabetes Information Clearinghouse （NDICH）.

11. U.S. PIRG. Report: 21st century transportation. 2013 May 14.

12. Davies A. The age of the car in America is over. Business Insider. 2013 May 20.

第13章　儿童肥胖症

1. Foster GD et al. The HEALTHY Study Group. A school-based intervention for diabetes risk reduction. N Engl J Med. 2010 Jul 29; 363（5）: 443–453.

2. Must A, Jacques PF, Dallal GE, Bajema CJ, Dietz WH. Long-term morbidity and mortality of overweight adolescents: a follow-up of the Harvard Growth Study of 1922 to 1935. N Engl J Med. 1992 Nov; 327（19）: 1350–1355.

3. Deshmukh-Taskar P, Nicklas TA, Morales M, Yang SJ, Zakeri I, Berenson GS. Tracking of overweight status from childhood to young adulthood: the Bogalusa Heart Study. Eur J Clin Nutr. 2006 Jan; 60（1）: 48–57.

4. Baker JL, Olsen LW, Sφrensen TI. Childhood body-mass index and the risk of coronary heart disease in adulthood. N Engl J Med. 2007 Dec; 357（23）: 2329–2337.

5. Juonala M et al. Childhood adiposity, adult adiposity, and cardiovascular risk factors. N Engl J Med. 2011 Nov 17; 365（20）: 1876 –1885.

6. Kim J et al. Trends in overweight from 1980 through 2001 among preschool-aged children enrolled in a health maintenance organization. Obesity（Silver Spring）. 2006 Jul; 14（7）: 1107–1112.

7. Bergmann RL et al. Secular trends in neonatal macrosomia in Berlin: influences of potential determinants. Paediatr Perinat Epidemiol. 2003 Jul; 17（3）: 244–249.

8. Holtcamp W. Obesogens: an environmental link to obesity. Environ Health Perspect. 2012 Feb; 120（2）:a62–a68.

9. Ludwig DS, Currie J. The association between pregnancy weight gain and birth weight. Lancet. 2010 Sep 18; 376（9745）: 984–990.

10. Whitaker RC et al. Predicting obesity in young adulthood from childhood and parental obesity. N Engl J Med. 1997 Sep 25; 337（13）: 869–873.

11. Caballero B et al. Pathways: A school-based randomized controlled trial for the prevention of obesity in American Indian schoolchildren. Am J Clin Nutr. 2003 Nov; 78（5）: 1030–1038.

12. Nader PR et al. Three-year maintenance of improved diet and physical activity: the CATCH cohort. Arch Pediatr Adoles Med. 1999 Jul; 153（7）: 695–705.

13. Klesges RC et al. The Memphis Girls Health Enrichment Multi-site Studies （GEMS）:Arch Pediatr Adolesc Med. 2010 Nov; 164（11）: 1007–1014.

14. de Silva-Sanigorski AM et al. Reducing obesity in early childhood: results from Romp & Chomp, an Australian community-wide intervention program. Am J Clin Nutr. 2010 Apr; 91（4）: 831–840.

15. James J et al. Preventing childhood obesity by reducing consumption of carbonated drinks: cluster randomised controlled trial. BMJ. 2004 May 22; 328（7450）: 1237.

16. Ogden CL et al. Prevalence of childhood and adult obesity in the United States, 2011–2012. JAMA.2014 Feb 26; 311（8）: 806 –814.

17. Spock B. Doctor Spock's baby and child care. Pocket Books; 1987. p. 536.

第 14 章　果糖的致命效果

1. Suddath C, Stanford D. Coke confronts its big fat problem. Bloomberg Businessweek. 2014 July 31.

2. Ibid.

3. S & D （Group sucres et denrées）. World sugar consumption.

4. Xu Y et al. Prevalence and control of diabetes in Chinese adults. JAMA. 2013 Sep 4; 310（9）: 948–959.

5. Loo D. China "catastrophe" hits 114 million as diabetes spreads. Bloomberg News.

6. Huang Y. China's looming diabetes epidemic. The Atlantic.

7. Schulze MB et al. Sugar-sweetened beverages, weight gain and incidence of type 2 diabetes in young and middle aged women. JAMA. 2004 Aug 25; 292（8）: 927–934.

8. Basu S, Yoffe P, Hills N, Lustig RH. The relationship of sugar to population-level diabetes prevalence: an econometric analysis of repeated cross-sectional data.

9. Lyons RD. Study insists diabetics can have some sugar. New York Times.

10. Glinsmann WH et al. Evaluation of health aspects of sugars contained in carbohydrate sweeteners. J Nutr. 1986 Nov; ll6（llS）: Sl–S216.

11. National Research Council （US）Committee on Diet and Health. Diet and health: implications for reducing chronic disease risk. Washington （DC）: National Academies Press （US）; 1989. p. 7.

12. American Diabetes Association. Sugar and desserts.

13. Zhou BF et al. Nutrient intakes of middle-aged men and women in China, Japan, United Kingdom, and United States in the late 1990s. J Hum Hypertens. 2003 Sep;17（9）: 623–630.

14. Duffey KJ, Popkin BM. High-Fructose Corn syrup: Is this what's for dinner? Am J Clin Nutr. 2008; 88（suppl）: 1722S–1732S.

15. Bray GA, Nielsen SJ, Popkin BM. Consumption of high-fructose corn syrup in beverages may play a role in the epidemic of obesity. Am J Clin Nutr. 2004 April; 79（4）: 537–543.

16. Beck-Nielsen H et al. Impaired cellular insulin binding and insulin sensitivity induced by high-fructose feeding in normal subjects. Am J Clin Nutr. 1980 Feb; 33（2）: 273–278.

17. Stanhope KL et al. Consuming fructose-sweetened, not glucose-sweetened, beverages increases visceral adiposity and lipids and decreases insulin sensitivity in overweight/obese humans. JCI. 2009 May 1; 119（5）: 1322–1334.

18. Sievenpiper JL et al. Effect of fructose on body weight in controlled feeding trials: a systematic review and meta-analysis. Ann Intern Med. 2012 Feb 21; 156（4）: 291–304.

19. Ogden CL et al. Prevalence of childhood and adult obesity in the United States, 2011–2012. JAMA. 2014 Feb 26; 311（8）: 806–814.

20. Geiss LS et al. Prevalence and incidence trends for diagnosed diabetes among adults aged 20 to 79 years, United States, 1980–2012. JAMA. 2014 Sep 24; 312（12）: 1218–1226.

第 15 章　减肥饮料：只是一个幻想

1. Yang Q. Gain weight by "going diet?" Artificial sweeteners and the neurobiology of sugar cravings. Yale J Biol Med. 2010 Jun; 83（2）: 101–108.

2. Mattes RD, Popkin BM. Nonnutritive sweetener consumption in humans: effects on appetite and food intake and their putative mechanisms. Am J Clin Nutr. 2009 Jan; 89（1）: 1–14. （This article is also the data source for Figure 15.1.）

3. Gardner C et al. Nonnutritive sweeteners: current use and health perspectives: a scientific statement from the American Heart Association and the American Diabetes Association. Circulation. 2012 Jul 24; 126（4）:509–519.

4. Oz, M. Agave: why we were wrong. The Oz Blog.

5. Gardner C et al. Nonnutritive sweeteners: current use and health perspectives: a scientific statement from the American Heart Association and the American Diabetes Association. Circulation. 2012 Jul 24; 126（4）: 509 –519.

6. American Diabetes Association. Low calorie sweeteners.

7. Stellman SD, Garfinkel L. Artificial sweetener use and one-year weight change among women. Prev Med. 1986 Mar; 15（2）: 195–202.

8. Fowler SP et al. Fueling the obesity epidemic? Artificially sweetened beverage use and long-term weight gain. Obesity. 2008 Aug; 16（8）: 1894–1900.

9. Gardener H et al. Diet soft drink consumption is associated with an increased risk of vascular events in the Northern Manhattan Study. J Gen Intern Med. 2012 Sep; 27（9）: 1120–1126.

10. Lutsey PL, Steffen LM, Stevens J. Dietary intake and the development of the metabolic syndrome: the Atherosclerosis Risk in Communities Study. Circulation. 2008 Feb 12; 117（6）: 754–761.

11. Dhingra R, Sullivan L, Jacques PF, Wang TJ, Fox CS, Meigs JB, D'Agostino RB, Gaziano JM, Vasan RS. Soft drink consumption and risk of developing cardiometabolic risk factors and the metabolic syndrome in middle-aged adults in the community. Circulation. 2007 Jul 31; 116（5）: 480–488.

12. American College of Cardiology. Too many diet drinks may spell heart trouble for older women, study suggests. ScienceDaily.

13. Pepino MY et al. Sucralose affects glycemic and hormonal responses to an oral glucose load. Diabetes Care. 2013 Sep; 36（9）: 2530 –2535.

14. Anton SD et al. Effects of stevia, aspartame, and sucrose on food intake, satiety, and postprandial glucose and insulin levels. Appetite. 2010 Aug; 55（1）: 37– 43.

15. Yang Q. Gain weight by "going diet?" Artificial sweeteners and the neurobiology of sugar cravings. Yale J

Biol Med. 2010 Jun; 83（2）: 101–108.

16. Smeets, PA et al. Functional magnetic resonance imaging of human hypothalamic responses to sweet taste ad calories. Am J Clin Nutr. 2005 Nov; 82（5）: 1011–1016.

17. Bellisle F, Drewnowski A. Intense sweeteners, energy intake and the control of body weight. Eur J Clin Nutr. 2007 Jun; 61（6）: 691–700.

18. Ebbeling CB et al. A randomized trial of sugar-sweetened beverages and adolescent body weight. N Engl J Med. 2012 Oct 11; 367（15）: 1407–1416.

19. Blackburn GL et al. The effect of aspartame as part of a multidisciplinary weight-control program on short- and long-term control of body weight. Am J Clin Nutr. 1997 Feb; 65（2）: 409– 418.

20. De Ruyter JC et al. A trial of sugar-free or sugar sweetened beverages and body weight in children. NEJM. 2012 Oct 11; 367（15）: 1397–1406.

21. Bes-Rastrollo M et al. Financial conflicts of interest and reporting bias regarding the association between sugar-sweetened beverages and weight gain: a systematic review of systematic reviews. PLoS Med. Dec 2013; 10（12）e1001578.

第 16 章　碳水化合物

1. Data source for Figure 16.1: Cordain L, Eades MR, Eades MD. Hyperinsulinemic diseases of civilization: more than just Syndrome X. Comparative Biochemistry and Physiology: Part A. 2003; 136: 95–112.

2. Fan MS et al. Evidence of decreasing mineral density in wheat grain over the last 160 years. J Trace Elem Med Biol. 2008; 22（4）: 315–324.

3. Rubio-Tapia A et al. Increased prevalence and mortality in undiagnosed celiac disease. Gastroenterology. 2009 Jul; 137（1）: 88–93.

4. Thornburn A, Muir J, Proietto J. Carbohydrate fermentation decreases hepatic glucose output in healthy subjects. Metabolism. 1993 Jun; 42（6）: 780–785.

5. Trout DL, Behall KM, Osilesi O. Prediction of glycemic index for starchy foods. Am J Clin Nutr. 1993 Dec; 58（6）: 873–878.

6. Jeraci JL. Interaction between human gut bacteria and fibrous substrates. In: Spiller GA, ed. CRC handbook of dietary fiber in human nutrition. Boca Raton, FL: CRC Press, 1993. p. 648.

7. Wisker E, Maltz A, Feldheim W. Metabolizable energy of diets low or high in dietary fiber from cereals when eaten by humans. J Nutr. 1988 Aug; 118（8）: 945–952.

8. Eaton SB, Eaton SB 3rd, Konner MJ, Shostak M. An evolutionary perspective enhances understanding of human nutritional requirements. J Nutr. 1996 Jun; 126（6）: 1732–1740.

9. Trowell H. Obesity in the Western world. Plant foods for man. 1975; 1: 157–168.

10. U.S. Department of Agriculture ARS. CSFII/DHKS data set and documentation: the 1994 Continuing Survey of Food Intakes by Individuals and the 1994–1996 Diet and Health Knowledge Survey. Springfield, VA: National Technical Information Service; 1998.

11. Krauss RM et al. Dietary guidelines for healthy American adults. Circulation. 1996 Oct 1; 94（7）: 1795–1899.

12. Fuchs CS et al. Dietary fiber and the risk of colorectal cancer and adenoma in women. N Engl J Med. 1999 Jan 21; 340（3）: 169–176.

13. Alberts DS et al. Lack of effect of a high-fiber cereal supplement on the recurrence of colorectal adenomas. N Engl J Med; 2000 Apr 20; 342（16）: 1156–1162.

14. Burr ML et al. Effects of changes in fat, fish and fibre intakes on death and myocardial reinfarction: diet and reinfarction trial（DAR T）. Lancet. 1989 Sep 30; 2（8666）: 757–761.

15. Estruch R. Primary prevention of cardiovascular disease with a Mediterranean diet. N Engl J Med. 2013 Apr 4; 368（14）: 1279–1290.

16. Miller WC et al. Dietary fat, sugar, and fiber predict body fat content. J Am Diet Assoc. 1994 Jun; 94（6）: 612–615.

17. Nelson LH, Tucker LA. Diet composition related to body fat in a multivariate study of 203 men. J Am Diet Assoc. 1996 Aug; 96（8）: 771–777.

18. Gittelsohn J et al. Specific patterns of food consumption and preparation are associated with diabetes and obesity in a native Canadian community. J Nutr. 1998 Mar; 128（3）: 541–547.

19. Ludwig DS et al. Dietary fiber, weight gain, and cardiovascular disease risk factors in young adults. JAMA. 1999 Oct 27; 282（16）: 1539–1546.

20. Pereira MA, Ludwig DS. Dietary fiber and body-weight regulation. Pediatric Clin North America. 2001 Aug; 48（4）: 969–980.

21. Chandalia M et al. Beneficial effects of high fibre intake in patients with type 2 diabetes mellitus. NEJM. 2000 May 11; 342（19）: 1392–1398.

22. Liese AD et al. Dietary glycemic index and glycemic load, carbohydrate and fiber intake, and measure of insulin sensitivity, secretion and adiposity in the Insulin Resistance Atherosclerosis Study. Diab. Care. 2005 Dec; 28（12）: 2832–2838.

23. Schulze MB et al. Glycemic index, glycemic load, and dietary fiber intake and incidence of type 2 diabetes in younger and middle-aged women. Am J Clin Nutr. 2004 Aug; 80（2）: 348–356.

24. Salmerón J et al. JAMA. Dietary fiber, glycemic load, and risk of non-insulindependent diabetes mellitus in women. 1997 Feb 12; 277（6）: 472–477.

25. Salmerón J et al. Dietary fiber, glycemic load, and risk of NIDDM in men. Diabetes Care. 1997 Apr; 20（4）: 545–550.

26. Kolata G. Rethinking thin: the new science of weight loss—and the myths and realities of dieting. New York: Picador; 2007.

27. Johnston CS, Kim CM, Buller AJ. Vinegar improves insulin sensitivity to a highcarbohydrate meal in subjects with insulin resistance or type 2 diabetes. Diabetes Care. 2004 Jan; 27（1）: 281–282.

28. Johnston CS et al. Examination of the antiglycemic properties of vinegar in healthy adults. Ann Nutr Metab. 2010; 56（1）: 74–79.

29. Sugiyama M et al. Glycemic index of single and mixed meal foods among common Japanese foods with white rice as a reference food. European Journal of Clinical Nutrition. 2003 Jun; 57（6）: 743–752.

30. Ostman EM et al. Inconsistency between glycemic and insulinemic responses to regular and fermented milk products. Am J Clin Nutr. 2001 Jul; 74（1）: 96–100.

31. Leeman M et al. Vinegar dressing and cold storage of potatoes lowers postprandial glycaemic and insulinaemic responses in healthy subjects. Eur J Clin Nutr. 2005 Nov; 59（11）: 1266–1271.

32. White AM, Johnston CS. Vinegar ingestion at bedtime moderates waking glucose concentrations in adults with well-controlled type 2 diabetes. Diabetes Care. 2007 Nov; 30（11）: 2814–2815.

33. Johnston CS, Buller AJ. Vinegar and peanut products as complementary foods to reduce postprandial glycemia. J Am Diet Assoc. 2005 Dec; 105（12）: 1939–1942.

34. Brighenti F et al. Effect of neutralized and native vinegar on blood glucose and acetate responses to a mixed meal in healthy subjects. Eur J Clin Nutr. 1995 Apr; 49（4）: 242–247.

35. Hu FB et al. Dietary intake of a-linolenic acid and risk of fatal ischemic heart disease among women. Am J Clin Nutr. 1999 May; 69（5）: 890–897.

第17章　正确认识蛋白质

1. Friedman et al. Comparative effects of low-carbohydrate high-protein versus lowfat diets on the kidney. Clin J Am Soc Nephrol. 2012 Jul; 7（7）: 1103–1111.

2. Holt SH et al. An insulin index of foods: the insulin demand generated by 1000-kJ portions of common foods. Am J Clin Nutr. 1997 Nov; 66（5）: 1264–1276.

3. Floyd JC Jr. Insulin secretion in response to protein ingestion. J Clin Invest. 1966 Sep; 45（9）: 1479–1486

4. Nuttall FQ, Gannon MC. Plasma glucose and insulin response to macronutrients in non diabetic and NIDDM subjects. Diabetes Care. 1991 Sep; 14（9）: 824–838.

5. Nauck M et al. Reduced incretin effect in type 2（non-insulin-dependent）diabetes. Diabetologia. 1986 Jan; 29（1）: 46–52.

6. Pepino MY et al. Sucralose affects glycemic and hormonal responses to an oral glucose load. Diabetes Care. 2013 Sep; 36（9）: 2530–2535.

7. Just T et al. Cephalic phase insulin release in healthy humans after taste stimulation? Appetite. 2008 Nov; 51(3): 622–627.

8. Nilsson M et al. Glycemia and insulinemia in healthy subjects after lactose equivalent meals of milk and other food proteins. Am J Clin Nutr. 2004 Nov; 80（5）: 1246–1253.

9. Liljeberg EH, Bjorck I. Milk as a supplement to mixed meals may elevate postprandial insulinaemia. Eur J Clin Nutr. 2001 Nov; 55（11）: 994–999.

10. Nilsson M et al. Glycemia and insulinemia in healthy subjects after lactose-equivalent meals of milk and other food proteins: the role of plasma amino acids and incretins. Am J Clin Nutr. 2004 Nov; 80（5）: 1246–1253.

11. Jakubowicz D, Froy O, Ahrén B, Boaz M, Landau Z, Bar-Dayan Y, Ganz T, Barnea M, Wainstein J. Incretin, insulinotropic and glucose-lowering effects of whey protein pre-load in type 2 diabetes: a randomized clinical trial. Diabetologia. Sept 2014; 57（9）: 1807–1811.

12. Pal S, Ellis V. The acute effects of four protein meals on insulin, glucose, appetite and energy intake in lean men. Br J Nutr. 2010 Oct; 104（8）: 1241–1248.

13. Data source for Figure 17.1: Ibid.

14. Bes-Rastrollo M, Sanchez-Villegas A, Gomez-Gracia E, Martinez JA, Pajares RM, Martinez-Gonzalez MA.

Predictors of weight gain in a Mediterranean cohort: the Seguimiento Universidad de Navarra Study 1. Am J Clin Nutr. 2006 Feb; 83（2）: 362–370.

15. Vergnaud AC et al. Meat consumption and prospective weight change in participants of the EPIC-PANA CEA study. Am J Clin Nutr. 2010 Aug; 92（2）: 398–407.

16. Rosell M et al. Weight gain over 5 years in 21, 966 meat-eating, fish-eating, vegetarian, and vegan men and women in EPIC-Oxford. Int J Obes （Lond）. 2006 Sep; 30（9）: 1389–1396.

17. Mozaffarian D et al. Changes in diet and lifestyle and long-term weight gain in women and men. N Engl J Med. 2011 Jun 23; 364（25）: 2392–2404.

18. Cordain L et al. Fatty acid analysis of wild ruminant tissues: evolutionary implications for reducing diet-related chronic disease. Eur J Clin Nutr. 2002 Mar; 56（3）: 181–191.

19. Rosell M et al. Association between dairy food consumption and weight change over 9 y in 19352 perimenopausal women. Am J Clin Nutr. 2006 Dec; 84（6）: 1481–1488.

20. Pereira MA et al. Dairy consumption, obesity, and the insulin resistance syndrome in young adults: the CARDIA Study. JAMA. 2002 Apr 24; 287（16）: 2081–2089.

21. Choi HK et al. Dairy consumption and risk of type 2 diabetes mellitus in men: a prospective study. Arch Intern Med. 2005 May 9; 165（9）: 997–1003.

22. Azadbakht L et al. Dairy consumption is inversely associated with the prevalence of the metabolic syndrome in Tehranian adults. Am J Clin Nutr. 2005 Sep; 82（3）: 523–530.

23. Mozaffarian D et al. Changes in diet and lifestyle and long-term weight gain in women and men. N Engl J Med. 2011 Jun 23; 364（25）: 2392–2404.

24. Burke LE et al. A randomized clinical trial testing treatment preference and two dietary options in behavioral weight management: preliminary results of the impact of diet at 6 months—PREFER study. Obesity（Silver Spring）. 2006 Nov; 14（11）: 2007–2017.

第18章　脂肪恐惧症

1. Keys A. Mediterranean diet and public health: personal reflections. Am J Clin Nutr. 1995 Jun; 61（6 Suppl）: 1321S–1323S.

2. Nestle M. Mediterranean diets: historical and research overview. Am J Clin Nutr. 1995 June; 61（6 suppl）: 1313S –1320S.

3. Keys A, Keys M. Eat well and stay well. New York: Doubleday & Company; 1959. p. 40.

4. U.S. Department of Agriculture, U.S. Department of Health and Human Services. Nutrition and your health: dietary guidelines for Americans. 3rd ed. Washington, DC: US Government Printing Office; 1990.

5. The Seven Countries Study.

6. Howard BV et al. Low fat dietary pattern and risk of cardiovascular disease: the Womens' Health Initiative Randomized Controlled Dietary Modification Trial. JAMA. 2006 Feb 8; 295（6）:655–666.

7. Yerushalmy J, Hilleboe HE. Fat in the diet and mortality from heart disease: a methodologic note. N Y State J Med. 1957 Jul 15; 57（14）: 2343–2354.

8. Pollan, Michael. Unhappy meals. New York Times. 2007 Jan 28.

9. Simopoulos AP. Omega-3 fatty acids in health and disease and in growth and development. Am J Clin Nutr. 1991 Sep; 54（3）: 438– 463.

10. Eades M. Framingham follies. The Blog of Michael R. Eades, M.D.2006 Sep 28.

11. Nichols AB et al. Daily nutritional intake and serum lipid levels. The Tecumseh study. Am J Clin Nutr. 1976 Dec; 29（12）: 1384–1392.

12. Garcia-Pamieri et al. Relationship of dietary intake to subsequent coronary heart disease incidence: The Puerto Rico Heart Health Program. Am J Clin Nutr. 1980 Aug; 33（8）: 1818–1827.

13. Shekelle RB et al. Diet, serum cholesterol, and death from coronary disease: the Western Electric Study. N Engl J Med. 1981 Jan 8; 304（2）: 65–70.

14. Aro A et al. Transfatty acids in dairy and meat products from 14 European countries: the TRANS FAIR Study. Journal of Food Composition and Analysis. 1998 Jun; 11（2）: 150–160.

15. Mensink RP, Katan MB. Effect of dietary trans fatty acids on high-density and low-density lipoprotein cholesterol levels in healthy subjects. N Engl J Med. 1990 Aug 16; 323（7）: 439–445.

16. Mozaffarian D et al. Trans fatty acids and cardiovascular disease. N Engl J Med. 2006 Apr 13; 354（15）: 1601–1613.

17. Mente A et al. A systematic review of the evidence supporting a causal link between dietary factors and coronary heart disease. Arch Intern Med. 2009 Apr 13; 169（7）: 659–669.

18. Hu FB et al. Dietary fat intake and the risk of coronary heart disease in women. N Engl J Med. 1997 Nov 20; 337（21）: 1491–1499.

19. Leosdottir M et al. Dietary fat intake and early mortality patterns: data from the Malmo Diet and Cancer Study. J Intern Med. 2005 Aug; 258（2）: 153–165.

20. Chowdhury R et al. Association of dietary, circulating, and supplement fatty acids with coronary risk: a systematic review and meta-analysis. Ann Intern Med. 2014 Mar 18; 160（6）: 398– 406.

21. Siri-Tarino PW et al. Meta-analysis of prospective cohort studies evaluating the association of saturated fat with cardiovascular disease. Am J Clin Nutr. 2010 Mar; 91（3）: 535–546.

22. Yamagishi K et al. Dietary intake of saturated fatty acids and mortality from cardiovascular disease in Japanese. Am J Clin Nutr. First published 2010 August 4.

23. Wakai K et al. Dietary intakes of fat and total mortality among Japanese populations with a low fat intake: the Japan Collaborative Cohort（JACC）Study. Nutr Metab（Lond）. 2014 Mar 6; 11（1）: 12.

24. Ascherio A et al. Dietary fat and risk of coronary heart disease in men: cohort follow up study in the United States. BMJ. 1996 Jul 13; 313（7049）: 84–90.

25. Gillman MW et al. Margarine intake and subsequent heart disease in men. Epidemiology. 1997 Mar; 8（2）: 144–149.

26. Mozaffarian D et al. Dietary fats, carbohydrate, and progression of coronary atherosclerosis in postmenopausal women. Am J Clin Nutr. 2004 Nov; 80（5）: 1175–1184.

27. Kagan A et al. Dietary and other risk factors for stroke in Hawaiian Japanese men. Stroke. 1985 May–Jun; 16（3）: 390–396.

28. Gillman MW et al. Inverse association of dietary fat with development of ischemic stroke in men. JAMA. 1997 Dec 24–31; 278（24）: 2145–2150.

29. National Cholesterol Education Program Expert Panel on Detection, Evaluation, and Treatment of High Blood Cholesterol in Adults （Adult Treatment Panel Ⅲ）.National Institutes of Health; National Heart, Lung, and Blood Institute.

30. Kratz M et al. The relationship between high-fat dairy consumption and obesity, cardiovascular, and metabolic disease. Eur J Nutr. 2013 Feb; 52（1）: 1–24.

31. Rosell M et al. Association between dairy food consumption and weight change over 9 y in 19, 352 perimenopausal women. Am J Clin Nutr. 2006 Dec; 84（6）: 1481–1488.

32. Collier G, O'Dea K. The effect of co-ingestion of fat on the glucose, insulin and gastric inhibitory polypeptide responses to carbohydrate and protein. Am J Clin Nutr. 1983 Jun; 37（6）: 941–944.

33. Willett WC. Dietary fat plays a major role in obesity: no. Obes Rev. 2002 May; 3（2）: 59–68.

34. Howard BV et al. Low fat dietary pattern and risk of cardiovascular disease. JAMA. 2006 Feb 8; 295（6）: 655–666.

第 19 章　吃什么

1. Knowler WC et al. 10-year follow-up of diabetes incidence and weight loss in the Diabetes Prevention Program Outcomes Study. Lancet. 2009 Nov 14; 374（9702）: 1677–1686.

2. Leibel RL, Hirsch J. Diminished energy requirements in reduced-obese patients. Metabolism. 1984 Feb; 33(2): 164–170.

3. Sacks FM et al. Comparison of weight-loss diets with different compositions of fat, protein, and carbohydrates. N Engl J Med. 2009 Feb 26; 360（9）: 859–873.

4. Johnston BC et al. Comparison of weight loss among named diet programs in overweight and obese adults: a meta-analysis. JAMA. 2014 Sep 3; 312（9）: 923–933.

5. Grassi D, Necozione S, Lippi C, Croce G, Valeri L, Pasqualetti P, Desideri G, Blumberg JB, Ferri C. Cocoa reduces blood pressure and insulin resistance and improves endothelium-dependent vasodilation in hypertensives. Hypertension. 2005 Aug; 46（2）: 398–405.

6. Grassi D et al. Blood pressure is reduced and insulin sensitivity increased in glucose-intolerant, hypertensive subjects after 15 days of consuming highpolyphenol dark chocolate. J. Nutr. 2008 Sep; 138（9）: 1671–1676.

7. Djousse L et al. Chocolate consumption is inversely associated with prevalent coronary heart disease: the National Heart, Lung, and Blood Institute Family Heart Study. Clin Nutr. 2011 Apr; 30（2）: 182–187.

8. Sabate J, Wien M. Nuts, blood lipids and cardiovascular disease. Asia Pac J Clin Nutr. 2010; 19（1）: 131–136.

9. Jenkins DJ et al. Possible benefit of nuts in type 2 diabetes. J. Nutr. 2008 Sep; 138（9）: 1752S–1756S.

10. Hernandez-Alonso P et al. Beneficial effect of pistachio consumption on glucose metabolism, insulin resistance, inflammation, and related metabolic risk markers: a randomized clinical trial. 2014 Aug 14.

11. Walton AG. All sugared up: the best and worst breakfast cereals for kids. Forbes. 2014 May 15.

12. Fernandez ML. Dietary cholesterol provided by eggs and plasma lipoproteins in healthy populations. Curr Opin Clin Nutr Metab Care. 2006 Jan; 9（1）: 8–12.

13. Mutungi G et al. Eggs distinctly modulate plasma carotenoid and lipoprotein subclasses in adult men following a carbohydrate-restricted diet. J Nutr Biochem. 2010 Apr; 21（4）: 261–267.

14. Shin JY, Xun P, Nakamura Y, He K. Egg consumption in relation to risk of cardiovascular disease and diabetes: a systematic review and meta-analysis. Am J Clin Nutr. 2013 Jul; 98（1）: 146–159.

15. Rong Y et al. Egg consumption and risk of coronary heart disease and stroke: dose-response meta-analysis of prospective cohort studies. BMJ. 2013; 346: e8539.

16. Cordain L et al. Influence of moderate chronic wine consumption on insulin sensitivity and other correlates of syndrome X in moderately obese women. Metabolism. 2000 Nov; 49（11）: 1473–1478.

17. Cordain L et al. Influence of moderate daily wine consumption on body weight regulation and metabolism in healthy free-living males. J Am Coll Nutr. 1997 Apr; 16（2）: 134–139.

18. Napoli R et al. Red wine consumption improves insulin resistance but not endothelial function in type 2 diabetic patients. Metabolism. 2005 Mar; 54（3）: 306–313.

19. Huxley R et al. Coffee, decaffeinated coffee, and tea consumption in relation to incident type 2 diabetes mellitus: a systematic review with meta-analysis. Arch Intern Med. 2009 Dec 14; 169（22）: 2053–2063.

20. Gómez-Ruiz JA, Leake DS, Ames JM. In vitro antioxidant activity of coffee compounds and their metabolites. J Agric Food Chem. 2007 Aug 22; 55（17）: 6962–6969.

21. Milder IE, Arts I, Cvan de Putte B, Venema DP, Hollman PC. Lignan contents of Dutch plant foods: a database including lariciresinol, pinoresinol, secoisolariciresinol and metairesinol. Br J Nutr. 2005 Mar; 93（3）: 393–402.

22. Clifford MN. Chlorogenic acids and other cinnamates: nature, occurrence and dietary burden. J Sci Food Agric. 1999; 79（5）: 362–372.

23. Huxley R et al. Coffee, decaffeinated coffee, and tea consumption in relation to incident type 2 diabetes mellitus: a systematic review with meta-analysis. Arch Intern Med. 2009 Dec 14; 169（22）: 2053–2063.

24. Van Dieren S et al. Coffee and tea consumption and risk of type 2 diabetes. Diabetologia. 2009 Dec; 52（12）: 2561–2569.

25. Odegaard AO et al. Coffee, tea, and incident type 2 diabetes: the Singapore Chinese Health Study. Am J Clin Nutr. 2008 Oct; 88（4）: 979–985.

26. Freedman ND, Park Y, Abnet CC, Hollenbeck AR, Sinha R. Association of coffee drinking with total and cause-specific mortality. N Engl J Med. 2012 May 17; 366（20）: 1891–1904.

27. Lopez-Garcia E, van Dam RM, Li TY, Rodriguez-Artalejo F, Hu FB. The relationship of coffee consumption with mortality. Ann Intern Med. 2008 Jun 17; 148（2）: 904 –914.

28. Eskelinen MH, Kivipelto M. Caffeine as a protective factor in dementia and Alzheimer's disease. J Alzheimers Dis. 2010; 20 Suppl 1: 167–174.

29. Santos C et al. Caffeine intake and dementia: systematic review and meta-analysis. J Alzheimers Dis. 2010; 20 Suppl 1: S187–204.

30. Hernan MA et al. A meta-analysis of coffee drinking, cigarette smoking, and the risk of Parkinson's disease. Ann Neurol. 2002 Sep; 52（3）: 276–284.

31. Ross GW et al. Association of coffee and caffeine intake with the risk of Parkinson disease. JAMA. 2000 May; 283（20）: 2674–2679.

32. Klatsky AL et al. Coffee, cirrhosis, and transaminase enzymes. Arch Intern Med. 2006 Jun 12; 166（11）: 1190–1195.

33. Larrson SC, Wolk A. Coffee consumption and risk of liver cancer: a meta-analysis. Gastroenterology. 2007 May; 132（5）: 1740–1745.

34. Kobayashi Y, Suzuki M, Satsu H et al. Green tea polyphenols inhibit the sodiumdependent glucose transporter of intestinal epithelial cells by a competitive mechanism. J Agric Food Chem. 2000 Nov; 48（11）: 5618–5623.

35. Crespy V, Williamson GA. A review of the health effects of green tea catechins in vivo animal models. J Nutr. 2004 Dec; 134（12 suppl）: 3431S–3440S.

36. Cabrera C et al. Beneficial effects of green tea: a review. J Am Coll Nutr. 2006 Apr; 25（2）: 79–99.

37. Hursel, R, Westerterp-Plantenga MS. Catechin- and caffeine-rich teas for control of body weight in humans. Am J Clin Nutr. 2013 Dec; 98（6）: 1682S–1693S.

38. Dulloo AG et al. Green tea and thermogenesis: interactions between catechinpolyphenols, caffeine and sympathetic activity. Inter J Obesity. 2000 Feb; 24（2）: 252–258.

39. Venables MC et al. Green tea extract ingestion, fat oxidation, and glucose tolerance in healthy humans. Am J Clin Nutr. 2008 Mar; 87（3）: 778–784.

40. Dulloo AG et al. Efficacy of a green tea extract rich in catechin polyphenols and caffeine in increasing 24-h energy expenditure and fat oxidation in humans. Am J Clin Nutr. 1999 Dec; 70（6）: 1040 –1045.

41. Koo MWL, Cho CH. Pharmacological effects of green tea on the gastrointestinal system. Eur J Pharmacol. 2004 Oct 1; 500（1-3）: 177–185.

42. Hursel R Viechtbauer W, Westerterp-Plantenga, MS. The effects of green tea on weight loss and weight maintenance: a meta-analysis. Int J Obes（Lond）. 2009 Sep; 33（9）: 956–961.

43. Van Dieren S et al. Coffee and tea consumption and risk of type 2 diabetes. Diabetologia. 2009 Dec; 52（12）: 2561–2569.

44. Odegaard, AO et al. Coffee, tea, and incident type 2 diabetes: the Singapore Chinese Health Study. Am J Clin Nutr. 2008 Oct; 88（4）: 979–985.

45. Patrick L, Uzick M. Cardiovascular disease: Creactive protein and the inflammatory disease paradigm: HMG-CoA reductase inhibitors, alpha-tocopherol, red yeast rice, and olive oil polyphenols. A review of the literature. Alternative Medicine Review. 2001 Jun; 6（3）: 248–271.

46. Aviram M, Eias K. Dietary olive oil reduces low-density lipoprotein uptake by macrophages and decreases the susceptibility of the lipoprotein to undergo lipid peroxidation. Ann Nutr Metab. 1993; 37（2）: 75–84.

47. Smith RD et al. Long-term monounsaturated fatty acid diets reduce platelet aggregation in healthy young subjects. Br J Nutr. 2003 Sep; 90（3）: 597–606.

48. Ferrara LA et al. Olive oil and reduced need for antihypertensive medications. Arch Intern Med. 2000 Mar 27; 160（6）: 837–842.

49. Martínez-González MA et al. Olive oil consumption and risk of CHD and/or stroke: a meta-analysis of case-control, cohort and intervention studies. Br J Ntru. 2014 Jul; 112（2）: 248–259.

50. Chen M, Pan A, Malik VS, Hu FB. Effects of dairy intake on body weight and fat: a meta-analysis of randomized controlled trials. Am J Clin Nutr. 2012 Oct; 96（4）: 735–747.

51. Mozaffarian, D et al. Trans-palmitoleic acid, metabolic risk factors, and new-onset diabetes in U.S. adults: a cohort study. Ann Intern Med. 2010 Dec 21; 153（12）: 790–799.

52. Hyman M. The super fiber that controls your appetite and blood sugar. Huffington Post. 2010 May 29.

53. Sugiyama M et al. Glycemic index of single and mixed meal foods among common Japanese foods with white rice as a reference food. Euro J Clin Nutr. 2003 Jun; 57（6）: 743 –752.

第 20 章　什么时候吃

1. Arbesmann R. Fasting and prophecy in pagan and Christian antiquity. Traditio. 1951; 7: 1–71.

2. Felig P. Starvation. In: DeGroot LJ, Cahill GF Jr et al., editors. Endocrinology: Vol 3. New York: Grune & Stratton; 1979. pp. 1927–1940.

3. Coffee CJ, Quick look: metabolism. Hayes Barton Press; 2004. p. 169.

4. Owen OE, Felig P. Liver and kidney metabolism during prolonged starvation. J Clin Invest. 1969 Mar; 48: 574–583.

5. Merrimee TJ, Tyson JE. Stabilization of plasma glucose during fasting: normal variation in two separate studies. N Engl J Med. 1974 Dec 12; 291（24）: 1275–1278.

6. Heilbronn LK. Alternate-day fasting in nonobese subjects: effects on body weight, body composition, and energy metabolism. Am J Clin Nutr. 2005; 81: 69–73.

7. Halberg N. Effect of intermittent fasting and refeeding on insulin action in healthy men. J Appl Physiol. 1985 Dec; 99（6）: 2128–2136.

8. Rudman D et al. Effects of human growth hormone in men over 60 years old. N Engl J Med. 1990 Jul 5; 323(1): 1–6.

9. Ho KY et al. Fasting enhances growth hormone secretion and amplifies the complex rhythms of growth hormone secretion in man. J Clin Invest. 1988 Apr; 81（4）: 968–975.

10. Drenick EJ. The effects of acute and prolonged fasting and refeeding on water, electrolyte, and acid-base metabolism. In: Maxwell MH, Kleeman CR, editors. Clinical disorders of fluid and electrolyte metabolism. 3rd ed. New York: McGraw-Hill; 1979.

11. Kerndt PR et al. Fasting: the history, pathophysiology and complications. West J Med. 1982 Nov; 137（5）: 379–399.

12. Stewart WK, Fleming LW. Features of a successful therapeutic fast of 382 days' duration. Postgrad Med J. 1973 Mar; 49（569）: 203–209.

13. Lennox WG. Increase of uric acid in the blood during prolonged starvation. JAMA. 1924 Feb 23; 82（8）: 602–604.

14. Drenick EJ et al. Prolonged starvation as treatment for severe obesity. JAMA. 1964 Jan 11; 187:100–105.

15. Felig P. Starvation. In: DeGroot LJ, Cahill GF Jr et al., editors. Endocrinology: Vol 3. New York: Grune & Stratton; 1979. pp. 1927–1940.

16. Bhutani S et al. Improvements in coronary heart disease risk indicators by alternate-day fasting involve adipose tissue modulations. Obesity. 2010 Nov; 18（11）: 2152–2159.

17. Stote KS et al. A controlled trial of reduced meal frequency without caloric restriction in healthy, normal-weight, middle-aged adults. Am J Clin Nutr. 2007 Apr; 85（4）: 981–988.

18. Heilbronn LK. Alternate-day fasting in nonobese subjects: effects on body weight, body composition, and

energy metabolism. Am J Clin Nutr. 2005; 81: 69–73.

19. Zauner C. Resting energy expenditure in short-term starvation is increased as a result of an increase in serum norepinephrine. Am J Clin Nutr. 2000 Jun; 71（6）: 1511–1515.

20. Stubbs RJ et al. Effect of an acute fast on energy compensation and feeding behaviour in lean men and women. Int J Obesity. 2002 Dec; 26（12）: 1623–1628.

21. Duncan GG. Intermittent fasts in the correction and control of intractable obesity. Trans Am Clin Climatol Assoc 1963; 74 : 121–129.

22. Duncan DG et al. Correction and control of intractable obesity. Practical application of Intermittent Periods of Total Fasting. JAMA. 1962; 181（4）: 309–312.

23. Drenick E. Prolonged starvation as treatment for severe obesity. JAMA. 1964 Jan 11; 187 : 100–105.

24. Thomson TJ et al. Treatment of obesity by total fasting for up to 249 days. Lancet. 1966 Nov 5; 2（7471）: 992–996.

25. Kerndt PR et al. Fasting: the history, pathophysiology and complications. West J Med. 1982 Nov; 137（5）: 379–399.

26. Folin O, Denis W. On starvation and obesity, with special reference to acidosis. J Biol Chem. 1915; 21: 183–192.

27. Bloom WL. Fasting as an introduction to the treatment of obesity. Metabolism. 1959 May; 8（3）: 214–220.

28. Stewart WK, Fleming LW. Features of a successful therapeutic fast of 382 days' duration. Postgrad Med J. 1973 Mar; 49（569）: 203–209.

29. Merimee TJ, Tyson JE. Stabilization of plasma glucose during fasting: Normal variation in two separate studies. N Engl J Med. 1974 Dec 12; 291（24）: 1275–1278.

30. Bloom WL. Fasting ketosis in obese men and women. J Lab Clin Med. 1962 Apr; 59 : 605–612.

31. Forbes GB. Weight loss during fasting: implications for the obese. Am J Clin Nutr. 1970 Sep; 23: 1212–1219.

32. Harvie MN et al. The effects of intermittent or continuous energy restriction on weight loss and metabolic disease risk markers. Int J Obes（Lond）. 2011 May; 35（5）: 714–727.

33. Klempel MC et al. Intermittent fasting combined with calorie restriction is effective for weight loss and cardio-protection in obese women. Nutr J. 2012; 11 : 98.

34. Williams KV et al. The effect of short periods of caloric restriction on weight loss and glycemic control in type 2 diabetes. Diabetes Care. 1998 Jan; 21（1）: 2–8.

35. Koopman KE et al. Hypercaloric diets with increased meal frequency, but not meal size, increase intrahepatic triglycerides: A randomized controlled trial. Hepatology. 2014 Aug; 60（2）: 545–555.

36. Yanovski JA, Yanovski SZ, Sovik KN, Nguyen TT, O'Neil PM, Sebring NG. A prospective study of holiday weight gain. N Engl J Med. 2000 Mar 23; 342（12）: 861–867.

附录 2　禁食建议

1. Hiebowicz J et al. Effect of cinnamon on post prandial blood glucose, gastric emptying and satiety in healthy subjects. Am J Clin Nutr. 2007 Jun; 85（6）: 1552–1556.

2. Greenberg JA, Geliebter A. Coffee, hunger, and peptide YY. J Am Coll Nutr. 2012 Jun; 31（3）: 160–166.